全国中医药行业高等职业教育“十三五”规划教材

五官科护理

（第二版）

（供护理、助产专业用）

主　编◎王学锋

中国中医药出版社
·北　京·

图书在版编目（CIP）数据

五官科护理/王学锋主编．—2版．—北京：中国中医药出版社，2019.2（2020.1重印）
全国中医药行业高等职业教育“十三五”规划教材
ISBN 978-7-5132-4866-2

Ⅰ．①五…　Ⅱ．①王…　Ⅲ．①五官科学—护理学—高等职业教育—教材
Ⅳ．①R473.76

中国版本图书馆CIP数据核字（2018）第065446号

中国中医药出版社出版
北京经济技术开发区科创十三街31号院二区8号楼
邮政编码　100176
传真　010-64405750
赵县文教彩印厂印刷
各地新华书店经销

开本 787×1092　1/16　印张 16.25　字数 331 千字
2019年2月第2版　2020年1月第2次印刷
书号　ISBN 978-7-5132-4866-2

定价　59.00元
网址　www.cptcm.com

社长热线　010-64405720
购书热线　010-89535836
维权打假　010-64405753

微信服务号　zgzyycbs
微商城网址　https：//kdt.im/LIdUGr
官方微博　http：//e.weibo.com/cptcm
天猫旗舰店网址　https：//zgzyycbs.tmall.com

如有印装质量问题请与本社出版部调换（010-64405510）

全国中医药职业教育教学指导委员会

李伏君（千金药业有限公司技术副总经理）
李灿东（福建中医药大学校长）
李建民（黑龙江中医药大学佳木斯学院教授）
李景儒（黑龙江省计划生育科学研究院院长）
杨佳琦（杭州市拱墅区米市巷街道社区卫生服务中心主任）
吾布力·吐尔地（新疆维吾尔医学专科学校药学系主任）
吴　彬（广西中医药大学护理学院院长）
宋利华（连云港中医药高等职业技术学院教授）
迟江波（烟台渤海制药集团有限公司总裁）
张美林（成都中医药大学附属针灸学校党委书记）
张登山（邢台医学高等专科学校教授）
张震云（山西药科职业学院党委副书记、院长）
陈　燕（湖南中医药大学附属中西医结合医院院长）
陈玉奇（沈阳市中医药学校校长）
陈令轩（国家中医药管理局人事教育司综合协调处副主任科员）
周忠民（渭南职业技术学院教授）
胡志方（江西中医药高等专科学校校长）
徐家正（海口市中医药学校校长）
凌　娅（江苏康缘药业股份有限公司副董事长）
郭争鸣（湖南中医药高等专科学校校长）
郭桂明（北京中医医院药学部主任）
唐家奇（广东湛江中医学校教授）
曹世奎（长春中医药大学招生与就业处处长）
龚晋文（山西卫生健康职业学院/山西省中医学校党委副书记）
董维春（北京卫生职业学院党委书记）
谭　工（重庆三峡医药高等专科学校副校长）
潘年松（遵义医药高等专科学校副校长）
赵　剑（芜湖绿叶制药有限公司总经理）
梁小明（江西博雅生物制药股份有限公司常务副总经理）
龙　岩（德生堂医药集团董事长）

前言

中医药职业教育是我国现代职业教育体系的重要组成部分，肩负着培养新时代中医药行业多样化人才、传承中医药技术技能、促进中医药服务健康中国建设的重要职责。为贯彻落实《国务院关于加快发展现代职业教育的决定》(国发〔2014〕19号)、《中医药健康服务发展规划(2015—2020年)》(国办发〔2015〕32号)和《中医药发展战略规划纲要(2016—2030年)》(国发〔2016〕15号)(简称《纲要》)等文件精神，尤其是实现《纲要》中“到2030年，基本形成一支由百名国医大师、万名中医名师、百万中医师、千万职业技能人员组成的中医药人才队伍”的发展目标，提升中医药职业教育对全民健康和地方经济的贡献度，提高职业技术院校学生的实际操作能力，实现职业教育与产业需求、岗位胜任能力严密对接，突出新时代中医药职业教育的特色，国家中医药管理局教材建设工作委员会办公室(以下简称“教材办”)、中国中医药出版社在国家中医药管理局领导下，在全国中医药职业教育教学指导委员会指导下，总结“全国中医药行业高等职业教育‘十二五’规划教材”建设的经验，组织完成了“全国中医药行业高等职业教育‘十三五’规划教材”建设工作。

中国中医药出版社是全国中医药行业规划教材唯一出版基地，为国家中医中西医结合执业(助理)医师资格考试大纲和细则、实践技能指导用书、全国中医药专业技术资格考试大纲和细则唯一授权出版单位，与国家中医药管理局中医师资格认证中心建立了良好的战略伙伴关系。

本套教材规划过程中，教材办认真听取了全国中医药职业教育教学指导委员会相关专家的意见，结合职业教育教学一线教师的反馈意见，加强顶层设计和组织管理，是全国唯一的中医药行业高等职业教育规划教材，于2016年启动了教材建设工作。通过广泛调研、全国范围遴选主编，又先后经过主编会议、编写会议、定稿会议等环节的质量管理和控制，在千余位编者的共同努力下，历时1年多时间，完成了83种规划教材的编写工作。

本套教材由50余所开展中医药高等职业教育院校的专家及相关医院、医药企业等单位联合编写，中国中医药出版社出版，供高等职业教育院校中医学、针灸推拿、中医骨伤、中药学、康复治疗技术、护理6个专业使用。

本套教材具有以下特点：

1. 以教学指导意见为纲领，贴近新时代实际

注重体现新时代中医药高等职业教育的特点，以教育部新的教学指导意见为纲领，注重针对性、适用性以及实用性，贴近学生、贴近岗位、贴近社会，符合中医药高等职业教育教学实际。

2. 突出质量意识、精品意识，满足中医药人才培养的需求

注重强化质量意识、精品意识，从教材内容结构设计、知识点、规范化、标准化、编写技巧、语言文字等方面加以改革，具备“精品教材”特质，满足中医药事业发展对于技术技能型、应用型中医药人才的需求。

3. 以学生为中心，以促进就业为导向

坚持以学生为中心，强调以就业为导向、以能力为本位、以岗位需求为标准的原则，按照技术技能型、应用型中医药人才的培养目标进行编写，教材内容涵盖资格考试全部内容及所有考试要求的知识点，满足学生获得“双证书”及相关工作岗位需求，有利于促进学生就业。

4. 注重数字化融合创新，力求呈现形式多样化

努力按照融合教材编写的思路和要求，创新教材呈现形式，版式设计突出结构模块化，新颖、活泼，图文并茂，并注重配套多种数字化素材，以期在全国中医药行业院校教育平台“医开讲－医教在线”数字化平台上获取多种数字化教学资源，符合职业院校学生认知规律及特点，以利于增强学生的学习兴趣。

本套教材的建设，得到国家中医药管理局领导的指导与大力支持，凝聚了全国中医药行业职业教育工作者的集体智慧，体现了全国中医药行业齐心协力、求真务实的工作作风，代表了全国中医药行业为“十三五”期间中医药事业发展和人才培养所做的共同努力，谨此向有关单位和个人致以衷心的感谢！希望本套教材的出版，能够对全国中医药行业职业教育教学的发展和中医药人才的培养产生积极的推动作用。需要说明的是，尽管所有组织者与编写者竭尽心智，精益求精，本套教材仍有一定的提升空间，敬请各教学单位、教学人员及广大学生多提宝贵意见和建议，以便今后修订和提高。

国家中医药管理局教材建设工作委员会办公室

全国中医药职业教育教学指导委员会

2018 年 1 月

《五官科护理》

编 委 会

主　编

王学锋（湖南中医药高等专科学校）

副主编

王　磊（黑龙江中医药大学佳木斯学院）

张延英（南阳医学高等专科学校）

编　委（以姓氏笔画为序）

刘　晖（湘潭医卫职业技术学院）

赵　慧（安阳职业技术学院）

徐　磊（遵义医药高等专科学校）

满丽冰（贵州护理职业技术学院）

潘　斌（湖南中医药高等专科学校）

编写说明

为适应21世纪护理教育改革和发展的需要，顺应职业教育教学模式改革潮流，根据教育部和原卫生部制定的《中国医学教育改革和发展纲要》，结合高等职业教育的特点与培养目标，由中国中医药出版社组织全国高等职业教育院校的有关教师编写全国中医药行业高等职业教育“十三五”规划教材《五官科护理》，供高等职业教育院校护理、助产专业使用。

本教材依据高等职业教育院校护理专业的培养目标与要求，紧密结合护士执业资格考试、遵循“紧扣大纲、突出重点、注重整体、加强人文”的编写原则，在内容的选择方面突出“三基”（基本理论、基本知识、基本技能），强化“五性”（思想性、科学性、先进性、启发性、适用性），着重体现“教、学、做”一体化的职业教育理念，强调以提高护士生职业能力为本位，力求教材的内容与护理岗位的需求相一致，旨在提高学生学习的主动性和创造性，以达到“顶岗实习”的目标。

本教材为眼科护理、耳鼻咽喉科护理和口腔科护理三篇，共九个模块，在编写上有如下特点：一是结构分级，层次清晰。本书采用结构模块化，每个模块下将学习任务项目化。二是目标明确，突出能力。每章均提出明确的学习目标，同时包含了护士执业资格考试的考点与各种常见技能操作，实现了教学与考试结合、与工作任务的结合。三是任务引领，学以致用。书中针对重点疾病加入了案例导入，以任务引导组织教学；课后复习题能及时检测学习效果；而知识链接则能够开阔眼界，增加知识，有利于提高学生的学习积极性，更便于教师引导学生的自主学习，以上充分体现了“教、学、做”一体化的教学理念。

为编好此书，各位编委分工合理，任务明确。其中模块一由潘斌编写；模块二和模块五由满丽冰编写；模块三中，项目八由赵慧编写，其余均为张延英编写；模块四由刘晖编写；模块六中，项目五由赵慧编写，其余均为王磊编写；模块七由徐磊编写；模块八、模块九由王学锋编写。

在教材编写过程中，得到了各参编院校和中国中医药出版社的大力支持和帮助。在此，谨向他们致以诚挚的谢意。由于水平和时间所限，教材中难免存在某些缺点和不足，恳请广大师生提出宝贵意见，以供再版时修订和提高。

《五官科护理》编委会

2018年5月

第一篇　眼科护理

第二篇 耳鼻咽喉科护理

第三篇 口腔科护理

第一篇　眼科护理

模块一

眼的应用解剖生理

扫一扫，看课件

【学习目标】

1. 掌握眼球壁及眼球内容物的解剖生理特点，眼的屈光系统、房水循环途径、泪器的解剖生理特点。

2. 熟悉眼附属器及调节系统的组成。

3. 了解视路、视觉中枢、眼外肌的解剖。

4. 能在活体及模型上辨认眼的各部组织。

人体视觉器官包括眼球、眼附属器、视路和视觉中枢。眼球是视觉器官的重要组成部分，其接受外界物体的光线经眼球屈光系统成像于视网膜黄斑部，通过视路传导至视觉中枢形成视觉。眼附属器包括眼眶、眼睑、泪器、眼外肌等，起保护、运动等作用。

项目一　眼　球

眼球（eye ball）近似球体。正常成人眼球的眼轴约 24mm，而新生儿只有 16mm 左右，垂直径略短。眼球位于眼眶的前部，前面有上、下眼睑保护，后部受眶骨壁保护，借助眶筋膜、韧带与眶壁联系，周围有眶脂肪和眼肌等包绕以维持其正常位置。眼球由眼球壁和眼球内容物组成（图1－1）。

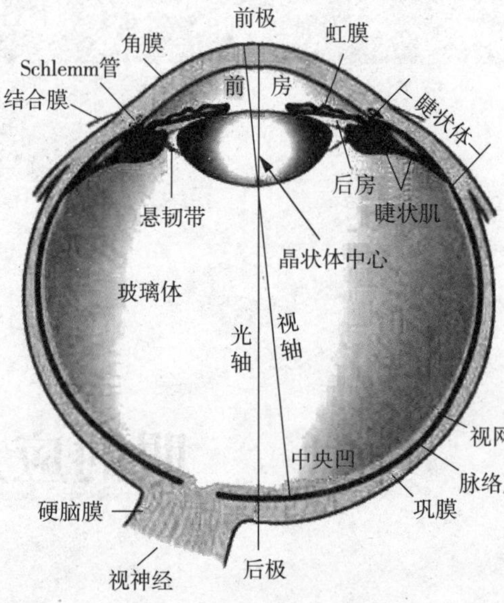

图1－1　眼球水平切面示意图

一、眼球壁

眼球壁由外、中、内三层膜构成。

1. 外层　由坚韧致密的纤维组织构成，又称纤维膜层。其前1/6为透明的角膜，后5/6为瓷白色不透明的巩膜，两者移行区称为角膜缘。眼球的外层具有保护眼内组织、维持眼球形状的作用，角膜还具有屈光的作用。

（1）角膜（cornea）　位于眼球正前方，稍向前呈半球状突起，横径为11.5～12mm，垂直径为10.5～11mm，周边部厚度约为1mm，中央部厚度为0.5～0.55mm。其前表面的曲率半径约为7.8mm，后表面约为6.8mm。

组织学上，角膜从前向后分为5层（图1－2）：①上皮细胞层：厚约50μm，由5～6层鳞状上皮细胞构成，无角化，此层再生能力强，损伤后能较快修复，且不留瘢痕，对细菌亦有较强的抵抗力；②前弹力层：为一层无细胞成分的均质透明薄膜，损伤后不能再生；③基质层：约占角膜全层的90%，厚约500μm，由近200层排列规则的纤维薄板组成，此层损伤后不能再生，由瘢痕组织代替；④后弹力层：为一层较坚韧的透明均质薄膜，富有弹性，对化学物质和细菌毒素抵抗力较强，损伤后亦可再生；⑤内皮细胞层：厚约5μm，由单层六角形扁平细胞构成，具有角膜－房水屏障作用，损伤后不能再生，其缺损区由邻近的内皮细胞扩展和移行来覆盖。若失代偿则引起角膜水肿和大疱性角膜病变。

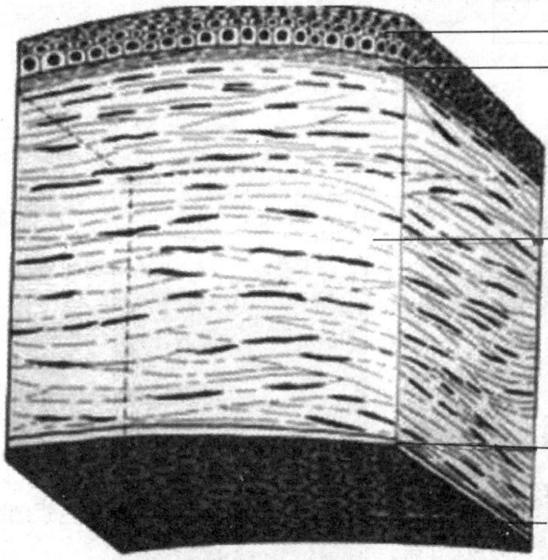

图1-2　角膜的组织学分层

此外，在角膜表面还有一层泪膜，其由外到内为脂质层、水样层、黏液层，分别由睑板腺、泪腺和副泪腺、结膜杯状细胞分泌产生，具有防止角膜、结膜干燥和维持角膜光学性能的作用。

角膜的生理特点有：①屈光：透明，无角化层，无色素，为最主要的屈光间质，相当于43D的凸透镜，约占眼球总屈光力的3/4；②无血管：其营养主要来自于房水、角膜缘血管网和泪膜，故代谢缓慢，疾病愈合亦慢，但有利于角膜移植。角膜的氧供主要来自外界空气；③感觉灵敏：三叉神经的眼支密布于上皮细胞之间，感觉十分灵敏，对保护角膜具有重要的作用；④与邻近组织关系密切：角膜与结膜、巩膜、虹膜等在组织上相延续，在疾病上常相互影响。

(2) 巩膜（sclera）　由致密的胶原纤维组成，呈乳白色或瓷白色，质地坚韧，不透明。其功能为保护眼内组织，维持眼球外形。巩膜后部与视神经交接处分为内外两层，外2/3移行于视神经鞘膜，内1/3由视神经纤维束穿出呈网眼状，称为巩膜筛板，此板很薄，长期高眼压可使其向后凹陷，临床上称为青光眼杯。巩膜的厚薄不一，为0.3～1mm，眼外肌附着处最薄，在视神经周围最厚。

(3) 角膜缘（limbus）　是角膜与巩膜的移行区，宽1.5～2.5mm。角膜缘有血管网，可营养角膜。此血管网包括两层，浅层由结膜血管分支构成，位于结膜内；深层由睫状血管分支构成，位于巩膜浅层，该处充血时称为睫状充血。角膜缘的角膜、巩膜与虹膜、睫状体围绕形成前房角（图1-3），小梁网和环形的Schlemm管位于此区，是房水排出的主要通道。此外，角膜缘比较薄弱，是许多内眼手术切口的标志，也是眼外伤时眼球破裂的常见部位。

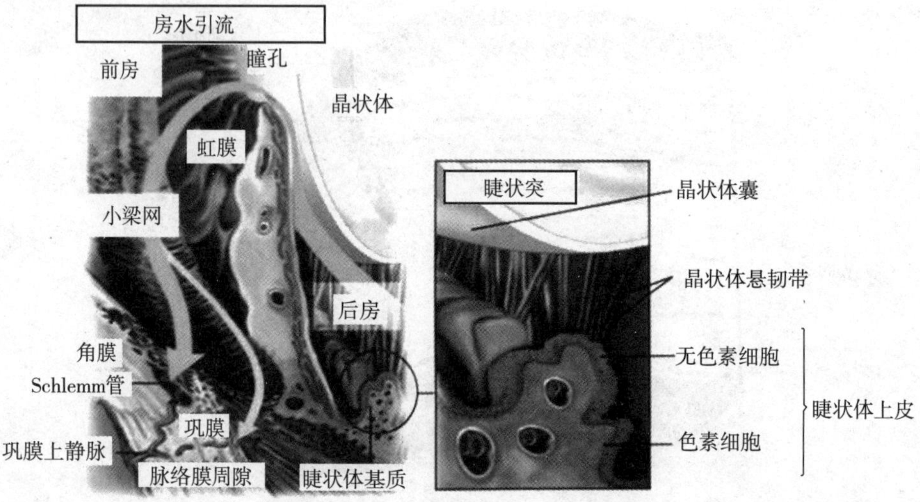

图1-3 前房角的解剖及房水流出途径

2. 中层 眼球壁中层称为葡萄膜（uvea），因含有丰富的色素和血管，亦称色素膜或血管膜。由前向后分为虹膜、睫状体和脉络膜三部分。

（1）虹膜（iris） 呈圆盘状，位于角膜后面、晶状体前面，将眼球前部腔隙隔成前、后房。虹膜含有丰富的色素，人种不同其所含色素具有差异。黄种人的虹膜一般呈棕褐色。其中央有一直径为2.5～4mm的圆孔，称为瞳孔。其表面有辐射状高低不平的皱褶，称为虹膜纹理和隐窝。虹膜与睫状体相连处称为虹膜根部，受挫伤时易从睫状体上离断。虹膜组织内有环行的瞳孔括约肌和放射状的瞳孔开大肌，分别受副交感神经和交感神经支配而产生缩瞳和散瞳作用。瞳孔随光线的强弱而改变其大小，以调节进入眼内的光线。光照下瞳孔缩小，称为瞳孔对光反射；视近处时瞳孔缩小，同时发生调节和辐辏，则称为瞳孔近反射。缩瞳、调节和辐辏则称之为眼球三联动现象。虹膜有三叉神经纤维网密布，炎症时反应重，可引起剧烈的眼痛。

（2）睫状体（ciliary body） 位于虹膜根部与脉络膜之间的环状组织，宽为6～7mm，其矢状面略呈三角形。睫状体前1/3肥厚，称为睫状冠；其内表面有70～80个纵行放射状突起，称为睫状突，主要功能是产生房水；后2/3薄而平坦，称为睫状体扁平部。睫状体扁平部与脉络膜联结处呈锯齿状，称为锯齿缘。睫状体借助晶状体悬韧带与其内侧的晶状体联系，使其悬挂在眼球中央。睫状体内有睫状肌，含有纵行肌纤维、放射状肌纤维和环行肌纤维三种平滑肌纤维，受副交感神经支配。睫状肌收缩时，悬韧带松弛，晶状体借助于本身的弹性变凸，增加屈光力，以看清近处物体，称为眼的调节作用。睫状体也富含三叉神经末梢，炎症时眼痛明显。

（3）脉络膜（choroid） 前起锯齿缘，后止于视神经周围，介于视网膜与巩膜之间。脉络膜有丰富的血管，约占眼球血液总量的65%，可营养视网膜外层、晶状体和玻璃体；脉络膜还有丰富的色素细胞，起遮光作用。脉络膜无感觉神经分布，故炎症时不引起疼痛。

3. 内层 眼球壁内层为视网膜（retina），是一层透明的膜，前起锯齿缘，后止于视盘，外与脉络膜紧贴，内与玻璃体毗邻。根据胚胎发育来源可将视网膜分为外层的色素上皮层和内层的神经感觉层，两者间有一潜在间隙，在病理情况下分开，即称为视网膜脱离。

组织学上，视网膜由外向内可分为10层。

视网膜神经感觉层由3级神经元组成。最外层为第一级神经元，称为光感受器细胞，有两种：一种是视锥细胞，主要集中在黄斑区，司明视觉和色觉，有精细辨别力，形成中心视力；另一种是视杆细胞，分布在黄斑区以外的视网膜上，司暗视觉，形成周边视力（视野）。第二级神经元为双极细胞，联络第一级神经元和第三级神经元。居于内层的第三级神经元为神经节细胞，其轴突汇集成视盘，穿出巩膜筛板组成视神经。

正常眼底结构：视盘，也称视乳头，是视网膜上神经纤维汇聚组成视神经并穿出眼球的部位。其位于眼球后极稍偏鼻侧，直径约为1.5mm，呈橙红色，中央有一生理凹陷，无感光细胞（视细胞），故无视觉，在正常视野中为生理盲点。距视盘颞侧约3mm处有一椭圆形凹陷区，称为黄斑，直径为1～3mm，为锥细胞集中处，该区中央有一凹陷，称为中央凹，是视力最敏锐和最精确之处。视盘上有视网膜中央动脉、静脉进入，并分支分布于视网膜上（图1－4）。

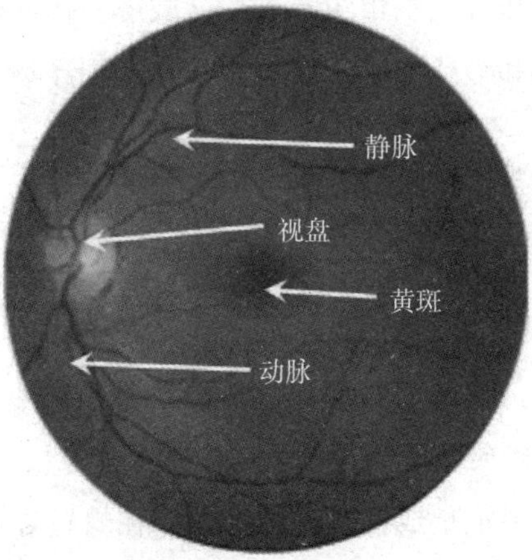

图1－4 正常眼底图

二、眼球内容物

眼球内容物包括房水、晶状体和玻璃体，与角膜一起构成眼的屈光系统。

1. 房水（aqueous humor） 为无色透明的液体，充满于前、后房，由睫状突上皮细胞生成，总量为0.25～0.3mL，约占眼球内容物的4%，处于动态循环中。房水的主要功能为屈光，营养角膜、晶状体和玻璃体，维持眼压。

房水循环的主要途径为：由睫状突上皮细胞产生进入后房，经瞳孔到达前房，再从前房角到小梁网入Schlemm管，然后经集液管和房水静脉汇入巩膜表层的睫状前静脉，回到血液循环。当房水排出受阻时可致眼内压升高而出现青光眼。有小部分房水从房角的睫状带经由葡萄膜、巩膜途径引流和通过虹膜表面隐窝吸收。

2. 晶状体（lens） 透明无血管，位于虹膜之后、玻璃体前，为富有弹性的双凸透明体，位于虹膜与玻璃体之间，借助晶状体悬韧带与睫状体联系并固定其位置。晶状体前表面曲率半径约为10mm，后表面曲率半径约为6mm，晶状体直径为9～10mm，厚度为4～5mm，由晶状体囊和晶状体纤维组成。晶状体纤维是构成晶状体的主要成分，一生中不断生成，囊下较新的纤维称为晶状体皮质，旧的纤维被挤向中心，密度增高形成晶状体核。随年龄增长，晶状体核逐渐浓缩、增大，弹性减弱而发生调节衰退，称之为老视。当晶状体囊膜受损或者房水代谢异常时，则可发生混浊而形成白内障。晶状体的营养主要来自房水，其主要功能为屈光，屈光力约为+19D，并与睫状体共同完成调节作用。

3. 玻璃体（vitreous body） 为透明的胶质体，主要成分是水，充满于眼球后部4/5的空间。玻璃体无血管，其营养来自脉络膜和房水，无再生能力，主要作用为屈光，维持眼内压，并对晶状体、视网膜等周围组织有支持、减震和代谢作用。随着年龄增加，玻璃体内黏多糖聚集，可呈凝缩和液化状态，表现为眼前有漂浮物，称之为飞蚊症。

项目二　视　路

视路（visual pathway）是指视觉信息从视网膜光感受器细胞开始，到大脑枕叶皮质纹状区的视觉中枢的传导通路，通常指从视神经开始，经视交叉、视束、外侧膝状体、视放射到大脑枕叶皮质纹状区的视觉中枢这一径路。

视网膜神经节细胞的轴突汇集成视神经，入颅后在蝶鞍处形成视交叉。来自两眼视网膜鼻侧的纤维在此处相互交叉到对侧，与同侧的视网膜颞侧的纤维合成视束。视束终止到外侧膝状体，更换神经元后发出的纤维形成视放射，再经过内囊、颞叶到达大脑枕叶皮质纹状区的视觉中枢（图1－5）。

由于视网膜不同部位的纤维在视路各段排列不同，当视觉传导在某部位受损时，可出现特定的视野改变。临床上检查视野，有助于中枢神经系统病变的定位诊断。

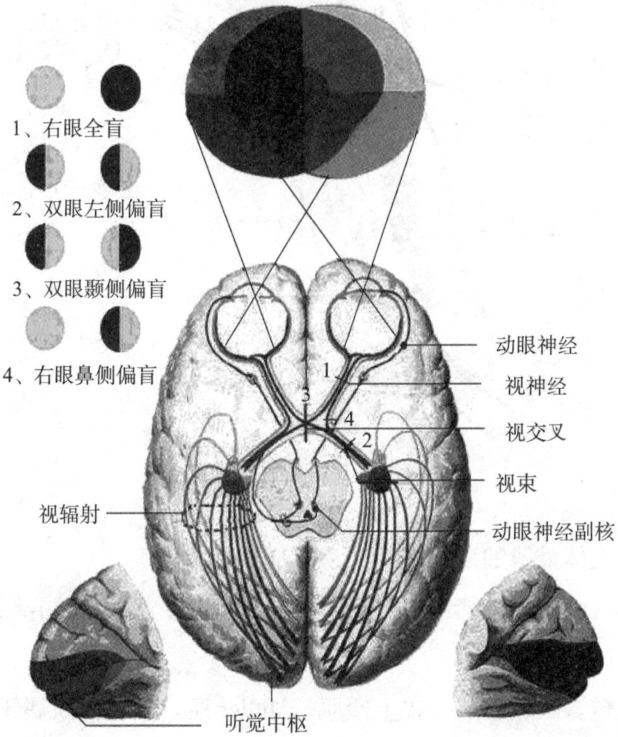

图 1－5　视路及其损害示意图

项目三　眼附属器

眼附属器包括眼睑、结膜、泪器、眼外肌和眼眶。其功能为保护和运动眼球。

一、眼睑

眼睑（eye lids）分为上睑和下睑，是覆盖在眼球表面的帘状组织。其游离缘称为睑缘，该处有睫毛、皮脂腺、汗腺和睑板腺开口。上、下睑缘之间的裂隙为睑裂，其内外联结处分别称为内眦和外眦。内眦部有一小肉状隆起，为变态皮肤组织，称为泪阜。上、下睑缘近内眦部各有一乳头状隆起，其上有一小孔，称为上、下泪点。眼睑的主要生理功能是保护眼球，反射性闭睑可防止各种损伤，瞬目运动则可使泪液均匀地分布于眼表，以湿润眼球和维持角膜表面的光学特性。

眼睑的组织学结构从外向内分为 5 层（图 1－6）：

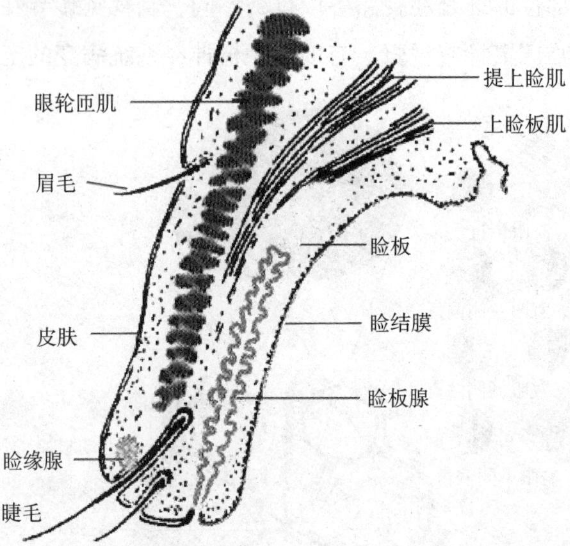

图 1－6　眼睑的组织结构图

1. 皮肤层　是人体最薄的皮肤之一，易形成皱褶。

2. 皮下组织层　为疏松结缔组织和少量的脂肪组成，肾病和局部炎症时易引起水肿，外伤后易出现皮下瘀血。

3. 肌层　此层包含眼轮匝肌、提上睑肌、Müller 肌。眼轮匝肌属于表情肌，呈环形排列，由面神经支配，司眼睑闭合；提上睑肌起自眶尖视神经孔周围的总腱环，沿眶壁向前扇形散开，止于睑板上缘，由动眼神经支配，司开启眼睑；Müller 肌受交感神经支配，兴奋时睑裂协助开睑。

4. 睑板层　由致密结缔组织构成的半月状结构，是眼睑的支架。其内含有睑板腺，与睑缘垂直排列，开口于睑缘，分泌类脂质，参与构成泪膜，对眼表起润滑作用。

5. 睑结膜层　为紧贴于睑板后面的透明黏膜。

二、结膜

结膜（conjunctiva）为一层薄而半透明的黏膜，表面光滑且富有弹性，覆盖在眼睑后面和巩膜前表面。按所在部位分为三部分：紧贴于睑板内面的为睑结膜，和睑板紧密相连不能推动；覆盖于眼球前部巩膜表面的为球结膜，与巩膜表面的球筋膜疏松相附，易推动，球结膜下注射即在此部位进行；球结膜和睑结膜的移行部分为穹隆部结膜，松弛多皱，便于眼球转动。三种结膜形成的囊状间隙称为结膜囊，开口于睑裂（图 1－7）。

结膜上有副泪腺分泌浆液，有杯状细胞分泌黏液，共同参与构成泪膜。结膜的感觉受三叉神经支配。

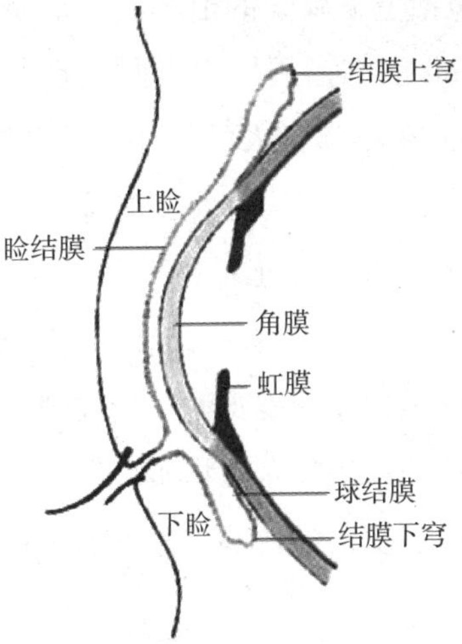

图 1－7　结膜分布图

三、泪器

泪器（lacrimal apparatus）包括泪腺和泪道两部分（图 1－8）。

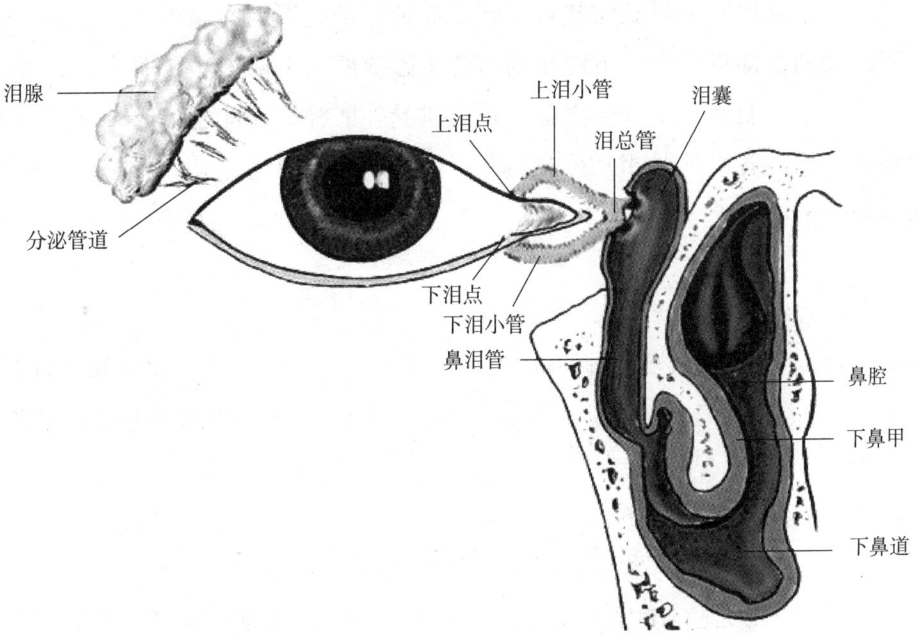

图 1－8　泪器

泪腺（lacrimal gland）位于眼眶外上方的泪腺窝内，通过 10～12 根排泄导管，开口于外上穹隆部结膜。

泪道（lacrimal passage）包括上下眼睑的泪小点、泪小管、泪囊和鼻泪管。其中泪小管自泪小点垂直于睑缘行 1～2mm，然后再转水平向鼻侧走行，约 8mm，上、下泪小管多汇合成总泪管，再汇入泪囊，也有小部分人的泪小管直接进入泪囊。泪囊位于内眦韧带后、泪骨的泪囊窝内，其上方为盲端，下方与鼻泪管连接。后者向前下走行，开口于鼻腔下鼻道，全长约 18mm，鼻泪管下端开口处有一半月形瓣膜，称为 Hasner 瓣，起阀门作用。正常婴儿在出生后 4～6 周内该瓣膜可自行破裂，若未破则可导致新生儿急性泪囊炎。

泪液的分泌受面神经的副交感神经纤维支配。当收到外来有害物质刺激时，可反射性分泌大量泪液，引起流泪，以冲洗和稀释有害物质。泪液经排泄管进入结膜囊，靠瞬目运动分布于眼球前表面，大部分被蒸发，多余部分通过泪小管虹吸作用进入泪囊、鼻泪管再排向鼻腔，经鼻黏膜吸收。

泪液为弱碱性透明液体，含有溶菌酶、免疫球蛋白、电解质等成分，除具有湿润眼球作用外，还可清洁和杀菌。

四、眼外肌

眼外肌（extraocular muscles）司眼球运动，有上、下、内、外四条直肌和上、下两条斜肌。四条直肌和上斜肌均起自于眶尖部视神经孔周围的总腱环，分别止于距角膜缘不同距离的前部巩膜上。下斜肌则起源于眶壁的内下侧，止于眼球赤道部后外方的巩膜上。除上斜肌受滑车神经支配、外直肌受外展神经支配外，其余四条眼外肌均受动眼神经支配。各眼外肌相互配合与协调，共同完成眼球运动，维持正常眼位，实现双眼单视功能。

五、眼眶

眼眶（orbit）为四边锥形的骨性空腔，开口朝前，尖向后。成人眼眶深度为 4～5cm。眼眶除容纳眼球、视神经、眼外肌、泪腺、血管、神经外，还有眶脂肪填充，对眼球起软垫样保护作用。

眼眶壁上有以下主要结构：

1. 视神经孔 位于眶尖部，内有视神经和眼动脉经过。

2. 眶上裂 在眶上壁与眶外壁之间，与颅中窝相通。第Ⅲ脑神经、第Ⅳ脑神经、第Ⅵ脑神经、第Ⅴ脑神经第一支、眼上静脉、交感神经纤维等由此通过。此处受损则出现眶上裂综合征。

3. 眶下裂 位于眶外壁与眶下壁之间，有眶下神经、第Ⅴ脑神经第二支、眶下动脉、眶下静脉等通过。

4. 眶上切迹（眶上孔） 在眶上缘内1/3处，有眶上神经、第Ⅴ脑神经第一支、眶上静脉等通过。

5. 眶下孔 位于眶下缘内1/3、距眶缘约4mm处，有第Ⅴ脑神经第二支、眶下神经通过。

在眼眶深部，距眶尖约1cm处的视神经与外直肌之间，有一睫状神经节，其由感觉根、运动根和交感根组成，眼球手术时常施行球后阻滞麻醉该神经节，有镇痛和降眼压的作用。

复习思考

一、单选题

1. 眼球近似球形，其前后径约为（　　）

A. 21mm　B. 22mm　C. 24mm　D. 28mm　E. 32mm

2. 属于眼附属器的是（　　）

A. 角膜　B. 结膜　C. 巩膜　D. 葡萄膜　E. 视网膜

3. 屈光系统不包括下列哪项（　　）

A. 角膜　B. 房水　C. 晶状体　D. 玻璃体　E. 虹膜

4. 以下角膜的解剖特征哪项是错误的（　　）

A. 透明、屈光　B. 感觉神经为三叉神经末梢　C. 无血管

D. 前弹力层再生能力强　E. 内皮细胞不含有色素

5. 角膜组织再生能力强，对细菌亦有较强抵抗力的是（　　）

A. 上皮细胞层　B. 前弹力层　C. 基质层

D. 后弹力层　E. 内皮细胞层

6. 以下晶状体的解剖生理特征哪项是错误的（　　）

A. 扁圆形双凸透明体　B. 屈光、调节　C. 无血管

D. 属于前凹后凸的透明透镜　E. 界于虹膜与玻璃体之间

7. 黄斑中心凹视力最敏锐是由于（　　）

A. 该处神经纤维较密集　B. 该处有大量杆细胞

C. 该处有大量锥细胞　D. 该处离视盘近

E. 该处是神经纤维汇总处

8. 司明视觉和色觉的细胞是（　　）

A. 色素上皮细胞　B. 双极细胞　C. 神经节细胞

D. 锥细胞　　E. 杆细胞

9. 视盘为生理盲点所对应的部位，主要原因为该处（　　）

A. 无色素上皮　　B. 无双极细胞　　C. 无视网膜

D. 仅有神经纤维而无视细胞　　E. 视细胞被中央动脉、静脉遮盖

10. 关于泪器的说法，错误的是（　　）

A. 泪液的生成主要是泪腺和副泪腺

B. 上下泪小管汇成泪总管后再注入泪囊

C. 泪腺位于眼眶的泪腺窝内

D. 出现流泪均与泪道阻塞有关

E. 泪腺的排出管共有 10 ~ 12 根

二、简答题

1. 简述泪液的生成与排泄通道?

2. 试述房水的循环途径。

3. 简述视近物时眼球的调节机制。

（潘斌）

扫一扫，知答案

扫一扫，看课件

模块二

眼科患者的护理概述

【学习目标】

1. 掌握眼科常用检查，如视力、色觉、视野、眼压等检查；掌握眼科常用的护理操作技术，如涂眼膏、滴眼药水、结膜囊冲洗、泪道冲洗等。

2. 熟悉眼科患者常用的护理诊断及身心状况评估，主要致盲眼病的防治，能对患者进行健康指导，使患者积极配合治疗，促使疾病的康复。

3. 了解眼科患者护理病史，眼科暗室、病房及门诊的护理管理，手术前后护理及各种护理常规。

4. 培养学生的整体观念、认真求实的科学态度、团队协作和关爱患者的良好作风。

眼部构造精细，是人体重要的感觉器官，许多眼部疾病是由全身性疾病引起的，如糖尿病、高血压等。所以对于眼科患者的护理评估需从整体出发，全面、系统地评估患者的身体状况，包括患者的健康史、家族史等，与眼病的发生发展密切相关。眼部发生病变，局部的症状和体征都会比较突出，故出现的症状及其心理反应、社会反应都十分重要，通过眼科常用检查方法可以帮助我们了解患者的体征，以便做出护理诊断，通过有效的护理措施可改善患者的预后及其生活质量。

项目一　眼科患者的护理评估与常用的护理诊断

一、护理病史

通过搜集患者目前和既往的健康状况及工作、生活环境等资料，评估眼科疾病的影响因素。

1. 主诉 患者就诊的最主要原因，包括症状、体征及持续时间，应注明眼别。

2. 现病史 包括此次发病的诱因与时间，主要症状的性质，病情经过，已做过的检查和治疗效果如何等。

3. 既往史 许多全身疾病容易并发眼部疾病，如糖尿病可以并发糖尿病性视网膜病变、糖尿病性白内障；高血压动脉硬化容易并发眼底出血；甲状腺功能亢进可引起眼球突出等。另外，某些眼部疾病亦会引起或加重另外一种相关性疾病，如高度近视可并发孔源性视网膜脱离；眼球穿通伤或内眼手术后，健眼发生交感性眼炎；虹膜睫状体炎可继发青光眼、并发性白内障、眼球萎缩等。因此，全面了解患者眼睛和全身的既往史，对所患眼病的诊断和治疗有很大的帮助。

4. 家族史 许多眼部疾病与家族遗传相关，如先天性色盲、视网膜母细胞瘤、视网膜色素变性等。

5. 药物史 许多药物长期使用可以导致药物性眼病，如长期滴用糖皮质激素眼液可引起白内障、青光眼，诱发或者加重单纯疱疹病毒性角膜炎。

6. 生活史 了解患者的个人史及工作环境、职业情况对一些眼病有重要的帮助，如长期接触三硝基甲苯、X 线、γ 射线等可导致白内障，接触紫外线会发生电光性眼炎等。此外还有饮食、起居、生活、日常工作等。

二、症状与体征

1. 视功能障碍 为眼科最重要和最敏感的症状，不仅反映眼部病情的变化，还反映眼部疾病治疗与护理的效果，此项评估尤为重要。

（1）视力下降 1.0 以上为正常视力。若双眼视力未达到 0.05，则会严重影响患者的日常生活。若视力突然下降，无眼痛，常见于视网膜脱离、眼底出血、视网膜中央动静脉栓塞等；若视力突然下降，伴随眼痛，可好发于角膜炎、虹膜睫状体炎、急性闭角型青光眼等；若视力逐渐下降，无眼痛，可见于开角型青光眼、白内障、屈光不正等；若视力下降而眼底检查正常者，常见于球后视神经炎、弱视等。

（2）视野缺损 常见于眼底病、青光眼、视路及视觉中枢病变等。

（3）色盲 先天性者多属性染色体隐性遗传，男性较多；后天性者常见于视网膜、视神经疾病等。

（4）夜盲 多见于维生素 A 缺乏、视网膜色素变性等。

2. 眼部外观异常 如肿胀、肿块、眼红、分泌物增多等，好发于各种过敏及炎症反应；瞳孔呈白色，多见于白内障、视网膜母细胞瘤等；突眼多见于甲状腺功能亢进、眶内肿瘤等。

3. 眼部感知异常　患者自觉干涩、灼热、眼痒、异物感等，可见于结膜炎；若发生视力下降、视物变形、变大变小、变色、夜盲等，常见于视网膜病变；外伤、斜视、晶状体病变等可引起复视。

4. 眼痛　了解疼痛的部位、性质、程度、伴随情况、诱因和缓解方式。阅读引起的轻度眼胀痛，伴头痛、恶心等，应考虑屈光不正或老视等引起的视力疲劳；眼部异物感、刺痛则见于急性结膜炎；角膜炎、急性虹膜睫状体炎、青光眼等可出现明显眼痛。

5. 流泪和溢泪　因情感因素、异物、外伤、眼前部组织炎症等原因，导致泪液分泌增多而溢出眼睑外，称为流泪；若眼泪分泌正常而排出受阻溢出眼睑外，称为溢泪，常见于各种类型的泪道狭窄或阻塞等。

6. 眼部充血　为眼科最常见的体征之一，分为结膜充血、睫状充血和混合充血三种类型。若结膜充血和睫状充血同时存在，则为混合充血，睑结膜、穹隆部结膜和距角结膜缘 4mm 以外的球结膜的血供均来自于睑动脉弓，充血时呈鲜红色、网状，称为结膜充血，可见于急性结膜炎。而角巩膜缘 3～5mm 处的角膜缘周围血管网来自于睫状前动脉，分布于浅层巩膜，充血时呈暗红色、放射状，称为睫状充血，可见于角膜炎、虹膜睫状体炎、青光眼等。不同部位的充血对眼部病变的判断有重要的临床意义（表 2－1）。

表 2－1　结膜充血与睫状充血的鉴别

	结膜充血	睫状充血
血管来源	结膜血管	睫状前血管
颜色	鲜红	暗红
部位	愈靠近穹隆部，充血愈明显	愈靠近角巩膜缘，充血愈明显
形态	分支、网状	放射状
移动性	推动球结膜血管可随之移动	推动球结膜血管不随之移动
常见疾病	结膜炎	角膜炎、虹膜睫状体炎、青光眼等

7. 眼部分泌物　了解分泌物的性状及量。黏液性分泌物或脓性分泌物常见于急性细菌性结膜炎；浆液性分泌物常见于病毒性结膜炎；黏稠丝状分泌物多见于过敏性结膜炎。

8. 眼压异常　眼压可通过用指压法或眼压计测量。正常眼压范围为 10～21mmHg。眼压升高常见于青光眼；眼压降低可见于眼球穿通伤、视网膜脱离等。

9. 角膜混浊　角膜混浊可见于角膜水肿、炎症和瘢痕。角膜水肿常见于眼压急剧升高时，呈雾状混浊。角膜炎症性混浊包括角膜浸润和角膜溃疡。角膜瘢痕性混浊按厚薄程度可分为云翳、斑翳和白斑。

作为眼科护士，应全面系统地评估患者的症状、体征，以做出准确的护理诊断，制定个性化的护理措施，为患者提供满意的服务。

三、心理、社会状况

眼是人体最重要的感觉器官之一，当患者处于眼部疾病的发病期时，学习、工作和生活都会受到很大的影响。当患者患有低视力和盲，生活自理能力低下，对患者家庭、社会和个人都会产生极大的影响，此时患者的心理问题也较为突出，会表现为焦虑、悲观、失望，甚至多疑、孤僻等心理状况。因此，护士需要全面、准确、及时地评估患者的心理状态，给予相应的个性化护理措施。社会、家人及亲友也应加深助残观念，提高对疾病的认识，加强对患者的关爱。

四、眼科患者常用护理诊断

1. 疼痛　与手术、外伤、眼压升高、感染有关。
2. 感知改变　与眼部病变、视力功能障碍有关。
3. 舒适改变　与疼痛、痒、异物感等有关。
4. 自理能力缺陷　与视功能障碍、术后双眼包扎和遮盖、生活不能完全自理等有关。
5. 有受伤的危险　与视功能障碍有关。
6. 有感染的危险　与用眼卫生习惯不良、异物停留时间过长或组织创伤等有关。
7. 功能障碍性悲哀　与视觉功能障碍影响日常生活有关。
8. 焦虑　与担心疾病预后、知识缺乏等有关。
9. 恐惧　与不了解病情、视觉功能障碍、心理负担过重等有关。
10. 睡眠形态紊乱　与环境改变、视力下降、疾病疼痛、焦虑等有关。
11. 知识缺乏　即缺乏相关眼部疾病的知识。
12. 潜在并发症　如眼睑畸形、创口出血、角膜溃疡、继发性青光眼等。
13. 家庭应对无效　与家庭主要成员缺乏相关眼部疾病知识有关。

项目二　眼科常用检查

一、视功能检查

视功能检查包括形觉（视力和视野）、色觉和光觉三个方面。

(一)视力检查

视力（visual acuity）为视敏锐度，又叫中心视力，指在一定距离内眼睛辨别物体形象的能力，反映黄斑区的视功能。视力检查可分为近视力检查、远视力检查，其中近视力检查为阅读视力，主要反映眼部的调节能力，远近视力相结合检查可初步判断眼的屈光状态。一般人正常视力为1.0或以上，世界卫生组织规定双眼矫正视力低于0.3为低视力，低于0.05为盲。

1. 远视力测量法 远视力检查常用国际标准视力表或对数视力表。视力表的高度以1.0行视标与受检眼同高为宜，保证充足的自然光线或人工照明。检查前向被检者说明方法及要求。一般按先右后左、从上到下的顺序仔细检查。

（1）受检者取坐位，距离视力表正对面5m，若置平面镜则距离2.5m。先右后左，先健眼后患眼；测试时用遮眼罩或空心手掌遮好非检测眼，但不要压迫眼球。

（2）检测者由上而下指点视标，受检者应在3秒内说出视标“E”的缺口方向，记录被检者最后能辨清的视标字号为视力数值。如被检者能辨认0.6行，则记录视力为0.6；如对0.6行视标有3个可辨认，2个不能辨认，则记录为0.6－2或0.5＋3，依此类推。1.0以上即为正常视力。戴镜者，应先查裸眼视力，再查矫正视力，并记录。

（3）若被检者不能辨认0.1，嘱其向前靠近视力表，直至能辨认0.1为止。并按照以下公式计算视力：视力＝0.1×被检者所在的距离（m）/5m；或者按照被检者的距离（m）×0.02计算。如被检者在距离视标3m处能辨认，则视力为0.1×3/5＝0.06，依此类推。

（4）若被检者距离视标1m处仍不能辨认0.1者，则改为辨认“手指”，距离从1米开始，逐渐移近，记录能辨清指数的最远距离，如“指数/30cm”。

（5）若被检者距离5cm处仍不能辨认指数，则改测“手动”，即在被检者眼前摆动检查者的手，并记录能辨清手动的距离，如“手动/15cm”。

（6）若被检者无法辨认眼前手动，应到暗室检查光感和光定位，另眼严密遮盖。从5m开始让被检者辨认烛光或手电光，并记录看到光亮的距离，如5cm光感。对有光感者还要检查光定位，将点状光源置于距被检眼（固视前方不动）1m处，用9个方位检测对光源的分辨能力，呈“米”字形，记录时应标出各方位。用“＋”和“－”表示光定位的阳性和阴性。若眼前不能辨认光感，记录为“无光感”。

婴幼儿视力检查：婴幼儿难以配合检查，视力检查应与其行为相结合，当遮盖盲眼或低视力眼时，患儿表现正常；而遮盖健眼时，患儿有试图避开遮盖的拒绝表现。对于3岁以下不能进行配合检查的患儿，应耐心诱导观察，新生儿可追随光及瞳孔对光反应；1月龄婴儿有主动浏览周围目标的能力；3月龄时可双眼集中注视手指。

2. 近视力测量法 常用标准近视力表或对数视力表。在照明充分的情况下，检查距离一般为30cm，方法及注意事项与远视力检查基本相同。如在30cm处不能看到最大字符，也可移近检查，记录时应同时记录视力和实际距离。如 1.0/20cm、1.0/40cm 等。

(二)视野检查

视野（visual field）指眼向前方固定注视时（或通过仪器）所能看见的空间范围，反映周边部视网膜的功能。视野检查可分为周边视野检查和中心视野检查。距注视点 30°以内的范围称为中心视野，30°以外的范围称为周边视野。视野对人的生活与工作都有很大的影响，是重要的视功能之一。世界卫生组织规定视野小于 10°者，即使视力正常也属于盲。该检查可协助诊断青光眼、黄斑、神经系统疾病等。检查前告知患者检查的目的，取得理解和配合，根据检查方法，告知患者相应的配合注意事项，以提高检查结果的准确性。

视野检查可分为动态视野检查和静态视野检查两类：

动态视野检查：即传统的视野检查法，从周边不同方位，使用大小不同的视标，向中心移动，记录患者刚能感受到视标出现或消失的点，由光敏感度相同的点构成某一视标检测的等视线，不同视标检测的等视线绘成了类似等高线描绘的“视野岛”。动态视野检查可用于周边视野检查，检查速度较快。

静态视野检查：通过在视屏上由弱至强地增加各个设定点的视标亮度，反映患者刚能感受到的亮度，即为该点的视网膜敏感度域值。

常用的检查方法有：

1. 周边视野检查 了解视野范围大小，有无偏盲、缺损等。

（1）对比法 简单易行，可以大致估计被检查者的视野有无异常。方法为检查者与被检查者相对而坐，距离约 1m，检查一眼时另眼遮盖。如检查右眼时，被检查者右眼与检查者左眼相对注视，检查者将手指置于两者之间分别从各方向中央移动，如被检查者与检查者在各方向同时看到手指，即视野大致正常。

（2）弧形视野计检查法 受检者坐在视野计前，头颏固定在额颏架上，分别测试两眼，遮盖另眼，调整高度使被检眼注视视野计的中心注视点，用 3mm 或 5mm 直径大小的白色视标（必要时加用色视标），沿弧板周边向中心缓缓移动，看清视标后立即记录弧上刻度，每转 30°查 1 次，最后用弧线连接各记录点，即为该眼的视野范围。

2. 中心视野检查 检查中心 30°以内的视野。位于注视点颞侧 15.5°，水平线之下约 1.5°，有一呈垂直椭圆形的生理盲点，除此之外还可检查有无病理性暗点。方法是受检者坐在 1m×1m 黑色呢绒制成的平面视野屏前 1m 处，先测生理盲点，再查各径线视野，发现异常改变，用大头针插在屏布上，最后绘制在中心视野图上。

现代视野检查日趋标准化、自动化，如电脑控制的静态定量视野计；而且可与其他视功能检查相结合，如蓝黄色的短波视野、运动觉视野、高通视野、频闪光栅刺激的倍频视野等。

(三)色觉检查

色觉（color vision）为人眼辨色的能力，是视网膜视锥细胞的一项功能。红、绿、蓝3种原色为视锥细胞的感光色素。当感光色素缺乏，则出现色觉障碍。色觉异常分为先天性和后天性。按其程度不同可分为色盲与色弱，最常见的色盲是红绿色盲。能够认出但辨认时间延长者为色弱。色盲大部分为先天性性连锁隐性遗传病，好发于男性。色弱多为视网膜或视神经等疾病所致。色觉障碍者不宜从事交通运输、美术、医学、化学、军事等工作。

色觉检查时，应将《色盲检查图》置于充足的光线下，与被检者距离50cm，通常要求被检者在5秒内读出图中的图形或数字。一般双眼同时检查，必要时双眼分别检查。按每图的说明判断被检者的色觉为正常或异常，若为异常，进一步分辨其为全色盲、绿色盲、红色盲、红绿色盲或色弱。

(四)暗适应检查

当眼从明处快速进入暗处时，起初一无所见，随后才可逐渐看清暗处物体，眼的这种对光敏感度逐渐增加，对暗处发生适应的过程称为暗适应（dark adaptation）。其检查适用于引起夜盲疾病的诊断。如维生素A缺乏症、视网膜色素变性等。对比法是最简单的检查方法，即被检者与检查者同时进入暗室，对两人辨认周围物体的时间做比较，若被检者暗适应能力差，则适应的时间明显延长。

(五)立体视觉检查

立体视觉（stereoscopic vision）又称深度视觉，指眼感知物体立体形状及不同物体相互远近关系的能力。立体视觉以双眼单视为基础。许多职业如驾驶员、绘画雕塑等都需要良好的立体视觉。可用障碍阅读法、同视机法、随机点立体图等检查方法。

同视机法通过使用不同的画片检查三级功能：

1. 同时知觉画片可查主观斜视角和客观斜视角，若两者相等则为正常视网膜对应，若两者相差5°以上则为异常视网膜对应。

2. 画片融合为一对图形相同的画片，控制点为每张图上的不同部分。患者先将两画片重合并具有控制点，再将两镜筒臂向内、向外等量移动，导致两画片不再重合。向内移动范围为集合，向外移动范围为散开，二者相加为融合范围。融合范围正常值为：集合25°～30°，散开4°～6°，垂直散开2Δ～4Δ。

3. 立体视画片中双眼画片的相似图形有一定差异，在同视机上观察有深度感。

(六)对比敏感度检查

视力检查反映了在高对比度时的分辨能力，但日常生活中物体相互之间明暗对比并非如此强烈。对比敏感度检查通过灰度调制曲线的变化，制成不同宽窄、明暗的条栅图为检查表，可反应空间、明暗对比二维频率的形觉功能。

二、眼各部检查

（一）眼附属器和眼前段检查

眼附属器检查包括：眼睑、泪器、结膜、眼球位置及眼眶检查。眼前段检查包括：角膜、巩膜、前房、虹膜、瞳孔、晶状体检查。检查顺序一般按照先右后左，由外到内进行，但遇特殊情况，应灵活掌握。如有传染病眼应先检查健侧后检查患侧；眼球穿通伤，切忌压迫眼球或翻转眼球。眼附属器及眼前段的检查如下：

1. 眼附属器检查

（1）眼睑　一般是在自然光线下望诊和触诊，注意观察以下几个方面：①眼睑有无先天异常，如眼睑缺损，上睑下垂等；②眼睑皮肤异常，如红、肿、热、痛、皮下气肿及肿块等；③眼睑未知的异常，如两侧眼裂大小是否对称，睑缘有无内、外翻等；④睑缘及睫毛异常，如倒睫等。

（2）泪器　包括泪腺、泪道两部分。检查时注意泪腺有无肿块，泪点区有无外翻或闭塞，泪囊区有无红肿，挤压时有无分泌物溢出，并通过器械检查泪液的分泌量，观察泪道是否狭窄及阻塞。

（3）结膜　注意球结膜有无充血、水肿、干燥、出血、色素、异物、新生物、眼裂斑等。睑结膜有无乳头肥大、滤泡增生、瘢痕形成或睑球粘连等。

（4）眼球的位置及运动　检查时应注意眼球的大小、形状位置和眼球的运动，如是否对称，有无突出、内陷、增大、变小、偏斜等，有无不随意的眼球震颤，向各方向转动是否正常等。

角膜映光法：是一个检查显性共同性斜视的粗略方法。检查时，在受检者正前方33cm处放置一灯光，嘱注视之。检查者从手电筒后端观察两眼角膜映光点的位置，如位于两眼角膜的中央则为正常。若映光点落在患眼瞳孔缘，斜视为10°～15°；落在角膜缘，斜视约为45°；落在两者之间，斜视为25°～30°。映光点偏鼻侧为外斜视，映光点偏颞侧则为内斜视。

（5）眼眶　观察两侧是否对称，触诊眶缘有无压痛、有无骨质缺损、有无肿块等。

2. 眼前段检查

（1）角膜　注意角膜的大小、透明度、表面光滑度、新生血管、弯曲度、知觉、有无异物等。

角膜荧光素染色法：当患者出现角膜上皮有损伤或溃疡时，可被荧光素染色。检查方法为用消毒的玻璃棒蘸取1%的荧光素滴于结膜囊内，然后用生理盐水冲洗，角膜、结膜破损处会被染成黄绿色，上皮完整处不染色。由于荧光素钠溶液易受铜绿假单胞菌的污染，因此必须定期消毒或更换。

角膜感觉检查法：此法是用以检查角膜感觉是否正常。做法为将消毒棉签头部或者消毒棉花捻出一条纤维，用其尖端由被检眼外侧轻触角膜，最好不要让被检者从正面看到检查者的动作，以防发生防御性的眨眼而导致混淆结果。正常者会立即出现反射性眨眼运动，如反射迟钝或不发生则为感觉减退，可见于树枝状角膜炎、单纯疱疹病毒性角膜炎或三叉神经麻痹等。

（2）巩膜　注意有无黄染、充血、压痛、结节等。

（3）前房　注意深浅，房水有无混浊、积血、积脓、异物等。

（4）虹膜　注意其颜色、纹理，有无新生血管、萎缩、结节、囊肿、粘连，有无虹膜根部离断、缺损、震颤、膨隆等现象。

（5）瞳孔　注意其大小、位置、形状，两侧是否对称，瞳孔直接光反射、间接光反射、集合反射等是否存在。

（6）晶状体　注意其透明度、位置。

（二）眼底检查

许多全身性疾病如高血压、糖尿病、肾病、中枢神经系统疾病等均会发生不同程度的眼底病变，故眼底检查非常重要，可以通过直接或间接检眼镜检查眼后段。注意玻璃体有无混浊、积血，视盘的形状、大小、边界、颜色、C/D 比值，黄斑及中心凹光反射的情况，视网膜有无渗出、出血等。

（三）眼压检查

眼球内部的压力，简称眼压。眼压检查是诊断青光眼重要的依据之一。正常的眼压范围为 10～21mmHg（1.33～2.79KPa）。眼压检查有指测眼压法和眼压计测量法。

1. 指测眼压法　是最简单的估计眼压的方法。测量时令患者双眼自然向下注视，检查者以两手食指尖放在上眼睑皮肤面，两指交替轻压眼球，根据传达到指尖的波动感来估计眼球压力的高低。记录时，正常为 Tn，眼压增高程度为 T+1、T+2 和 T+3，眼压降低为 T-1、T-2 和 T-3。

2. 眼压计测量法　眼压计分为两类：压陷式（如 Schiotz 眼压计）、压平式（Goldman 压平眼压计）。

（1）Schiotz 眼压计（图 2-1）　测量前先校准眼压计，用75%乙醇消毒眼压计足板待干。并向患者讲明测量目的及注意事项，使其能放松与配合。被检查者低枕仰卧，松开颈部纽扣，用1%丁卡因滴眼 2～3 次，表面麻醉后被检查者双眼睁开注视正上方一目标或自己的食指，使角膜保持水平正中位置。检查者用左手拇、食指分开其上下眼睑并固定于上下眶缘，右手持眼压计柄，轻捷地将眼压计足板放于角膜中央，迅速读出指针刻度。如读数小于3，应更换7.5g或10g砝码重复测量一次以资对照，两眼分别测量作为对比。对照换算表，查出眼压值。测量完毕，滴抗生素眼药水以预防感染。并嘱其不要揉眼，以免损伤角膜上皮。记录方法用分数式表示，如砝码为5.5g，刻度读数为5，则记录为5.5/5 =17.3mmHg（2.3kPa）。注意眼压计在角膜上停留时间不宜过长，连续测量不得超过3次。测毕用消毒干棉球擦干足板，放回盒中。

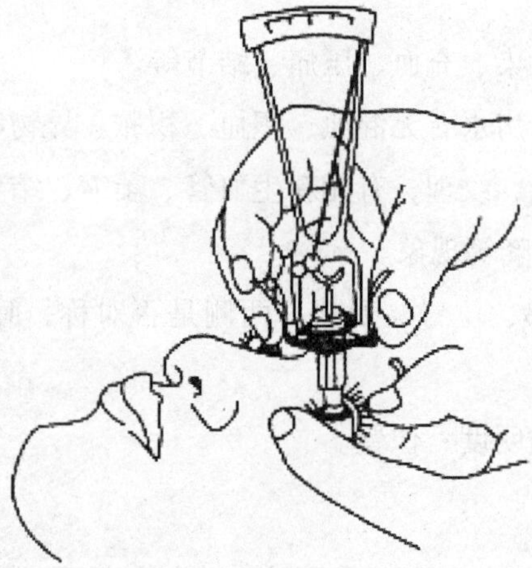

图2－1 Schiotz眼压计

（来源：肖跃群．眼耳鼻咽喉口腔科护理．第二版．北京：人民卫生出版社）

（2）压平式眼压计　包括Perkins掌上型压平眼压计和Goldman压平眼压计等。

非接触式眼压计：原理是利用可控的空气气流快速使角膜中央压平，同时向角膜发出定向光速，其反射光束能被光电池接收。当角膜中央压平区域达到3.6mm时，反射光到达光电池的量最大，此时的气流压力即为所测的眼压。因测量时不需要接触眼球，故无需表面麻醉和消毒，无交叉感染，对于不能睁大眼睛者，可用棉签轻轻地拉开眼睛，但勿压迫眼球，以免眼压增高。其检查范围在60mmHg内。

（四）特殊检查

1．裂隙灯显微镜检查　该检查主要用于检查眼前段，加上不同的透镜还可以检查前房角、眼底、玻璃体。该检查须在暗室进行，测量时使患者头部舒适地固定在下颌架上，嘱患者双眼暂闭；调整裂隙灯，右手调节显微镜的手柄、裂隙的宽度和隔板的孔洞，使光线束来自患眼的颞侧，光线的角度与显微镜成30°～60°，并根据需要调整角度，调节光线使之在上睑皮肤上聚焦清晰；嘱患者睁眼，按照由外向内的顺序检查（眼睑→结膜→泪膜→角膜→前房→虹膜→晶状体），检查时避免长时间使用强光照射患者，检查完毕，关闭电源。

2. 眼压描记检查 该检查是测定防水的排出率和生成率的方法。对青光眼的诊断和研究有一定的意义。

3. 前房角镜检查 该检查主要检查前房角的宽窄及其在眼内压波动时的宽度变化情况，对诊断和治疗各种青光眼有重要价值。此外，对前房角的异物或病变等的诊断也有一定的帮助。

4. 眼底荧光血管造影 该检查是将荧光素钠造影剂快速注入血管，根据荧光素进入眼底的速度及消失时间，观察眼底有无异常的荧光素显影以此来反映视网膜情况。此项检查可为眼底疾病的临床诊断、预后评价、治疗、疗效观察等提供有价值的依据。

5. 光学相干断层成像检查法 该检查是对眼透光组织做断层成像，对黄斑部及视盘疾病的诊断有重要的应用价值，可以协助诊断疾病。

项目三 眼科常用护理操作技术

各项眼科护理技术操作均需按一定的操作流程进行，包括操作前对患者的评估，操作者的仪表着装准备，双人核对医嘱，确认患者床号、姓名、腕带、眼别、药名及有效期。执行前向患者解释操作目的、方法及注意事项，操作完毕后要再次查对，整理用物，用消毒液洗手，观察用药后反应及交代注意事项，进行健康宣教等，护士在操作中应严格遵循无菌操作、三查七对、隔离等原则。本节内容主要以介绍操作步骤为主。

一、滴眼药水法

【目的】

1. 预防、治疗眼部疾病。

2. 眼部检查前的散瞳或者缩瞳。

3. 角膜和结膜表面麻醉。

【用物准备】

治疗盘、滴眼液、无菌棉签、手消毒液、弯盘。

【操作步骤】

1. 先查对（包括眼别），向患者解释操作目的和方法，以取得合作。

2. 协助患者取坐位或仰卧位，头稍后仰并向患侧倾斜，眼向上方斜视，避免药物流入对侧眼，用棉签擦去患眼分泌物。

3. 轻牵下睑，嘱患者眼向上看，暴露下结膜囊，先挤掉 1 ~ 2 滴眼药水，距眼 2 ~ 3cm 处将药液滴入结膜囊内。

4. 嘱患者闭眼 5～10 分钟，轻轻转动眼球。

5. 用干棉签擦去溢出的药液。

6. 协助患者取舒适体位。

【注意事项】

1. 严格执行“三查七对”及无菌操作。

2. 一人一药，专眼专用，注意防止交叉感染。传染性眼病患者的用物需单独消毒处理。

3. 双眼点药时，先点健侧，再点患侧。每次点 1 滴眼药水即可，点太多容易引起药液外溢。

4. 滴眼药水时注意滴管口或药水瓶口不要触及眼睑、睫毛及手指，以免污染。

5. 滴眼药时勿压迫眼球，药液应进入结膜囊，不可直接滴在角膜上，避免引起角膜刺激症状，尤其是有角膜溃疡和角膜伤口的患者，动作要轻柔。

6. 需要同时滴数种药物时，先滴刺激性弱的药物，再滴刺激性强的药物。眼药水与眼药膏同时使用时先滴眼药水再涂眼药膏，每次每种药物需间隔 5～10 分钟。

7. 滴入某些药物时，如阿托品滴眼液等，应指导患者在滴入后按压泪囊 2～3 分钟，防止药物经泪道进入鼻腔，经鼻黏膜吸收而产生中毒反应，儿童更应注意。

8. 滴混悬液时，应摇匀后使用，以免影响疗效。

9. 因散瞳药会使瞳孔散大，患者会产生畏光、视物模糊等现象，应在操作前向患者做好解释说明。

二、涂眼药膏法

【目的】

1. 治疗眼部疾病，使药物停留眼内的时间增长，可延长药效。

2. 用于眼部受伤或术后，需要包眼的患者。

3. 用于眼球突出、眼睑闭合不全、角膜炎患者等，可以保护眼球，防止结膜、角膜干燥或损伤。

【用物准备】

治疗盘、眼药膏、无菌棉签、手消毒液、纱布、弯盘。

【操作步骤】

1. 先查对（包括眼别），向患者解释操作目的和方法，以取得合作。

2. 协助患者取仰卧位或坐位，头稍后仰并向患侧倾斜，嘱患者向上注视，避免药物流入对侧眼，用棉签擦去眼部分泌物。

3. 轻牵下睑，暴露下结膜囊，涂眼药膏时，先挤去一小段，再将眼药膏与睑裂平行挤入下穹隆部，轻提上睑，嘱患者闭眼，使眼药膏涂于结膜囊内。

4. 嘱患者轻轻转动眼球，或用棉签轻轻按摩眼睑 2 ~ 3 分钟，使眼药膏均匀分布在结膜囊内。

5. 用干棉签擦去外溢的眼药膏，必要时用纱布包扎患眼。

【注意事项】

1. 严格执行“三查七对”及无菌操作。

2. 挤眼药膏时，要注意拉开睑缘，软管口勿触及睫毛及睑缘。

3. 对于眼球穿通伤、角膜溃疡、术后患者，操作时动作应轻柔，切勿压迫眼球。

4. 如有角膜溃疡、外伤、内眼手术时，禁止涂药后按摩。

5. 对于眼睑闭合不全的患者，眼药膏应均匀涂满角膜。

6. 注意观察用药后的不良反应及用药后的效果，儿童涂阿托品眼膏时更要注意药物的毒性反应。

三、结膜下注射法

【目的】

1. 结膜下注射可以提高眼内的药物浓度，加强药效，延长药物作用时间，从而达到治疗的目的。

2. 眼部术前的局部麻醉，或者用于术后，避免感染。

3. 可以用于消炎或促进吸收。

【用物准备】

治疗盘、无菌棉签、5 号针头、无菌注射器、表面麻醉剂、注射用药、弯盘、抗生素眼药水、眼垫、胶布。

【操作步骤】

1. 应向患者解释说明，指导患者配合操作，嘱患者注射时，不能转动头部和眼球，以免造成损伤。

2. 协助患者取坐位或仰卧位，头稍后仰并向患侧倾斜，按点眼药法给患眼点表面麻醉剂 2 次。

3. 操作者右手持吸好药物的注射器，左手拇指拉开眼睑，嘱患者向颞上注视，针头斜面向下，与眼球呈 10° ~ 15°角，避开血管挑起球结膜，水平方向进针，刺破后回抽无血再缓慢推药 0.3 ~ 1mL，该处结膜即呈鱼泡状隆起。注射完毕，平行拔针，滴抗生素眼药水，遵医嘱眼部用药，盖眼垫包眼。

4. 协助患者恢复舒适体位，并交代注意事项。

【注意事项】

1. 操作时动作应轻柔，以免损伤巩膜和角膜。

2. 角膜溃疡患者，切忌压迫眼球，以免发生穿孔。对于有眼球震颤的患者，麻醉后可固定眼球后再进行操作。

3. 需多次注射的患者，应经常变换注射部位，以免引起结膜下发生瘢痕粘连。

4. 注射混悬液时，应先将药液摇匀再进行抽吸注射，刺激性强、容易引起局部坏死的药物，不可做结膜下注射。

5. 进针时要避开血管，若发生出血，可用棉签压迫止血。

四、结膜囊冲洗法

【目的】

1. 术前清洁消毒结膜囊。

2. 清除结膜囊内的分泌物及异物。

3. 眼部遭受化学性烧伤时，可中和及稀释有害化学物质。

【用物准备】

洗眼壶或冲洗用吊瓶及输液装置一套、受水器、治疗巾、冲洗液（生理盐水、3% 硼酸溶液、2% 碳酸氢钠溶液）、无菌棉签、消毒眼垫，根据需求备表面麻醉剂。

【操作步骤】

1. 先查对（包括眼别），向患者解释操作目的和方法，以取得合作。

2. 协助患者取仰卧位或坐位，头稍后仰并侧向患侧，双眼注视前方。

3. 将治疗巾铺于患者的颈部，患者自持受水器，当患者取坐位时应将受水器紧贴于冲洗侧的面颊部，颧骨凸下方；若患者取仰卧位，应将受水器紧贴患眼颞侧，以接受流下的液体。

4. 嘱患者轻闭双眼，操作者持洗眼壶或吊瓶冲洗眼周皮肤使患者适应。

5. 用拇指、食指轻轻分开上、下眼睑，充分暴露结膜和结膜囊，一边冲洗，一边嘱患者向上、下、左、右转动眼球；嘱患者向下注视，轻轻翻转上眼睑，冲洗上穹隆；轻牵下眼睑，使结膜囊各部分充分暴露，继续用冲洗液冲洗下穹隆，以彻底冲洗。

6. 冲洗完毕，除去受水器，用棉签擦干颜面部水滴，取下治疗巾，嘱患者保持眼部清洁。

7. 遵医嘱使用眼药水或眼药膏。

【注意事项】

1. 冲洗壶或吊瓶冲洗头不可触及眼睑、睫毛及眼球。

2. 冲洗液温度要适宜，冲洗时动作要轻柔，压力不可过大，亦不可直接冲在角膜上。

3. 化学伤患者应紧急冲洗，冲洗液应足够，反复多次充分冲洗，以免化学物质残留。如有异物，应先将异物取出再反复冲洗。

4. 眼球穿通伤、较深的角膜溃疡患者禁用此洗。

五、泪道冲洗法

【目的】

1. 协助诊断泪道疾病。

2. 帮助治疗泪囊部及泪道的炎症。

3. 内眼及泪道手术的术前冲洗。

【用物准备】

治疗盘、5mL 注射器、泪道冲洗针头、泪点扩张器、表面麻醉剂、冲洗液（生理盐水或抗生素溶液）、无菌棉签、抗生素眼药水、弯盘。

【操作步骤】

1. 协助患者取仰卧位或坐位，头后仰并偏向患侧。

2. 将浸润表面麻醉剂的棉签置于上下泪小点之间，并嘱患者闭眼 3～5 分钟进行局部麻醉。

3. 抽吸冲洗液，连接冲洗针头。

4. 操作者牵开下眼睑，嘱患者向上看；将泪道冲洗针垂直插入下泪小点 1～1.5mm，再转成水平方向，向鼻侧沿泪小管进入 5～6mm，触到鼻骨后再稍后退 1～2mm。固定针头，将冲洗液缓慢注入泪道，同时询问患者鼻腔或咽喉部有无液体流入。

5. 冲洗完毕后，用棉签擦净颜面部，点抗生素眼药水，嘱患者勿揉眼睛。

6. 根据对泪道的冲洗情况，如有无反流、通畅程度等，可判断泪道有无问题。

7. 若泪道通畅，则冲洗无阻力，冲洗液会顺利流入鼻腔或咽喉部。

8. 若泪小管阻塞，则冲洗液会全部从原路返回。

9. 若泪总管阻塞，则从上、下泪小点注入的冲洗液分别由下、上泪小点反流，且冲洗针头触不到骨壁。

10. 若鼻泪管狭窄，则冲洗时会感到有阻力，部分冲洗液流入鼻腔，部分反流。

11. 若鼻泪管阻塞，则从上、下泪小点注入的液体会从下、上泪小点反流，若冲洗液伴有脓液性分泌物，则提示合并慢性泪囊炎。

【注意事项】

1. 慢性泪囊炎患者，应在冲洗前先挤压泪囊部，排出分泌物，再进行冲洗。

2. 急性泪囊周围炎或急性泪囊炎的患者禁止泪道冲洗、挤压泪囊部。

3. 操作中注意患者的反应，且不可将针头顶住泪小管侧壁，以免影响判断。

4. 为避免操作中刺破泪小管壁造成假道，在进针时要顺着泪小管方向进针，若冲洗时下睑肿胀，则形成假道，应立即停止冲洗，并给予抗感染治疗。

项目四　眼科护理管理

一、门诊护理管理

眼科门诊的护理管理是眼科医疗工作的重要内容，专业性比较强，需由专科护士担任。需要注重就诊管理，改善医疗环境。主要任务是做好开诊前准备，组织患者就诊，协助医生对患者进行检查，做好护理指导及卫生健康教育。

1. 环境　注意诊室卫生，开诊前要准备好洗手消毒液及擦手毛巾，要让诊室清洁、整齐、通风，并且采光要明亮。

2. 物品　准备好诊疗所需要的物品，如近视力表、手电筒、放大镜、色盲本、散瞳及缩瞳眼药水、抗生素眼药水、无菌棉签、酒精棉球、无菌荧光素钠溶液等，以及诊疗的办公用品，如各种化验单、处方签、住院证、病历纸、诊疗单等。

3. 工作内容

（1）就诊秩序　按病情急缓、挂号次序等进行分诊，急症患者应优先就诊，老弱残孕患者可提前安排就诊。

（2）协助检查　协助医师做好相应的专科检查；根据医嘱给患者点眼药，以便进行眼部检查；对于行动不便者，应给予相应的照顾，检查时应引导患者，协助其上、下诊疗椅或诊疗床，配合医师对患者进行检查。

（3）健康教育　利用网络、电视、报纸等形式，宣传眼科常见疾病的防治知识。

（4）护理指导　对于眼部疾病患者，应根据患者的个人情况，进行疾病的知识、生活指导、用药指导及疾病的预防等方面的护理讲述，并做好复诊的预约登记。

二、暗室护理管理

暗室是眼科特殊的检查环境，对眼部的许多检查需要在暗室进行，暗室内还有各种精密仪器，故对暗室的护理管理十分重要。

1. 环境　暗室为保证室内黑暗状态，要求其墙面为深灰色或墨绿色，窗户应设置遮光窗帘，为保证患者在暗室内的安全，因此要求地面不打滑、不反光。

2. 物品　合理安放各种检查仪器，以利于检查，常用的仪器有裂隙灯显微镜、灯光视力表、验光仪、检眼镜等。

3. 工作内容

（1）加强暗室卫生监督　为避免暗室内仪器的损坏，故要求保持室内空气流通及相对干燥。

（2）制定仪器使用规程　应严格按照规程使用和保养仪器，尤其是镜头、镜片等光学仪器配件，需用擦镜纸轻拭污渍。

（3）护理指导　患者初进暗室，对环境比较陌生，应积极给予帮助，协助医师完成检查，以免发生意外。

（4）安全检查　每天下班前要把各种仪器从工作位恢复到原位，切断仪器电源，加盖防尘罩，关好水、电、门窗等，注意安全隐患。

三、手术前后护理

1. 眼部手术前的常规护理

（1）心理护理　根据患者的病情及拟行的手术，向患者及家属告知其相关知识及注意事项，安抚患者的紧张情绪，取得家属及患者的配合。

（2）局部准备　根据医嘱，剪睫毛，术前局部滴抗生素眼药水，手术当天，术眼需用生理盐水冲洗结膜囊，冲洗泪道，并用消毒眼垫封眼，尽最大可能消除污染源。对于需要进行扩瞳或缩瞳的患者，应按医嘱滴入相应药物，注意严格核对眼别。

（3）全身准备　术前要了解患者全身状况，需完成各种常规检查，如血常规、尿常规、肝肾功能、心电图等，必要时需采取相应的治疗护理措施。手术当日需取下义齿、角膜接触镜、首饰等物品，并且需晨测体温等生命体征，若患者出现高血压、体温升高、月经来潮（女性患者）等情况，需及时报告医生，暂缓手术。术前协助患者做好个人卫生，如洗澡、更换内衣裤等，患者饮食应清淡易消化，保持大便通畅，预防术后并发症，局部麻醉者术前一餐不能过饱，全麻者术前 6 小时禁食禁水。防止术中发生恶心、呕吐等而导致误吸。术前需训练患者按要求向各方向转动眼球，用舌尖顶压上颚的方法来抑制患者打喷嚏和咳嗽。若术前需用药，则遵医嘱进行护理。

2. 眼部手术后的常规护理

（1）根据患者的术后病情进行分级护理，进行全麻的患者则按照全麻术后护理常规护理。

（2）观察患者的病情，如局部切口有无渗血、渗液，伤口包扎是否松紧适宜，若有松脱需报告医师重新包扎，避免对眼部施加任何压力，必要时可戴眼罩保护。若出现发热、头痛、眼痛、恶心、呕吐等全身症状，应及时告知医师，协助处理。

（3）根据患者的病情及医嘱选择合适的体位，如青光眼、白内障手术选择平卧位；视网膜手术或玻璃体手术则需要参考裂孔位置及手术方法来选择体位，如玻璃体腔内注入气体，则术后需采取使视网膜裂孔放在最高点的体位；若将硅油注入玻璃体腔，则术后为了防止视网膜脱离，则应采取俯卧位。

（4）按医嘱进行相应的用药护理。

（5）做好患者术后的健康教育，如饮食应多吃水果蔬菜，保持大便通畅，若大便干结，应给予缓泻药物，不可用力排便，勿用力挤眼、揉眼、咳嗽，以防止眼压升高，切口裂开。应注意用眼卫生，不可污染或者自行拆开眼垫，不可用毛巾用力擦揉术眼，不可使不洁物进入眼内，应防止切口感染，平时应注意安全，避免碰撞术眼，以利于手术切口愈合。

（6）应根据患者的病情及用药，在患者出院前做好出院的健康指导。

项目五　防盲治盲

一、盲和低视力标准

在1973年，世界卫生组织（WHO）提出了盲和视力损伤标准（表2－2）。在此标准中低视力包含了1级和2级视力损伤，盲包括了3级、4级、5级视力损伤。该标准还考虑到视野状况，无论中心视力是否损伤，若以中央注视点为中心，视野5°＜半径≤10°时为3级盲，视野半径≤5°则为4级盲。

表2－2　视力损伤的分类（国际疾病分类标准，世界卫生组织，1973）

视力损伤		最好矫正视力	
类别	级别	较好眼	较差眼
低视力	1级	＜0.3	≥0.1
	2级	＜0.1	≥0.05（指数/3m）
盲	3级	＜0.05	≥0.02（指数/1m）
	4级	＜0.02	光感
	5级	无光感	

二、我国几种主要致盲眼病的防治

根据我国盲和视力损伤的流行病学的调查发现，白内障为主要致盲原因，其次是青光眼、年龄相关性黄斑病变、糖尿病性视网膜病变、沙眼等。在相当一部分致盲的原因中，如果及时应用足够的知识和恰当的措施，很多是可以避免的。

1. 白内障　为主要致盲原因，全世界约有2500万人因此失明，我国盲人中约一半是白内障引起，同时我国每年新增白内障盲人约40万，因此白内障是防盲治盲工作最优先考虑的疾病，大部分患者可以通过手术恢复视力，对于视力极差，或手术预后不佳的患者，应及时做低视力康复教育及治疗。

2. 青光眼　青光眼是我国主要致盲的原因之一，其对视功能的损伤是不可逆的，预后较差，只要早发现、早诊断，进行合理的治疗，大多数患者可终身保持有用的视功能。故早期对人群进行青光眼的筛查尤为重要，也可以通过普及相关知识，使患者及早就诊。对于已经确诊的青光眼患者，除了进行合理的治疗外，还应该嘱其定期随诊。

3. 角膜病　角膜病也是引起视力损伤的主要原因之一，其中感染尤为常见。因此对各种角膜炎进行治疗及预防是十分有必要的。其中角膜移植术是对角膜病致盲有效的治疗手段，但角膜供体仍有很大的不足和限制。故除了加强对角膜病患者的健康教育，还应注重对人群进行疾病知识的宣传，鼓励更多的人在去世后捐献角膜，以帮助更多患者恢复光明。

4. 沙眼　该疾病是最常见的致盲原因之一，也是可预防的，是世界上缺少住房、水和卫生设施基本需要的社会经济不发达地区的常见病。目前在我国农村和边远地区，沙眼依旧是严重的致盲眼病。对于沙眼的防治，我们应该加强宣教，向人群讲解疾病的相关知识与预防措施，强调用眼卫生。世界卫生组织已经发起“视觉2020”行动，制定了将手术、抗生素、清洁脸部、改善环境包含在内的“SAFE”（surgery，antibiotic，facial cleanliness and environmental improvement）防治策略。

5. 儿童盲　儿童盲是防盲治盲的防治重点，维生素A缺乏、新生儿结膜炎、先天性眼病、麻疹、外伤等病变均可引起儿童盲。防治儿童盲，应当加强宣传，注意孕期保健，提倡优生优育，开展遗传咨询等服务，也可通过儿童眼外伤的防治宣传，教育儿童不可接触利器或随意燃放鞭炮，以防损伤眼部，出现眼病应及时就诊。

6. 屈光不正和低视力　在我国，近视眼发病率较高，所以低视力的保健工作尤为重要。我们可以通过初级保健服务、学校视力普查、提供低价格的眼镜等“视觉2020”行动，帮助患者进行视力矫正，提供低视力保健服务。

7. 糖尿病性视网膜病变　糖尿病是一项全球性严重的公共卫生问题，糖尿病会并发糖尿病性视网膜病变、新生血管性青光眼，可导致严重的视力损伤，甚至盲。糖尿病的早期诊断，合理的治疗，积极控制血糖，对于控制糖尿病性视网膜病变是有效的，但目前这种治疗不容乐观，所以防治糖尿病性视网膜病变是公共卫生领域的重要课题。

三、盲和低视力的康复

防盲治盲是全世界主要的公共卫生事业之一。通过对患者进行康复训练，或在助视器的帮助下，可提高患者的生活质量。

对患者进行盲和低视力康复，应采取个性化措施，结合患者的实际条件，根据患者的家庭生活、社会生活等各个方面来进行，同时需要患者家属进行配合，从而可以给患者在生活中提供更好的帮助。

对于仍有部分视力的盲人或低视力的患者，可通过一些助视器来帮助患者改善视力。在选择助视器时，应根据患者的学习、生活及工作需要来选择合适的助视器。加强对人工视觉的研究有助于盲人改善和恢复视觉功能。我们还可以通过建立盲校，加强“盲道”等公共设施的建立，给予就业机会等措施，改善盲人的生活现状，以提高其生活质量。

复习思考

一、单选题

1. 近视力测量法检查距离一般为（　　）

A. 10cm　B. 20cm　C. 30cm　D. 40cm　E. 50cm

2. 国际标准视力表远视力检查若置平面镜，则检查的距离是（　　）

A. 10m　B. 8m　C. 5m　D. 2. 5m　E. 1m

3. 下列哪项不属于视野检查的方法（　　）

A. 对比法　B. Goldmann 视野计

C. 平面视野计法　D. 自动视野计

E. 裂隙灯显微镜检查法

4. 以下关于结膜囊冲洗正确的是（　　）

A. 一边冲洗患者一边转动眼球

B. 冲洗液温度要低于 5℃

C. 冲洗时要直接冲洗在角膜上

D. 化学伤患者应少量冲洗

E. 眼球穿通伤应进行结膜囊冲洗

5. 以下关于结膜下注射法错误的是（　　）

A. 注射部位应选择穹隆部结膜和球结膜

B. 角膜溃疡患者一定要压迫眼球

C. 多次注射的患者应注意变换注射部位

D. 混悬液应先摇匀再抽吸

E. 操作时应注意患者的反应

6. 进行色觉检查时，正确的是（　　）

A. 距离为 50cm　　B. 距离为 30cm　　C. 距离为 10cm

D. 遮盖一眼　　E. 辨认时间可超过 30 秒

7. 色觉检查应在充足的自然光线下进行，需在多长时间内读出（　　）

A. 3 秒　　B. 5 秒　　C. 1 秒　　D. 15 秒　　E. 30 秒

8. 滴眼药水正确的部位为（　　）

A. 上穹隆部　　B. 下穹隆部　　C. 内眦部　　D. 外眦部　　E. 角膜

9. 冲洗泪道时，冲洗液从上泪点流出，其阻塞部位可能在（　　）

A. 下泪小点　　B. 下泪小管　　C. 鼻泪管　　D. 以上均是　　E. 以上都不是

10. 糖尿病患者最常见的致盲原因是（　　）

A. 白内障　　B. 青光眼　　C. 角膜炎　　D. 视网膜病变　　E. 虹膜炎

二、简答题

1. 主要致盲眼病有哪些？

2. 试进行泪道冲洗的结果判断（正常、鼻泪管狭窄、阻塞、泪小管阻塞）。

3. 怎样鉴别结膜充血与睫状充血？

（满丽冰）

扫一扫，知答案

扫一扫，看课件

模块三
眼科疾病患者的护理

【学习目标】

1. 掌握睑腺炎、沙眼、角膜炎、白内障、青光眼、葡萄膜炎、视网膜脱离、屈光不正、斜视、弱视、交感性眼炎、电光性眼炎等疾病的概念；掌握眼科常见疾病患者的临床表现及护理措施。

2. 熟悉眼科常见疾病患者的护理诊断、治疗原则及眼科急症的急救处理。

3. 了解眼科常见疾病的病因病机及专科新进展。

4. 能对眼科常见疾病患者实施常用护理操作、社区护理服务和疾病保健的卫生宣教。

眼科常见疾病包括眼各部非特异性炎症、青光眼、白内障、屈光不正、眼底病、眼外伤等。其中白内障、眼外伤、青光眼、角膜病仍为全球常见的致盲性眼病。加强眼科常见疾病、眼外伤的防治和护理工作对防盲治盲有重要意义。

项目一　眼睑及泪器疾病患者的护理

一、睑腺炎患者的护理

睑腺炎（hordeolum）是细菌侵入眼睑腺体的急性化脓性感染，又称麦粒肿。根据其感染腺体部位的不同，分为外睑腺炎（external hordeolum）与内睑腺炎（internal hordeolum）。感染发生于睫毛毛囊或其附属皮脂腺、汗腺者，称为外睑腺炎；睑板腺感染者，称为内睑腺炎。

【病因与发病机制】

大多数睑腺炎由葡萄球菌感染引起，其中以金黄色葡萄球菌最为常见。多见于儿童、糖尿病患者。

【临床表现】

1. 症状、体征　主要表现为患侧眼睑出现红、肿、热、痛等急性炎症表现，部分患者可伴有同侧耳前淋巴结肿大。如并发眼睑蜂窝织炎或败血症，可伴有发热、寒战、头痛等全身中毒症状。

（1）外睑腺炎　初起时炎症反应集中在睑缘睫毛根部，红肿范围较弥散，有硬结伴压痛，2～3 天后化脓，局部皮肤出现脓点，硬结软化，可自行破溃排脓，脓点常溃破于皮肤面。如感染部位靠近外眦，常引起眼睑及球结膜明显水肿。

（2）内睑腺炎　炎症局限于睑板腺内，眼睑红肿疼痛，肿胀局限于睑结膜面，有硬结，疼痛明显，病程较长，脓点常溃破于睑结膜面。

2. 并发症　眼睑蜂窝织炎、海绵窦脓毒血栓、全身化脓性感染。

3. 心理、社会状况　睑腺炎发病较快，患者常伴有疼痛且影响外观，易产生焦虑心理，由于缺少相关知识，在脓肿形成之时往往自行挤压而致严重后果。

【辅助检查】

分泌物送检做细菌培养，临床上很少选用。

【治疗原则】

早期局部热敷，应用抗生素眼药水或眼药膏；重症患者全身应用抗生素；脓肿形成后可切开排脓。

【护理诊断】

1. 疼痛　与眼睑腺体急性感染有关。

2. 体温升高　与全身化脓性感染有关。

3. 潜在并发症　眼睑蜂窝织炎、海绵窦脓毒血栓、全身化脓性感染。

4. 知识缺乏　缺乏对睑腺炎正确处理的知识。

【护理措施】

1. 指导患者早期局部热敷，每日 3～4 次，每次 10～15 分钟，有助于炎症消散，缓解疼痛。

2. 指导患者应用抗生素眼药水及眼药膏。重症患者遵医嘱全身应用广谱抗生素，并做脓液或血液细菌学培养及药敏试验，以选择敏感抗生素。

3. 脓肿形成未破溃者，应切开引流。外睑腺炎应在皮肤面与睑缘平行切开，使其与眼睑皮纹一致，以减少瘢痕形成；内睑腺炎则在睑结膜面与睑缘垂直切开，以免伤及睑板腺导管。脓肿尚未成熟时，不可过早切开及挤压，以免炎症扩散，引起败血症或海绵窦脓毒血栓，进而危及患者生命。

4. 营养不良患者、糖尿病患者应进行针对性治疗。儿童、年老体弱者应提高机体免疫力。

【健康教育】

1. 养成良好的卫生习惯，不用脏手或不洁手帕擦眼。

2. 向患者讲解相关睑腺炎知识，嘱患者脓肿未成熟前，切忌挤压或用针挑，以免引起颅内及全身感染等并发症。

二、睑板腺囊肿患者的护理

睑板腺囊肿（chalazion）通常称霰粒肿，是睑板腺及其周围组织特发性无菌性慢性肉芽肿性炎症。常见于青少年及中壮年，可单发亦可新旧交替发生，以上眼睑居多，可能与睑板腺分泌功能旺盛有关。

【病因与发病机制】

由于睑板腺分泌旺盛或上皮增生使排出口阻塞，腺体分泌物潴留在睑板内，对周围组织产生慢性刺激引起。

【临床表现】

1. 症状、体征　较小的囊肿可无自觉症状，外观可正常，常在体检时被发现。在眼睑皮下可触及大小不一的结节，无触痛，与皮肤不粘连，相应的睑结膜面呈紫红色充血。囊肿偶可自结膜面破溃，形成肉芽肿，加重摩擦感。较大的囊肿，可引起眼睑皮肤隆起。继发细菌感染时，临床表现与内睑腺炎相似。老年人睑板腺囊肿应警惕睑板腺癌的可能。

2. 心理、社会状况　本病易反复发作，因惧怕手术、对治疗缺乏信心而使患者出现焦虑心理。

【辅助检查】

对复发性或老年人睑板腺囊肿，应将切除标本送病理检查，以排除睑板腺癌的可能。

【治疗原则】

小而无症状的睑板腺囊肿无需治疗。较大者可手术刮除。

【护理诊断】

潜在并发症　有继发感染的危险。

【护理措施】

1. 病程短、小而无症状的睑板腺囊肿，一般不需治疗。

2. 稍大的睑板腺囊肿应遵医嘱局部热敷或行穿刺抽出内容物，用糖皮质激素、抗生素行囊肿腔内注射以促进其吸收。

3. 如继发感染，处理与内睑腺炎相同。

4. 大而有症状的睑板腺囊肿应行睑板腺囊肿刮除术。消毒麻醉后，用镊子夹住囊肿，翻转眼睑，在睑结膜面沿睑板腺走行方向垂直于睑缘做切口，刮净内容物并剪除囊壁。切口不需缝合，局部压迫 5 分钟，结膜囊涂抗生素眼药膏，用无菌眼垫包扎，隔日撤去，滴抗生素眼药水至反应消失。

5. 老年人的眼睑硬结，应与睑板腺癌相鉴别，术后应做病检，以排除睑板腺癌的可能。

【健康教育】

1. 对青少年睑板腺分泌旺盛者，应注意眼部卫生，及时清洁。

2. 老年患者、反复发作的睑板腺囊肿者应排除睑板腺癌。

三、慢性泪囊炎患者的护理

案例导入

患者，女，55 岁。右眼溢泪 2 年，反复眼红半年。查体：右内眦球结膜充血明显，泪小点位置正，无堵塞偏移，泪囊区皮肤隆起，压迫泪囊部有少许黄白色脓液自下泪点流出。

请思考：

1. 患者最有可能的临床诊断是什么？
2. 请制定出相应的护理措施。

泪囊炎（dacryocystitis）分为急性泪囊炎、慢性泪囊炎和新生儿泪囊炎。慢性泪囊炎（chronic dacryocystitis）是泪囊及鼻泪管的慢性炎症，为眼科常见疾病，多发生于中老年女性，单侧发病多见。急性泪囊炎（acute dacryocystitis）多在慢性泪囊炎基础上急性发作。本节主要阐述慢性泪囊炎。

【病因与发病机制】

鼻泪管狭窄或阻塞导致泪液在泪囊内潴留，合并细菌感染而形成慢性泪囊炎。致病菌以为肺炎链球菌和白色念珠菌多见。沙眼、泪道外伤、鼻炎、鼻中隔偏曲等疾病易引发本病。

【临床表现】

1. 症状、体征 主要症状为溢泪。检查可见内眦部皮肤潮红、糜烂和湿疹，结膜慢性充血，指压泪囊区有大量黏液或黏液脓性分泌物自泪点溢出。分泌物大量滞留时，泪囊扩张，可形成泪囊黏液性囊肿。自上、下泪点泪道冲洗时，冲洗液及脓液从下、上泪点反流。慢性泪囊炎时结膜囊经常处于被污染状态，成为眼部的一个感染病灶。一旦角膜外伤或内眼手术时，极易造成细菌性角膜溃疡或化脓性眼内炎。因此，应高度重视慢性泪囊炎对眼球构成的潜在威胁，尤其是内眼手术前，应该常规冲洗泪道，以排除慢性泪囊炎。

2. 并发症　角膜溃疡、化脓性眼内炎等。

3. 心理、社会状况　慢性泪囊炎不直接影响视力，部分患者不够重视，缺乏对其潜在危害的认识。

【辅助检查】

分泌物涂片染色可鉴定病原微生物；X 线泪道造影检查可了解泪囊的大小及阻塞部位。

【治疗原则】

应用抗生素眼药水控制感染；进行泪道冲洗；必要时行手术治疗。

【护理诊断】

1. 舒适改变　溢泪与鼻泪管阻塞有关。

2. 知识缺乏　缺乏慢性泪囊炎相关的防治知识及潜在危害的认识。

3. 疼痛　与在该病基础上出现急性泪囊炎有关。

4. 潜在并发症　角膜溃疡、眼内感染。

【护理措施】

1. 慢性泪囊炎早期，指导患者正确使用抗生素眼药水，每日 4～6 次，用药前先挤出泪囊内分泌物。

2. 应用生理盐水加抗生素进行泪道冲洗，冲至无脓液为止，每日 1 次或隔日 1 次。

3. 做好泪囊鼻腔吻合术、泪囊摘除术或鼻内镜下鼻腔泪囊造口术的围术期护理：

（1）向患者解释手术目的、方式，消除其紧张、恐惧心理。

（2）术前 3 天应用抗生素液冲洗泪道，术前当天冲洗鼻腔，用 1% 麻黄碱滴鼻以收敛鼻腔黏膜，有利于引流。

（3）术后半卧位，有利于伤口积血的引流，减少出血。切口加压包扎 2 天，观察伤口渗血情况，嘱其出血勿咽下。出血量较多时可行面颊部冷敷。手术当天勿进过热食物。

（4）注意鼻腔填塞物和引流管的正确位置，嘱患者勿牵拉填塞物及用力擤鼻。

（5）术后第三天开始连续进行泪道冲洗，保持泪道通畅。

（6）术后 7 天拆除皮肤缝线，同时拔去引流管，嘱患者定期复查。

【健康教育】

1. 提高患者对疾病的认识，及早治疗沙眼、睑缘炎、睑内翻、慢性鼻炎、鼻中隔偏曲等疾病，预防慢性泪囊炎的发生。

2. 积极治疗慢性泪囊炎，预防角膜炎和眼内感染等并发症的发生。

复习思考

一、单选题

1. 睑腺炎最常见的致病菌是（　　）

A. 链球菌　　B. 金黄色葡萄球菌　　C. 大肠杆菌

D. 绿脓杆菌　　E. 真菌

2. 睑板腺囊肿的病因是（　　）

A. 细菌感染　　B. 真菌感染

C. 睑板腺分泌过于旺盛　　D. 睑板腺出口阻塞

E. 睑板腺变性

3. 老年人睑板腺囊肿术后复发，首先应排除（　　）

A. 手术未切除干净　　B. 瘢痕组织增生

C. 睑板腺癌的可能　　D. 继发感染

E. 正常现象

4. 外睑腺炎切开部位及方向是（　　）

A. 皮肤面，与睑缘垂直

B. 皮肤面，与睑缘平行

C. 睑结膜面，与睑缘垂直

D. 睑结膜面，与睑缘平行

E. 以上均不是

5. 睑板腺囊肿刮除术，切口应在（　　）

A. 皮肤面，与睑缘垂直

B. 皮肤面，与睑缘平行

C. 睑结膜面，与睑缘垂直

D. 睑结膜面，与睑缘平行

E. 以上均不是

6. 哪项体征不为睑腺炎所具有（　　）

A. 睑结膜面形成肉芽肿　　B. 红肿　　C. 压痛

D. 可出现脓点　　E. 炎症可向颅内扩散

7. 关于睑板腺囊肿，错误的说法是（　　）

A. 俗名霰粒肿　　B. 无明显症状　　C. 应尽早切除

D. 慢性肉芽肿增生　　E. 以上均不是

8. 对眼球存在潜在威胁的眼病是（　　）

A. 外睑腺炎　　B. 睑板腺囊肿　　C. 内睑腺炎

D. 慢性泪囊炎　　E. 以上均不是

9. 对睑腺炎的护理应特别注意的是（　　）

A. 热敷　　B. 涂眼药膏　　C. 滴眼药水

D. 全身应用抗生素　　E. 切忌挤压或用针挑

10. 慢性泪囊炎最常见的致病菌是（　　）

A. 肺炎链球菌　　B. 大肠杆菌　　C. 变形杆菌

D. 脑膜炎双球菌　　E. 绿脓杆菌

11. 慢性泪囊炎常见于（　　）

A. 婴幼儿　　B. 青少年　　C. 中老年女性

D. 中老年男性　　E. 青年女性

12. 慢性泪囊炎常见于中老年女性的原因是（　　）

A. 女性爱哭　　B. 与月经有关

C. 女性鼻泪管较细长　　D. 女性免疫力较弱

E. 女性眼轮匝肌较松弛

13. 慢性泪囊炎从下泪点作泪道冲洗（　　）

A. 液体从鼻腔流出

B. 液体从下泪点流出

C. 液体从上泪点流出并伴脓液

D. 液体从原泪点流出

E. 以上均有可能

14. 慢性泪囊炎最常见的有效治疗是（　　）

A. 泪道置管术　　B. 泪道探通术　　C. 泪道激光术

D. 鼻腔泪囊吻合术　　E. 泪囊摘除术

二、简答题

1. 简述睑腺炎成熟后切开排脓的注意事项。

2. 为什么内眼手术前要常规冲洗泪道？

项目二　结膜疾病患者的护理

结膜大部分暴露于外界环境中，容易受到各种病原微生物的侵袭及物理、化学因素的刺激。正常情况下结膜组织具有一定的防御能力，当全身或局部的防御能力减弱或致病因素过强时，结膜组织将发生急性或慢性的炎症，统称为结膜炎（conjunctivitis）。结膜炎是最常见的眼病之一，细菌和病毒感染引起的结膜炎最常见。

一、急性细菌性结膜炎患者的护理

案例导入

患者，男，15 岁。诉右眼红、异物感、痒 2 天，近期班级有个别同学有类似现象。检查：右眼结膜充血肿胀，上睑结膜有少量乳头存在，结膜囊有稀薄脓性分泌物，角膜透明，耳前淋巴结无肿大。

请思考：

（1）患者最有可能的临床诊断是什么?

（2）请制定出相应的护理措施。

急性细菌性结膜炎（acute bacterial conjunctivitis）为细菌感染引起的急性结膜炎症的总称，具有传染性及流行性。临床上常见的有超急性细菌性结膜炎、急性或亚急性细菌性结膜炎。

【病因与发病机制】

1. 超急性细菌性结膜炎（淋球菌性结膜炎）　由淋球菌或脑膜炎球菌引起，是一种传染性极强、破坏力很大的超急性细菌性结膜炎。新生儿多由患有淋球菌性阴道炎的母体产道感染。成人主要是通过生殖器－眼接触传播而感染。

2. 急性或亚急性细菌性结膜炎　又称“急性卡他性结膜炎”，俗称“红眼病”。多见于春秋季节，传染性强。常见致病菌有肺炎链球菌、金黄色葡萄球菌、流感嗜血杆菌等。肺炎链球菌引起的结膜炎有自限性。

【临床表现】

1. 症状、体征

（1）超急性细菌性结膜炎　新生儿常于出生后 2～5 天发病，双眼同时受累。表现为眼睑、结膜高度水肿，重者球结膜可突出于睑裂外，可有假膜形成。早期分泌物为浆液性，后转为脓性，不断从睑裂溢出，故称“脓漏眼”。严重病例可并发角膜溃疡、穿孔、眼内炎。患者常伴有耳前淋巴结肿大。成人者潜伏期为10小时至2~3天不等，症状较小儿略轻。

（2）急性或亚急性细菌性结膜炎　潜伏期为1~3天，双眼同时发病或先后发病。发病3~4天后炎症最重，以后逐渐减轻，病程一般少于3周。患者自觉有明显的灼热感、异物感，或伴畏光流泪。视力一般不受影响。检查见眼睑肿胀，显著的结膜充血，严重者可有结膜下出血，眼部有较多的黏脓性分泌物，早晨醒来时上、下睑睫毛常粘在一起，造成睁眼困难。部分患者可在睑结膜面出现假膜。

2. 并发症　超急性细菌性结膜炎可并发角膜溃疡、穿孔、眼内炎。

3. 心理、社会状况　急性细菌性结膜炎起病急，多数患者因结膜高度充血、分泌物多等而产生焦虑；缺乏传染性结膜炎相关的防治知识，患病期间易造成家庭成员或群体性传染。在患者被实施接触性隔离时，更容易产生孤独心理。

【辅助检查】

结膜刮片、分泌物涂片可发现相应的病原体，必要时可做细菌培养及药敏试验。

【治疗原则】

冲洗结膜囊；局部或全身应用抗生素；避免接触传染。

【护理诊断】

1. 疼痛　眼痛，与结膜炎累及角膜有关。

2. 分泌物增多　与结膜急性炎症有关。

3. 结膜充血水肿　与结膜急性炎症血管扩张有关。

4. 潜在并发症　角膜炎症、溃疡和穿孔，与淋球菌感染有关。

5. 知识缺乏　缺乏相关传染性结膜炎的防治知识。

【护理措施】

1. 常用生理盐水或3%硼酸溶液进行结膜囊冲洗。淋球菌性结膜炎选用1：5000单位的青霉素溶液。注意冲洗时使患者取患侧卧位，勿将冲洗液溅入健眼；冲洗时动作要轻，以免损伤角膜；如有假膜形成，应先除去假膜再进行冲洗。

2. 遵医嘱留取结膜分泌物做细菌培养及药物敏感试验。

3. 遵医嘱选用敏感抗生素眼药水2~3种频繁交替点眼，每1~2小时一次，睡前涂眼药膏。常用药物有0.25%氯霉素、0.1%利福平、0.3%氧氟沙星眼药水、0.5%金霉素、0.5%红霉素眼膏等。淋球菌性结膜炎局部和全身并用大剂量青霉素、头孢曲松钠（菌必治）或阿奇霉素等。

4. 严禁包扎患眼，因包盖患眼，分泌物不易排出，并使眼部温度升高，更有利于细菌繁殖，加剧炎症。可局部冷敷或配戴墨镜以减少光线刺激，健眼可用眼罩保护。

【健康教育】

1. 急性期患者应隔离，避免传染，防止流行。勿出入游泳池及公共场所，以免引起流行。

2. 做好消毒隔离，被患眼分泌物污染的医疗器皿应严格消毒，医护人员接触患者前后均应洗手消毒，避免交叉感染。一眼患病时应防止另眼感染。

3. 注意个人卫生，勿用脏手揉眼，不共用洗脸用具。淋球菌性尿道炎患者，便后应立即洗手。

4. 新生儿出生后常规立即用1%的硝酸银滴眼剂或涂0.5%的四环素眼膏，以预防新生儿淋球菌性结膜炎和衣原体性结膜炎。

二、病毒性结膜炎患者的护理

病毒性结膜炎（viral conjunctivitis）是由病毒引起的一种常见的急性传染性眼病，传染力强，可散发，也可造成广泛暴发流行。包括流行性角结膜炎、流行性出血性结膜炎、单纯疱疹性结膜炎、新城鸡瘟结膜炎。临床上以流行性角结膜炎、流行性出血性结膜炎最常见。

【病因与发病机制】

1. 流行性角结膜炎　由腺病毒8型、19型、29型和37型引起，其中8型多见，是一种传染性强、发病急剧的眼病。

2. 流行性出血性结膜炎　由70型肠道病毒引起。传染性极强，可大面积迅速流行，有自限性。

【临床表现】

1. 症状、体征

（1）流行性角结膜炎　潜伏期多为5~7天，常双眼先后发病，一般持续7~15天左右。自觉异物感，疼痛、畏光和流泪，分泌物呈水样，眼睑水肿，结膜重度充血或混合充血，睑结膜滤泡增生。部分患者可伴有耳前淋巴结肿大、压痛，甚至出现发热、咽部疼痛等上呼吸道感染症状。流行性角结膜炎的角膜常有浅层点状浸润，需数月或更长时间才能消失。

（2）流行性出血性结膜炎　潜伏期短，多为18~48小时，病程5~7天，本病传染性极强，是一种暴发流行的自限性眼部传染病。自觉眼痛、畏光、流泪等。眼睑水肿，结膜充血水肿，点片状球结膜下出血是本病的重要特点，多数患者有滤泡形成，分泌物呈水样，伴有耳前淋巴结肿大。

2. 心理、社会状况　多数患者因结膜高度充血、分泌物多、结膜出血等而产生焦虑；

因缺乏传染性结膜炎相关的防治知识，患病期间易造成家庭成员或群体性传染。在患者被实施接触性隔离时，更容易产生孤独心理。

【辅助检查】

结膜刮片可见单核细胞增多，培养可分离出病毒。

【治疗原则】

以局部抗病毒治疗为主，避免接触传染。

【护理诊断】

1. 疼痛 与病毒侵犯角膜有关。

2. 眼睑及结膜充血水肿 与病毒感染有关。

3. 知识缺乏 缺乏有关的结膜炎防治知识。

【护理措施】

1. 生理盐水冲洗结膜囊，局部冷敷和使用血管收缩剂可缓解症状。

2. 遵医嘱选用抗病毒药物滴眼：如0.1%阿昔洛韦、干扰素滴眼剂、0.15%更昔洛韦等，每小时滴眼1次；合并细菌感染者，加用抗生素眼药水；角膜基质浸润者可考虑使用糖皮质激素，但应掌握使用时间和频度。角膜上皮病变者可选择人工泪液及促进上皮细胞修复的药物。

3. 一旦发现本病，应及时按丙类传染病的要求，向当地疾病预防控制中心报告。

4. 其他措施参照急性细菌性结膜炎。

【健康教育】

参照急性细菌性结膜炎。

三、沙眼患者的护理

衣原体性结膜炎包括沙眼、包涵体性结膜炎和性病肉芽肿性结膜炎三种。其中沙眼较常见，本节主要阐述沙眼。沙眼（trachoma）是由沙眼衣原体所致的慢性传染性结膜角膜炎，是致盲性眼病之一。因其在睑结膜面形成粗糙不平的沙粒样外观，故称为沙眼。

【病因与发病机制】

沙眼是由A、B、C或Ba抗原型沙眼衣原体感染结膜、角膜所致。衣原体寄生于细胞内，并形成包涵体，或附于分泌物中，通过直接接触分泌物或污染物而传播。沙眼衣原体耐寒怕热，对紫外线和肥皂水不敏感。-50℃以下尚能存活，70℃以上的温度、75%酒精、0.1%福尔马林或1%的苯酚能很快将其杀灭。1955年，我国学者汤飞凡和张晓楼首次成功地分离培养出沙眼衣原体。其发病率和严重程度与居住条件及个人卫生习惯密切相关。

【临床表现】

1. 症状　其潜伏期为5～14天，幼儿症状隐匿，可自行缓解，成人呈急性或亚急性经过，1～2个月后转入慢性期，反复感染，病程可迁延数十年。轻者症状不明显，急性沙眼或病情重者可出现异物感，畏光流泪或黏脓性分泌物。晚期发生并发症时，可严重影响视力，甚至致盲。

2. 体征　急性期在上睑和上穹隆部结膜出现血管模糊充血、乳头（细小红色突起，呈天鹅绒样外观，中央有血管，呈轮辐状散开）增生、滤泡（淋巴细胞反应引起的，大小不等、排列不齐的黄白色半透明小泡）形成等活动性病变。角膜可出现血管翳，角膜缘滤泡发生瘢痕化改变，称为Herbet小凹。慢性期乳头、滤泡破坏后，留下灰白色瘢痕，表示沙眼进入退行性病变阶段。

3. 分期与诊断　1979年，我国制定了沙眼的分期方法：

Ⅰ期（进行期）：上穹隆和上睑结膜血管模糊充血，上睑结膜乳头与滤泡并存，有角膜血管翳。

Ⅱ期（退行期）：除活动期病变外，兼有瘢痕形成。

Ⅲ期（完全瘢痕期）：活动性病变完全被瘢痕取代，无传染性。

WHO则要求诊断沙眼时至少符合下述标准中的两条：①上睑结膜5个以上滤泡；②典型的睑结膜瘢痕；③角膜缘滤泡或Herbet小凹；④广泛的角膜血管翳。

4. 并发症　重症沙眼可引起严重的并发症和后遗症而致盲。如睑内翻、倒睫、上睑下垂、睑球粘连、慢性泪囊炎、眼干燥症、角膜混浊等。

5. 心理、社会状况　沙眼患者的心理比较复杂，有些患者因症状不明显而不予重视，有些患者认为病程长、易复发而失去治疗信心。

【辅助检查】

结膜刮片检查可找到包涵体；荧光抗体染色法或酶联免疫法可测定沙眼衣原体。

【治疗原则】

以局部应用抗生素眼药水为主；急性沙眼或重症患者，全身应用抗生素；严重并发症及后遗症者，可选择手术治疗。

【护理诊断】

1. 舒适改变　眼部刺激症状与其感染程度有关。

2. 潜在并发症　睑内翻、倒睫、上睑下垂、睑球粘连、慢性泪囊炎、眼干燥症、角膜混浊。

3. 知识缺乏　缺乏相关的沙眼防治知识。

【护理措施】

1. 局部用药 常用0.1%利福平、0.1%酞丁安或0.5%新霉素滴眼液等滴眼，4次/日，晚上用红霉素眼膏涂眼，疗程至少10～12周，严重者需用药半年以上。

2. 全身用药 急性沙眼或重症沙眼，可口服强力霉素（多西环素）、阿奇霉素、螺旋霉素、红霉素等，但应注意药物副作用。

3. 机械疗法 乳头、滤泡较多者可协助医生进行乳头摩擦术或滤泡压榨术。

4. 后遗症及并发症治疗 如电解倒睫术、睑内翻矫正术、角膜移植术等参照眼部手术护理常规，并向患者解释手术过程、方法及注意事项，消除患者的紧张心理，使其积极配合治疗。

【健康教育】

1. 加强卫生宣教，注意环境卫生及个人卫生，提倡一人一盆一巾，不用脏手和不洁物擦眼。

2. 患眼分泌物接触过的物品应洗净、煮沸或用75%酒精消毒。同时加强对服务行业的卫生监督管理，以防止交叉感染。

3. 改善患者的生活环境，积极治疗现症患者，以控制传染源。

四、翼状胬肉患者的护理

翼状胬肉（pterygium）是一种向角膜表面生长的与结膜相连的纤维血管样组织，形如昆虫翅翼。常双眼患病，鼻侧多见。地球赤道部和户外工作的人群（如渔民、农民）发病率较高。

【病因与发病机制】

病因尚不十分明确，流行病学显示与两个因素有密切关系：一是居住地的地理位置；二是暴露于日光及风沙下的时间，如长期经日光中的紫外线照射可引起结膜组织发生变性、增生。另外，遗传也是不可忽视的因素。

【临床表现】

1. 症状、体征 一般无自觉症状，或仅有轻度异物感，侵及角膜瞳孔区时则可引起视力下降。多发生于鼻侧睑裂部球结膜上，指向角膜上的三角形尖端为头部，角膜缘处为颈部，覆盖在球结膜上的为体部。进行性翼状胬肉发展快，组织充血肥厚，其头部前方角膜呈灰白色浸润。静止性胬肉则无明显充血，组织菲薄，光滑，头部前方角膜透明，一般不发展或发展很慢。

2. 心理、社会状况 翼状胬肉影响美观，并可引起视力下降，影响工作和生活，而且易复发，易使患者失去治疗信心。

【治疗原则】

小而静止的胬肉不需治疗；如胬肉侵袭瞳孔区影响视力或影响美观者，可进行手术治疗。手术方式有单纯胬肉切除术、胬肉切除联合球结膜瓣转移或羊膜移植术等。

【护理诊断】

1. 感知紊乱　视力障碍，与胬肉遮盖瞳孔有关。

2. 自我形象紊乱　与胬肉长在睑裂部影响美容有关。

3. 知识缺乏　与缺乏翼状赘肉知识有关。

【护理措施】

1. 小而静止性的胬肉一般不需手术，但应减少局部刺激，防止其发展，做好病情解释，嘱患者定期复诊。

2. 手术治疗的患者，术前向患者介绍手术过程和配合方法，消除其紧张心理。术中应彻底清除胬肉组织，术后辅以 β 射线照射治疗，或局部加用丝裂霉素，可减少术后复发。

【健康教育】

1. 指导患者尽量避免接触相关致病因素，户外活动时，可戴防护眼镜，减少风沙、紫外线等对眼部的刺激，积极治疗眼部慢性炎症。

2. 已行手术的患者应注意眼部卫生，定期复查，观察有无胬肉复发。

复习思考

一、单选题

1. 急性细菌性结膜炎所表现的充血是（　　）

A. 睫状充血　B. 结膜充血　C. 混合充血　D. 局限性充血　E. 以上均不是

2. 沙眼退行性病变的特征是（　）

A. 滤泡增生　B. 乳头肥大　C. 血管模糊　D. 瘢痕形成　E. 以上均不是

3. 不属于急性卡他性结膜炎的症状体征的是（　　）

A. 异物感　B. 视力下降　C. 灼热感

D. 结膜充血　E. 黏脓性分泌物

4. 以下急性细菌性结膜炎的护理措施，哪项是错误的（　　）

A. 热敷，包盖　B. 频滴抗生素眼药水

C. 涂眼膏　D. 冲洗

E. 做好消毒隔离

5. 超急性细菌性结膜炎最常见的病因是（　　）

A. 淋球菌　B. 绿脓杆菌

C. 金黄色葡萄球菌　D. 肺炎链球菌

E. 链球菌

6. 淋球菌性结膜炎的潜伏期为（　　）

A. 数小时　B. 24 小时内　C. 2 ~ 3 天　D. 1 周　E. 1 月

7. 有“脓漏眼”之称的是（　　）

A. 成人淋球菌性结膜炎　B. 新生儿淋球菌性结膜炎

C. 成人脑膜炎球菌性结膜炎　D. 新生儿脑膜炎球菌性结膜炎

E. 各类型的急性结膜炎

8. 超急性细菌性结膜炎的治疗应首选（　　）

A. 青霉素滴眼液滴眼

B. 青霉素全身治疗

C. 利福平滴眼液滴眼

D. 四环素全身治疗

E. 青霉素局部和全身治疗同时进行

9. 翼状胬肉如果侵入瞳孔区影响视力，则首选治疗方法是（　　）

A. 丝裂霉素　B. β 射线照射　C. 手术治疗　D. 配戴眼镜　E. 以上都对

10. 治疗沙眼效果较好的药物是（　　）

A. 青霉素滴眼液　B. 利福平滴眼液

C. 氧氟沙星滴眼液　D. 庆大霉素滴眼液

E. 氯霉素滴眼液

11. 新生儿出生时眼部点用抗生素眼药水或眼药膏是为了预防（　　）

A. 新生儿急性泪囊炎

B. 新生儿淋球菌性结膜炎和衣原体性结膜炎

C. 新生儿白喉杆菌性结膜炎

D. 新生儿脑膜炎球菌性结膜炎

E. 各类型的急性结膜炎

二、简答题

1. 如何预防沙眼？

2. 急性细菌性结膜炎患者的护理诊断可有哪些？

项目三　角膜疾病患者的护理

感染性角膜炎是临床上最常见的角膜病，为我国主要的致盲眼病之一。炎症反应可使角膜发生浸润、溃疡，愈合后可导致角膜瘢痕性混浊而影响视力。根据病因可分为感染性角膜炎、免疫性角膜炎、营养不良性角膜炎、神经麻痹性角膜炎和暴露性角膜炎，其中感染性角膜炎最为多见，其常见的有细菌性角膜炎、真菌性角膜炎、单纯疱疹病毒性角膜炎等。

一、细菌性角膜炎患者的护理

案例导入

患者，男，42 岁。因取出左眼角膜铁屑异物 2 天后出现眼痛伴视力下降。检查：视力左眼手动，左眼结膜混合性充血，结膜囊可见黄绿色脓液，角膜中央可见一直径约 5mm 的圆形溃疡灶，边缘呈灰白色浓密浸润，溃疡表面有大量黏稠分泌物附着，前房可见约 2mm 积脓。

请思考：

1. 患者最有可能的临床诊断是什么？
2. 请制定出相应的护理措施。

细菌性角膜炎（bacterial keratitis）为细菌感染角膜所致的化脓性炎症，又称为细菌性角膜溃疡。该病起病急，发展迅速，如不及时控制，将发生角膜穿孔，甚至眼内感染，最终导致眼球萎缩等严重并发症。

【病因与发病机制】

常见致病菌有葡萄球菌、铜绿假单胞菌、肺炎链球菌、肠道杆菌等。常为角膜外伤引起，慢性泪囊炎、干眼症、戴角膜接触镜、长期使用糖皮质激素和免疫抑制剂、糖尿病、营养不良等因素均可造成角膜对细菌的易感性增加。

【临床表现】

1. 症状、体征

(1) 革兰氏阳性菌（G+）感染所致角膜炎　以葡萄球菌和肺炎链球菌感染为典型，发病急，常在角膜外伤后 24～48 小时内发病。患者有明显的眼痛、畏光、流泪、眼睑痉挛、异物感、视力下降等症状，球结膜睫状充血或混合充血。早期角膜病变部位出现圆形或椭圆形局灶性脓肿，周围有灰白色或黄白色浸润区，边界清晰，呈匐行状向中央发展。

毒素渗入前房导致虹膜睫状体炎时，形成大量黄白色前房积脓，可导致角膜穿孔。

（2）革兰氏阴性菌（G－）感染所致角膜炎　典型代表为铜绿假单胞菌性角膜炎，起病急，进展迅速，角膜损伤后24小时内即可发病。患者眼痛明显，严重睫状充血或混合充血，角膜大面积浸润很快发展成溃疡，表面附着有黄绿色黏稠分泌物，并有严重的前房积脓。可在数小时或1～2天内破坏整个角膜甚至穿孔，眼球内容物脱出或全眼球炎。

2. 并发症　角膜溃疡穿孔、眼内炎。

3. 心理、社会状况　了解患者对细菌性角膜炎的认知程度，有无紧张、焦虑、悲哀的心理表现；了解疾病对患者的工作、学习和生活的影响状况。

【辅助检查】

角膜溃疡刮片镜检和细菌培养可发现致病菌。

【治疗原则】

积极控制感染，减轻炎症反应，促进溃疡愈合，减少瘢痕形成。经药物治疗如无明显疗效，有角膜穿孔危险者，应及早选择角膜移植等手术。

【护理诊断】

1. 疼痛　眼痛，与角膜炎症刺激有关。

2. 感知改变　视力下降，与角膜溃疡有关。

3. 潜在并发症　角膜溃疡穿孔、眼内炎。

4. 知识缺乏　缺乏防治细菌性角膜炎的相关知识。

【护理措施】

1. 遵医嘱积极抗感染　急性期选用高浓度抗生素眼药水频繁滴眼，5分钟1次，病情控制后30分钟一次。在细菌培养、药物敏感试验报告出来之前，常选用0.3%氧氟沙星、0.3%妥布霉素等滴眼液。睡前涂眼膏。严重病例行结膜下注射或全身应用抗生素。革兰氏阳性菌感染者选用头孢唑林钠、万古霉素；革兰氏阴性菌感染者选用妥布霉素、头孢他啶、多黏菌素B、喹诺酮类等药物治疗。

2. 散瞳　并发虹膜睫状体炎者，应予以1%阿托品滴眼液或眼膏散瞳，减轻疼痛及防止虹膜后粘连。对于角膜有穿孔危险者，则不宜散瞳。

3. 辅助治疗　局部应用胶原酶抑制剂，如谷胱甘肽、半胱氨酸等，可减轻角膜溃疡的发展。口服大量维生素C、维生素B可促进溃疡愈合。局部热敷、眼垫包盖，有助于炎症吸收及保护溃疡面。

4. 严密观察患者，如角膜刺激征、病灶分泌物、结膜充血、视力及角膜有无穿孔等情况，如出现异常，立即通知医生并协助处理。

5. 严格执行消毒隔离制度，所用药品应固定专人专眼专用，器械用后消毒，敷料焚毁，检查治疗前后泡手等，避免交叉感染。

6. 预防角膜穿孔的护理

（1）滴眼药时动作应轻柔，勿压迫眼球。

（2）告知患者勿用力大便、咳嗽和打喷嚏，避免增加腹压。

（3）深层角膜溃疡，后弹力层膨出者，采用绷带加压包扎，必要时应用降眼压药物。（4）可用眼罩保护患眼，避免受到撞击。

7. 治疗性角膜移植 药物治疗无效，接近或已经穿孔，眼球内容物脱出等，可考虑施行治疗性角膜移植。做好手术前后护理。

【健康教育】

1. 预防角膜外伤，积极治疗慢性泪囊炎等易感疾病，角膜异物剔除时应严格执行无菌操作。

2. 角膜炎症时配戴有色眼镜，避免强光刺激。

3. 严格管理1%荧光素钠及0.5%丁卡因，每周定期消毒一次，避免污染。

4. 戴角膜接触镜者，应注意卫生，操作应轻柔，避免划伤角膜而导致感染。

二、真菌性角膜炎患者的护理

真菌性角膜炎（fungal keratitis）是由致病真菌引起的致盲率极高的感染性角膜病变。近年来，随着广谱抗生素和糖皮质激素的广泛应用，其发病率呈升高趋势。

【病因与发病机制】

多有植物性角膜外伤史，也可见于长期应用广谱抗生素、糖皮质激素者和机体抵抗力下降者。常见的致病菌有镰刀菌、曲霉菌，其他还有念珠菌、酵母菌等。

【临床表现】

1. 症状、体征 起病缓慢，病程长，刺激症状较轻，伴视力下降。体征较重，眼部充血明显。角膜病灶因致病菌不同，其形态亦不同，呈灰白色或黄白色，外观粗糙而隆起，似牙膏样或苔垢样。因角膜胶原溶解，病灶周围出现浅沟。有时可见伪足或卫星灶。常有黏稠的前房积脓。由于真菌穿透力强，易发生真菌性眼内炎。

2. 并发症 角膜穿孔、眼内炎。

3. 心理、社会状况 真菌性角膜炎病程长，患者易产生焦虑、抑郁等心理，应评估患者的心理状况和对疾病的认知程度。

【辅助检查】

角膜溃疡刮片可发现真菌菌丝；真菌培养；PCR技术用于真菌诊断具有高敏感性；共焦显微镜可直接发现病原微生物。

【治疗原则】

以抗真菌药物治疗为主，本病禁用糖皮质激素。

【护理诊断】

1. 疼痛　眼痛，与角膜炎症刺激有关。

2. 感知改变　视力下降，与角膜溃疡有关。

3. 潜在并发症　角膜溃疡穿孔、眼内炎。

4. 知识缺乏　缺乏防治真菌性角膜炎的相关知识。

【护理措施】

1. 遵医嘱正确应用抗真菌药物　常用药物有0.25%两性霉素B、0.5%咪康唑、2.5%那他霉素滴眼液，每0.5～1小时滴眼一次，睡前涂克霉唑眼膏。病情严重者可行结膜下注射咪康唑或两性霉素B，每日或隔日1次，或静脉滴注咪康唑。抗真菌药物联合应用有协同作用，亦可减少药量和降低毒副作用。注意观察药物副作用，如有无出现结膜出血、水肿，点状角膜上皮剥脱等。临床治愈后仍要坚持用药1～2周，以防复发。

2. 其他护理措施参考细菌性角膜炎。

【健康教育】

1. 防止角膜外伤，尤其是农田外伤，亦应警惕戴角膜接触镜造成的损伤。

2. 避免滥用抗生素和激素，如果需要使用时应注意有无真菌性角膜炎的发生。

三、单纯疱疹病毒性角膜炎患者的护理

单纯疱疹病毒性角膜炎（herpes simplex virus keratitis）是由单纯疱疹病毒感染引起的角膜炎症，为最常见的感染性角膜病，也是致盲性角膜病最主要的原因。其特点是反复发作，多次发作使角膜浑浊且逐次加重。多发生于上呼吸道感染或发热性疾病之后。

【病因与发病机制】

常由主要Ⅰ型疱疹病毒引起，少数由Ⅱ型引起。原发感染常发生于幼儿，表现为唇部、皮肤疱疹，眼部受累表现为急性滤泡性结膜炎。常伴全身症状及耳前淋巴结肿大。单纯疱疹病毒感染三叉神经末梢和三叉神经支配的区域（头、面部皮肤和黏膜），并在三叉神经节内及角膜组织中潜伏，当感冒发热，使用糖皮质激素、免疫抑制剂等使机体抵抗力降低时，病毒被激活，沿三叉神经逆行至角膜组织，引起单纯疱疹病毒复发感染，致角膜混浊加重而导致失明。

【临床表现】

1. 症状、体征

（1）原发单纯疱疹病毒感染　常见于幼儿，有全身症状，眼部表现为急性滤泡性膜炎

或假膜性结膜炎、眼睑皮肤疱疹、点状或树枝状角膜炎等。

(2) 复发单纯疱疹病毒感染　主要见于成年人，常因发热、疲劳、饮酒、紫外线照射、角膜外伤和免疫缺陷性疾病等引起角膜感染复发，多为单侧。

1) 树枝状角膜炎　是单纯疱疹病毒角膜炎最常见的类型。患眼可有轻微眼痛、畏光流泪，初起角膜上皮呈灰白色小点状浸润，排列成行或成簇，继而形成小水泡，破裂并相互融合形成树枝状表浅溃疡，称为树枝状角膜炎。2%荧光素染色，呈树枝状淡绿色着色。

2) 地图状角膜炎　随着病情进展，炎症逐渐向角膜病灶四周和基质层扩展，形成不规则的、形如地图的角膜溃疡，称为地图状角膜溃疡。多数角膜上皮炎症 3 周左右可愈合。

3) 盘状角膜炎　角膜中央基质呈灰白色盘状水肿，后弹力层皱褶，伴发虹膜睫状体炎时，在水肿区角膜内皮面出现沉积物（KP）。

4) 坏死性角膜基质炎　角膜基质层内出现单个或多个黄白色浸润灶，溃疡甚至穿孔，常伴有基质层新生血管及瘢痕。

2. 心理、社会状况　单纯疱疹病毒性角膜炎反复发作，病程较长，严重影响视功能，患者易出现烦躁及悲观等心理，应予以评估。此外，还应评估家庭成员、亲属、朋友等对患者所患疾病的认知程度。

【辅助检查】

角膜上皮刮片检查可见多核巨细胞；角膜病灶分离培养可发现单纯疱疹病毒；酶联免疫法可发现病毒抗原；PCR 技术可检测角膜、房水、玻璃体及泪液中的病毒 DNA 等，有助于病原学诊断。

【治疗原则】

抑制病毒复制，减轻炎症反应引起的角膜损害。树枝状角膜炎、地图状角膜炎禁用糖皮质激素。必要时行治疗性穿透性角膜移植。预防复发。

【护理诊断】

1. 疼痛　眼痛，与角膜炎症反应有关。

2. 感知改变　视力下降，与角膜混浊程度有关。

3. 焦虑　与疾病反复发作、病程持续时间较长有关。

4. 潜在并发症　角膜穿孔、虹膜睫状体炎、青光眼。

5. 知识缺乏　缺乏单纯疱疹病毒性角膜炎的防护知识。

【护理措施】

1. 遵医嘱应用抗病毒药物常用 0.1% 阿昔洛韦、0.05% 安西他滨、0.1% 碘苷等滴眼液，1% ~3% 阿昔洛韦、0.05% 安西他滨等眼膏。急性期每 1 ~2 小时滴眼一次，睡前涂眼药膏，并注意药物副作用，如有无点状角膜上皮病变和基质水肿。严重感染者，需口服阿昔洛韦，注意定期检查肝、肾功能。抗病毒眼药水应用到炎症消退后数周，同时加用抗生素眼药水，防止细菌性结膜炎的发生。

2. 盘状角膜炎使用糖皮质激素眼药水者，需配合使用抗病毒药物。停药时，应逐渐减量，注意激素引起的并发症，如细菌、真菌的继发感染，角膜溶解和青光眼等。

3. 散瞳、角膜移植术等护理参照急性细菌性角膜炎。

4. 口服维生素和高蛋白饮食，进行营养支持治疗。

【健康教育】

1. 注意休息，避免疲劳和精神过度紧张，增强体质，预防感冒，防止复发。

2. 合理饮食，避免刺激性食物和饮酒。

3. 应用散瞳剂的患者，外出可戴有色眼镜，以减少光线刺激。

4. 使用糖皮质激素眼药水者，应按医嘱及时用药，停用时要逐渐减量，不能随意增量或减量，并告知其副作用。

5. 此病有复发的可能，指导患者坚持用药，定期复查，如有眼痛、畏光流泪等不适时，应马上就诊。

复习思考

一、单选题

1. 哪一种角膜溃疡的病情发展最凶猛（　　）

A. 匐行性角膜溃疡　B. 铜绿假单胞菌性角膜溃疡

C. 真菌性角膜溃疡　D. 病毒性角膜溃疡

E. 蚕食性角膜溃疡

2. 单纯疱疹病毒性角膜炎的最常见类型是（　　）

A. 树枝状角膜炎　B. 地图状角膜炎　C. 盘状角膜炎

D. 坏死性角膜基质炎　E. 树枝状角膜炎和地图状角膜炎

3. 铜绿假单胞菌性角膜炎首选的抗生素是（　　）

A. 两性霉素　B. 青霉素　C. 安西他滨　D. 多黏菌素　E. 甲硝唑

4. 治疗真菌性角膜炎的最主要药物是（　　）

A. 庆大霉素滴眼液　B. 氧氟沙星滴眼液

C. 链霉素滴眼液　D. 两性霉素滴眼液

E. 氯霉素滴眼液

5. 细菌性角膜溃疡的危险性在于（　　）

A. 前房积脓　　B. 角膜穿孔　　C. 眼痛　　D. 角膜薄翳　　E. 以上均不是

6. 角膜溃疡应用1%阿托品散瞳治疗是为了（　　）

A. 迅速控制感染　　B. 保护溃疡面

C. 预防虹膜睫状体炎　　D. 预防穿孔

E. 以上均不是

二、简答题

1. 角膜溃疡患者为防止角膜穿孔，护理上要特别注意什么？

2. 简述单纯疱疹病毒性角膜炎患者的护理要点。

项目四　白内障患者的护理

案例导入

陈某，女，82岁，家住农村，经济拮据。近10年来右眼逐渐视物模糊不清，加重3月，只能分辨白天黑夜。眼部检查：右眼视力：光感；左眼视力0.5；右眼晶体呈乳白色完全混浊，虹膜投影消失，眼底窥不见；左眼晶体可见轮辐状混浊；双眼泪道冲洗均有少量黏脓性分泌物。

请思考：

1. 患者最有可能的临床诊断是什么？

2. 请制定出相应的护理措施。

白内障（cataract）是指晶状体透明度降低或者颜色改变导致的光学质量下降的退行性改变。晶状体组织透明无血管，营养主要来自房水，当房水成分和晶状体囊膜的通透性发生改变或晶状体代谢紊乱时，晶状体蛋白发生变性，形成混浊。目前，白内障已成为主要致盲性眼病之一。根据发病原因可分为年龄相关性白内障、外伤性白内障、并发性白内障、代谢性白内障、先天性白内障、辐射性白内障、中毒性白内障、后发性白内障等。本节重点介绍年龄相关性白内障和先天性白内障。

一、年龄相关性白内障患者的护理

年龄相关性白内障（age－related cataract），又称老年性白内障，是最常见的后天性原发性白内障，多发生在50岁以上的人群，随着年龄的增加，患病率也明显增高。双眼同时或先后发病。主要表现为无痛性、进行性视力减退。

【病因与发病机制】

可能与年龄、紫外线、全身性疾病（如糖尿病、高血压、动脉硬化等）、外伤、遗传等多种因素有关。其发病机制较复杂，多认为由氧化损伤引起。

【临床表现】

1. 症状、体征 主要症状为进行性无痛性视力下降，有时在光亮的背景下可以看到固定不动的黑点。由于晶状体混浊部位不同，可有单眼复视、多视和屈光改变等。按混浊形成部位，年龄相关性白内障可分为皮质性白内障、核性白内障和后囊膜下白内障三种类型，其中以皮质性白内障最为常见。

（1）*皮质性白内障* 按发展过程可分为四期：

1）初发期（图3－1）：晶状体皮质周边部出现混浊，呈楔形，其尖端指向晶状体中央，常需散瞳才能发现，视力不受影响。

2）膨胀期：又称未成熟期，混浊逐渐向中央发展，并伸入瞳孔区，视力明显下降。晶状体皮质吸收水分而使体积膨胀，推虹膜前移，使前房变浅，易诱发闭角型青光眼。用斜照法检查时，投照侧的虹膜在该侧瞳孔区出现新月形阴影，称为虹膜投影（图3－2）。

3）成熟期（图3－3）：晶状体全部混浊，呈均匀乳白色，皮质水肿消退，体积和前房深度恢复正常，虹膜投影消失，眼底无法窥见，视力降至手动或光感。

4）过熟期（图3－4）：持续数年的成熟期晶状体可发生水分丢失，体积变小，囊膜皱缩，晶体核下沉，上方前房变深，虹膜失去支撑，出现虹膜震颤。晶状体皮质分解液化呈乳状物，液化的皮质渗漏到囊外膜时，可引起晶状体过敏性葡萄膜炎和晶状体溶解性青光眼。

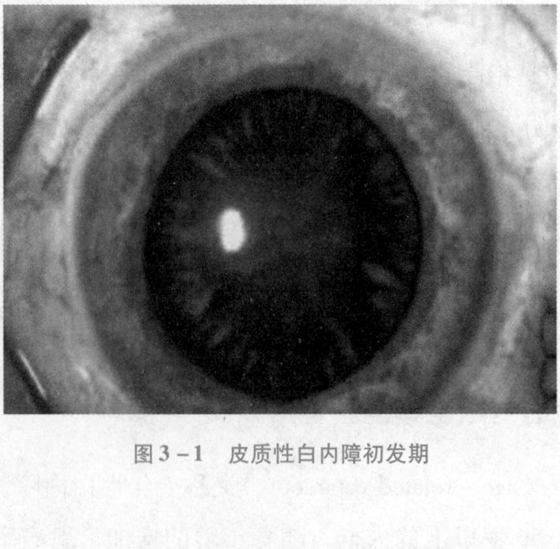

图3－1 皮质性白内障初发期

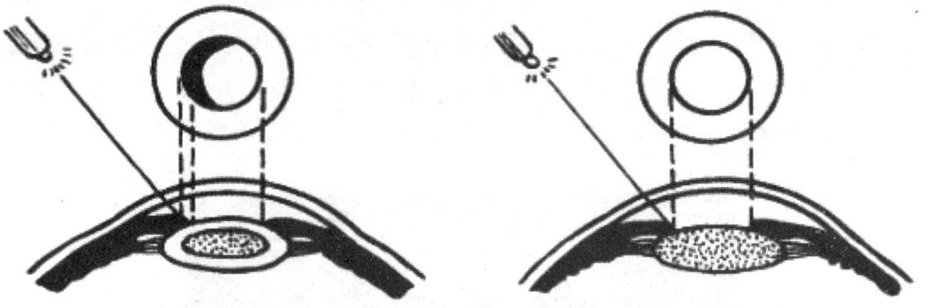

（1）白内障未成熟期出现虹膜投影　　（2）白内障成熟期虹膜投影消失

图 3－2　半月状虹膜投影

（来源：肖跃群．眼耳鼻咽喉口腔科护理．第二版．北京：人民卫生出版社）

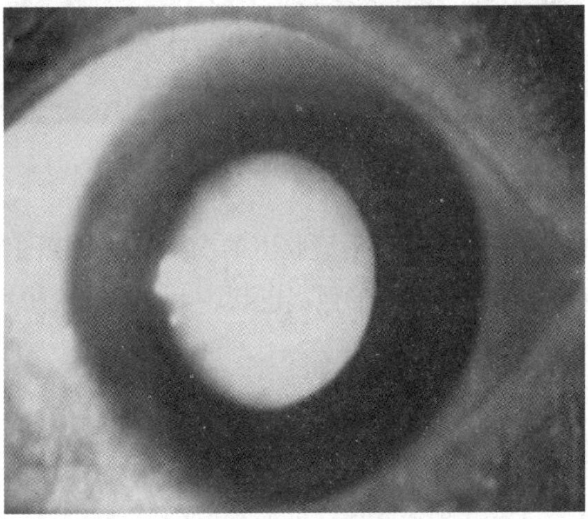

图 3－3　皮质性白内障成熟期

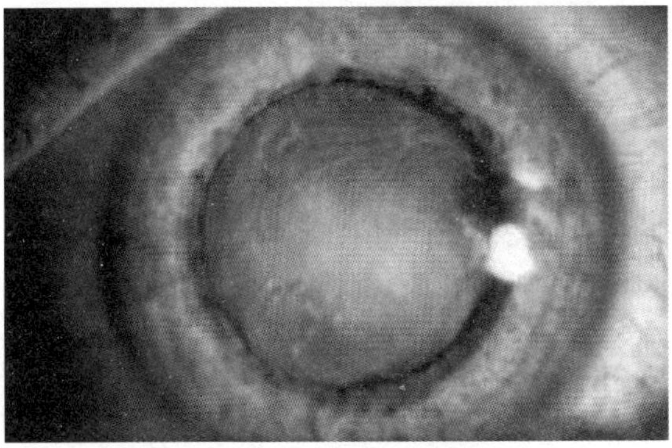

图 3－4　皮质性白内障过熟期

（2）核性白内障（图3－5） 较皮质性白内障少见，发病年龄较早，进展缓慢。混浊始于胚胎核或成人核，前者多见，直至成人核完全混浊。早期晶状体核呈黄色，周边部透明，视力不受影响。随着晶状体核密度增加，屈光力增强，视力明显下降，其颜色也逐渐变成棕黄色或棕黑色。

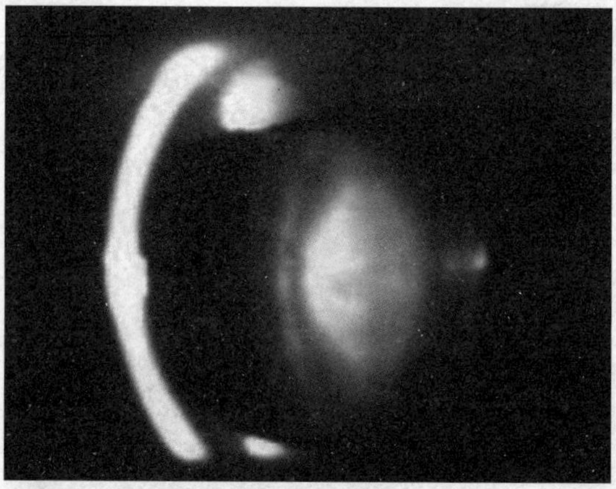

图3－5 核性白内障

（3）后囊膜下白内障 是在晶状体后囊膜下的皮质浅层出现的黄色混浊，其间夹杂着小空泡和金黄色或白色结晶样颗粒，外形似锅巴状。由于混浊位于视轴区，早期即可出现视力障碍。

2. 并发症

（1）膨胀期 急性闭角型青光眼。

（2）过熟期 晶状体过敏性葡萄膜炎、晶状体溶解性青光眼等。

3. 心理、社会状况 老年人因视力障碍，行动不便，影响外出活动和社交，易产生孤独感，出现社交障碍。

【辅助检查】

1. 检眼镜或裂隙灯显微镜检查 散瞳后进行检查，可确定晶状体的混浊程度；眼电生理及光定位检查，可了解视网膜及视神经功能。

2. 角膜曲率及眼轴长度检查 可计算植入人工晶体的度数。

【治疗原则】

目前尚无疗效肯定的药物，仍以手术治疗为主。通常采用白内障囊外摘除联合人工晶状体植入术、白内障超声乳化吸出术和激光乳化吸出术，在某些情况下也可行白内障囊内摘除术。

【护理诊断】

1. 感知改变 视力下降，与晶状体混浊有关。

2. 潜在并发症 继发性闭角型青光眼、晶状体过敏性葡萄膜炎、晶状体溶解性青光眼、术后伤口感染等。

【护理措施】

1. 遵医嘱用药 白内障早期，可用谷胱甘肽、白内停（卡他灵）等滴眼液，口服维生素C、维生素E等药物，以延缓白内障的进展。

2. 慎用散瞳剂如阿托品，尤其在膨胀期，避免诱发青光眼。

3. 白内障手术患者的护理

（1）向患者讲明手术目的、方式及复明效果，解释术中、术后可能出现的问题、注意事项及采取应对的措施，减轻患者的思想顾虑，使其积极配合治疗。

（2）术前3天点抗生素眼药水，冲洗结膜囊及泪道，检查视功能、眼压、角膜曲率半径和眼轴长度。完善术前全身检查，包括血压、血糖、心电图、胸透、肝功能、血尿常规、凝血功能等。教会患者转动眼球，用舌尖顶压上腭或用手指按压人中穴的方法来抑制咳嗽和打喷嚏，防止术后出血或伤口裂开。

（3）术后注意观察有无眼痛、充血、视力下降、分泌物增多等，如有异常及时报告医生。术后换药时要求严格执行无菌操作，动作应轻巧，不要压迫眼球。嘱患者勿揉眼，勿剧烈活动，不要用力排便等。同时，加强生活护理，术后患者的生活自理能力下降，应协助患者完成饮食、大小便、洗漱、个人清洁卫生等。嘱其出院后定期门诊复查。

【健康教育】

1. 白内障是我国当前防盲治盲工作的重点，积极宣传白内障防治知识，讲述其发病原因、治疗现状及预后，建立防治网络，群防群治。

2. 定期进行门诊随访，教会患者自我监测病情变化，如出现虹视、眼疼、头痛、恶心、呕吐等，提示可能发生急性青光眼，应及时到医院就诊。

3. 避免紫外线、红外线、放射线等直接、长时间照射眼部，外出时可戴太阳镜保护。适量补充维生素E、维生素C。

4. 指导患者掌握人工晶状体植入术后的护理要点，提高自我保健能力，避免意外发生。术中未植入人工晶状体者，术后3个月配戴普通框架眼镜（双眼）或角膜接触镜以矫正视力。

二、先天性白内障患者的护理

先天性白内障（congenital cataract）是胎儿发育过程中晶状体发育障碍的结果，表现为各种形态和部位的晶状体混浊，是儿童常见眼病。根据晶状体混浊的部位和形态不同，有前极白内障、后极白内障、花冠状白内障、绕核性白内障、核性白内障、膜性白内障和全白内障。

【病因与发病机制】

先天性白内障分为内源性和外源性两种。内源性与染色体基因有关，有遗传性。外源性与母亲怀孕 3 个月内受病毒感染、药物、放射线、营养缺乏及全身病变等因素有关。

【临床表现】

1. 症状、体征　多为双侧，静止性，少数出生后继续发展。患儿可有不同程度的视力障碍，轻者视力不受影响，重者出生后仅有光感。检查时，晶状体可出现不同形态的混浊，常合并斜视、弱视、眼球震颤、先天性小眼球等眼部疾病。

2. 并发症　形觉剥夺性弱视、斜视、眼球震颤。

3. 心理、社会状况　患者多为儿童，应评估患者父母的心理状况和对本病的认知程度。

【辅助检查】

实验室检查如染色体、血糖、尿糖、酮体检查等，可以帮助了解病因。

【治疗原则】

明显影响视力者应及早手术治疗，年龄最迟不超过 2 岁，可减少弱视和盲的发生。手术方法有晶状体切除、晶状体吸出、白内障囊外摘除术等。无晶状体患者需进行屈光矫正和视功能训练。

【护理诊断】

1. 感知改变　视力下降，与晶状体混浊有关。

2. 潜在并发症　形觉剥夺性弱视、斜视、眼球震颤。

【护理措施】

1. 需要手术治疗者按内眼手术和全麻手术护理常规进行。

2. 帮助家属制订患儿的生活自理计划，指导其有效实施。

3. 对弱视患儿，应指导家长对其进行正确的弱视训练，如遮盖疗法、光学药物压抑法、精细动作训练等。

【健康教育】

做好社区宣教工作，内源性先天性白内障有遗传性，注意优生优育。外源性先天性白内障应做好孕妇早期尤其是怀孕 3 个月内的保健护理。对于视力极差或手术效果不佳者，应进行低视力健康教育及治疗。

复习思考

一、单选题

1. 白内障的主要症状是（　　）

A. 视力障碍　B. 眼痛　C. 眼充血　D. 压痛　E. 眼分泌物

2. 最常见的白内障类型是（　　）

A. 先天性白内障　B. 代谢性白内障
C. 外伤性白内障　D. 并发性白内障
E. 老年性白内障

3. 可诱发急性闭角型青光眼的是（　　）

A. 皮质性白内障初发期　B. 皮质性白内障膨胀期
C. 皮质性白内障成熟期　D. 皮质性白内障过熟期
E. 核性白内障

4. 老年性白内障最好的治疗方法是（　　）

A. 手术治疗　B. 药物治疗　C. 放射治疗　D. 验光配镜　E. 补充营养

5. 白内障术后无晶状体眼的屈光状态是（　　）

A. 高度近视　B. 轻度近视　C. 轻度远视　D. 高度远视　E. 老视

6. 白内障手术前检查包括（　　）

A. 血压
B. 血糖
C. 心电图、胸透和肝功能检查
D. 血常规、尿常规及出血、凝血时间检查
E. 以上均有

7. 目前较普遍应用的白内障摘除术为（　　）

A. 囊内摘除术　B. 现代囊外摘除术
C. 超声乳化术　D. 针吸术
E. 针拨术

8. 下列哪项白内障术前准备项目是错误的（　　）

A. 术前滴抗生素眼药水　B. 视功能检查　C. 眼压检查
D. 不是所有患者都要冲洗泪道　E. 检查有无结膜炎

二、简答题

1. 简述皮质性白内障患者的临床分期。
2. 简述年龄相关性白内障的术后护理措施。

项目五　青光眼患者的护理

青光眼（glaucoma）是一组以视神经萎缩和视野缺损为共同特征的疾病，病理性眼压增高是其主要的危险因素。青光眼是主要致盲眼病之一，有一定的遗传性和家族史。

眼压是眼球内容物作用于眼球内壁的压力。正常人眼压平均值为16mmHg，一般将正常眼压定义在10～21mmHg范围，24小时眼压波动范围≤8mmHg，双眼眼压差≤5mmHg。一般来说，眼压升高是引起视神经及视野损害的重要因素，但视神经对眼压的耐受程度有很大的个体差异。生理性眼压的稳定性，有赖于房水生成量与排出量的动态平衡。眼压的高低主要取决于房水循环中的3个因素：房水的生成率、房水通过小梁网流出的阻力和上巩膜静脉压力。

根据前房角的形态、病因及发病机制、年龄等因素，青光眼可分为三类：即原发性青光眼、继发性青光眼和先天性青光眼。原发性青光眼又分为闭角型青光眼和开角型青光眼。

一、急性闭角型青光眼患者的护理

案例导入

患者，女，63岁，突发性右眼胀痛，视力明显降低，伴同侧头痛、恶心、呕吐2小时求治。患者近2年来右眼多次出现一过性雾视、虹视，伴轻度额部疼痛和鼻根部酸胀感，休息后症状自行缓解或者消失。患者母亲多年前曾患青光眼，现已失明。查体：右眼球结膜混合充血，角膜雾状水肿，周边前房极浅，瞳孔直径约5mm，光反射迟钝，眼底窥不及。眼压：37.19mmHg。

请思考：

1. 患者最有可能的临床诊断是什么？
2. 请制定出相应的护理措施。

原发性闭角型青光眼（primary angle - closure glaucoma，PACG）分为急性闭角型青光眼（acute angle - closure glaucoma）和慢性闭角型青光眼（chronic angle - closure glaucoma）。急性闭角型青光眼是一种以眼压急剧升高并伴有相应症状和眼前节组织改变为特征的眼病。

【病因与发病机制】

本病的发病原因尚未十分明确，目前多认为眼球局部的解剖结构变异是本病的主要因素，并可能与遗传有关。50 岁以上人群多见，女性发病率较高，可双眼同时发病或先后发病。

1. 解剖因素　具有遗传倾向的眼球解剖结构异常包括：眼轴短，角膜小，前房浅，房角窄及晶状体较厚、位置相对靠前等。发病机制主要是周边部虹膜异常肥厚堆积堵塞了房角，阻断了房水的排出途径而致眼压急剧升高。

2. 诱发因素　情绪激动，暗室久留，局部或全身应用抗胆碱类药物等，均可致瞳孔散大，周边虹膜肥厚，引起房角关闭，诱发急性闭角型青光眼的急性发作。另外，一次性大量饮水、长时间阅读、疲劳和疼痛等也是本病的常见诱因。

【临床表现】

1. 症状、体征　典型的急性闭角型青光眼有以下几个不同的临床阶段：

（1）临床前期　无自觉症状，但具有特征性的异常眼球解剖结构或青光眼家族史。当一眼急性发作被确诊为本病时，另一眼即使没有任何临床症状亦可诊断为临床前期。部分患者即使没有临床症状，但只要具有前房浅、虹膜膨隆、房角窄等解剖特征，在暗室激发试验等诱因条件下出现眼压明显升高者，亦可诊断为本病的临床前期。

（2）先兆期　多在傍晚时分有一过性或反复多次的小发作，表现为轻度的眼胀痛伴同侧头痛、虹视、雾视、鼻根部酸胀、眼压升高、轻度睫状充血和角膜轻度雾状混浊，休息后上述症状体征可自行缓解。

（3）急性发作期　表现为剧烈的头痛、眼痛，视力急剧下降，重者仅有指数或手动，伴有恶心、呕吐等全身症状。体征有眼睑水肿，睫状充血或混合充血；角膜水肿呈雾状；前房极浅，房角关闭；瞳孔中等散大，呈竖椭圆形，对光反射迟钝或消失。

（4）间歇期　小发作缓解后，房角重新开放，症状和体征减轻或消失，不用药或仅用少量缩瞳剂就能将眼压维持在正常范围内。

（5）慢性期　急性大发作或多次小发作后，房角广泛粘连，小梁网功能严重损害，眼压中度升高，视力进行性下降，眼底可见青光眼性视盘凹陷，并有相应的视野缺损。

（6）绝对期　由于眼压持续升高过久，视神经遭到不可逆损害，视力已降至无光感，偶可因眼压过高或角膜变性而出现顽固性眼痛。

2. 心理、社会状况　评估患者的性别、年龄、性格特征和对本病的认知程度；评估患者的情绪状况，有无紧张、焦虑等心理表现。

【辅助检查】

眼压、视野、前房角镜、UBM检查等。

知识链接

青光眼激发试验

1. 饮水试验　空腹进行，先测眼压，5分钟内饮温开水约1000mL，饮水后的15分钟、30分钟、45分钟、60分钟各测一次眼压。阳性标准：眼压升高≥8mmHg。注意严重心血管病和溃疡病出血者禁用。

2. 妥拉苏林试验　先测眼压，然后在12点方位球结膜下注射妥拉苏林10mg，之后的15分钟、30分钟、45分钟、60分钟、90分钟各测一次眼压。阳性标准：眼压升高≥9mmHg。

3. 暗室试验　先测眼压，然后在暗室内睁眼1小时后，于暗光线下再测一次眼压。阳性标准：眼压升高≥8mmHg。

【治疗原则】

急性闭角型青光眼的基本治疗原则是手术治疗。早期可先用药物控制眼压。

1. 药物治疗　常用药物有拟副交感神经药（缩瞳剂）、β-肾上腺素能受体阻滞剂、碳酸酐酶抑制剂、高渗剂等。

2. 手术治疗　如药物治疗控制不佳者，则考虑手术治疗。

（1）周边虹膜切除术　有激光和手术两种，通过激光烧灼及手术切除的方法沟通前房和后房的房水流通。手术适应证：原发瞳孔阻滞性闭角型青光眼、虹膜高褶型青光眼、继发性瞳孔阻滞性青光眼。

（2）解除小梁网阻塞手术　有房角切开术和小梁切开术两种，通过切开房角及小梁组织沟通前房与Schlemm管，促进房水外流。手术适应证：先天性婴幼儿青光眼，尤其是单纯性小梁发育异常者。

（3）滤过性手术　小梁切除术、非穿透性小梁手术、房水引流装置植入手术等。通过切除部分小梁组织或者植入引流装置，引流房水，降低眼压。手术适应证：原发性开角型青光眼、原发性闭角型青光眼药物治疗无效者，先天性青光眼及部分继发性青光眼。

（4）减少房水生成的手术　睫状体冷凝术、透热术、光凝术等。

【护理诊断】

1. 疼痛　与眼压升高及手术有关。

2. 感知改变　视力障碍，与眼压升高导致角膜水肿、视网膜及视神经损害有关。

3. 焦虑 与担心预后不良有关，缺乏信心。

4. 知识缺乏 缺乏急性闭角型青光眼相关防治和护理的基本常识。

【护理措施】

1. 用药护理 遵医嘱及时正确用药，并密切观察药物的不良反应。

（1）拟副交感神经药（缩瞳剂） 缩瞳后可使房角重新开放。用1%～4%毛果芸香碱滴眼液，每5分钟滴1次，瞳孔缩小后每天滴4次。每次滴药后要压迫泪囊区5分钟，以防药物进入鼻腔吸收过多而发生中毒。如患者出现恶心、呕吐、流涎、出汗、肌肉抽搐等症状，应立即停止用药，必要时可用阿托品解毒。

（2）β-肾上腺素能受体阻滞剂 能抑制房水生成而降低眼压。常用0.25%～0.5%噻吗洛尔滴眼液，每天滴眼2次，应用时要考虑患者的全身情况，注意观察心率变化，房室传导阻滞、窦性心率过缓和支气管哮喘者禁用。

（3）碳酸酐酶抑制剂 可减少房水生成。常用乙酰唑胺口服，每天2～3次，首次剂量加倍。久用可出现面部和四肢麻木、尿路结石、肾绞痛、血尿等副作用，不宜长期服用。如发生上述症状，应停药，并多次少量饮水。目前已研制出局部用药制剂，如2%布林佐胺滴眼液。

（4）高渗剂 迅速提高血浆渗透压，使眼组织特别是玻璃体脱水而降低眼压。常用20%甘露醇快速静脉滴注。对年老体弱或有心血管疾病者，用药后应注意其呼吸及脉搏情况，以防意外发生。部分患者可出现头痛、恶心等症状，用药后宜平卧休息。甘油参与体内糖代谢，糖尿病患者慎用。

（5）其他药物 如前列腺素衍生物、视神经保护药物等，必要时辅以镇静、安眠药。

2. 围手术期护理 术前遵医嘱给予降眼压药物治疗，监测降压效果，眼压应控制在正常水平，以期降低手术风险。术后第一天换药，换药时手法需轻柔，避免按压眼球。每天至少2次查房，监测眼压，观察滤过泡的形成情况，注意患者视功能变化及眼部不适症状。避免眼压过低，以免增加脉络膜脱离的风险。术后应给患者提供安静舒适的病房环境，如术后伴前房积血者，应告知半卧位休息。对非手术眼，提前给予毛果芸香碱点眼，以防止手术刺激青光眼发作。告知患者正确的按摩手法及时间，确保其熟练掌握。

3. 眼部护理 慎用散瞳眼药水，必要时可选择短效散瞳剂，并密切观察病情变化；禁用抗胆碱能药物，如阿托品、山莨菪碱等，避免诱发其再次发作。

4. 心理护理 注意做好患者的心理疏导，鼓励患者表达自己的心态，指导患者掌握放松技巧，如深呼吸、静坐放松，以缓解急躁情绪，消除紧张、焦虑心理，保持良好的心态，积极配合治疗和护理。

【健康教育】

1. 详细告知患者出院指导，告知定期复查的重要性。指导患者及家属学会自我观察病情，一旦出现眼痛、头痛、视物模糊等不适，要及时来院诊治。

2. 规律起居，保证睡眠充足，睡眠时枕头高度适中，不宜长时间在暗室工作，以免未手术眼的青光眼发作。

3. 严重视功能障碍的患者外出应有家人陪同，避免意外发生。

4. 清淡饮食，以富含维生素、高纤维的食物为主，忌刺激性食物，保持大便通畅，避免重体力运动。

5. 教会患者正确按摩眼球及眼药水的使用方法，定期门诊复测眼压。

6. 有急性闭角型青光眼家族史者，应定期检查，以便早期诊断与治疗。

二、开角型青光眼患者的护理

原发性开角型青光眼（primary open - angle glaucoma，POAG），又称慢性开角型青光眼。其特点为发作时眼压虽然升高，但房角始终开放，伴有特征性的视网膜视神经损害和视野缺损。

【病因与发病机制】

本病的病因尚不清楚，一般认为眼压升高是由于小梁途径的房水外流排出系统发生病变，房水流出阻力增加所致。主要学说有：

1. 小梁组织局部病变：小梁内皮细胞活性改变，小梁束胶原变性，小梁内间隙的细胞外间质异常蓄积。

2. 小梁后阻滞：即房水流经小梁组织后的 Schlemm 管到集液管和房水静脉部位的病变。

3. 血管 - 神经 - 内分泌或大脑中枢对眼压的调节失控所引起。

【临床表现】

1. 症状、体征

（1）多数患者早期几乎没有症状。少数可因眼压升高而出现视力模糊、眼胀、雾视等症状，病变多发展到晚期才发现，就诊时视功能已明显损害。

（2）早期眼压波动大，测定 24 小时眼压有助于诊断。

（3）眼底典型表现：视盘大小是评价青光眼视神经病变的重要指标。该类青光眼视盘凹陷进行性扩大和加深（图 3 - 6），杯盘比（C/D，即视杯直径与视盘直径比）>0.6，或两眼 C/D 差值>0.2；视神经盘沿局限性变窄或缺失，特别是上下盘沿；视盘或者盘沿浅层出血；视网膜神经纤维层缺损。

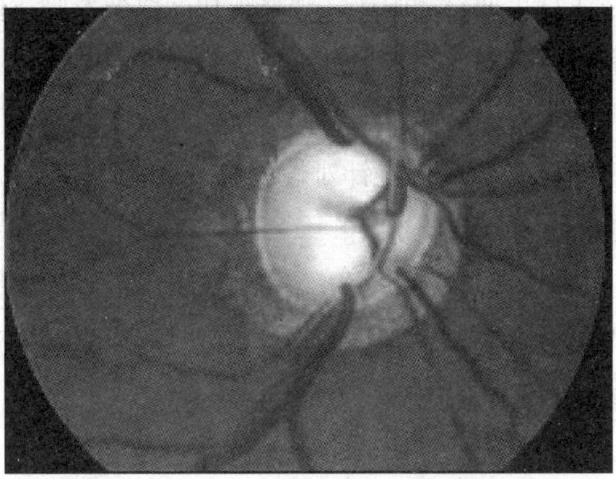

图 3-6　原发性开角型青光眼晚期视盘表现

（4）视野缺损：视野检查是开角型青光眼诊断及病情进展的重要指标之一。多数视野改变与视盘凹陷改变的严重性基本一致。旁中心暗点或鼻侧阶梯常为开角型青光眼早期视野损害的征象。病情进展可出现弓形暗点、环形暗点、向心形缩小，晚期仅存颞侧视岛和管状视野。

（5）房水流畅系数降低、相对性传入性瞳孔障碍、对比敏感度下降、获得性色觉异常等，对开角型青光眼的诊断也有一定的参考价值。

2. 心理、社会状况　开角型青光眼发病隐匿，造成的视神经损害不可逆，多数患者发现时已近晚期，严重影响患者的工作和生活，患者常表现出焦虑、烦躁不安等心理，并因担心预后视力恢复不理想而悲观。

【辅助检查】

24 小时眼压测定，饮水试验，眼底检查，视野检查及视功能检查。

【治疗原则】

控制眼压，防止或延缓视功能进一步损害。以药物治疗为主，无效时再进行手术。亦有主张滤过性手术可作为首选者。

【护理诊断】

1. 感知改变　视力下降，与眼压升高、视神经纤维损伤有关。

2. 焦虑　与担心疾病预后不良有关。

3. 知识缺乏　缺乏开角型青光眼相关的防治知识。

4. 有受伤的危险　与视神经损伤导致的中心视力改变及视野缺损有关。

【护理措施】

1. 临床上常用 β－肾上腺素能受体阻滞剂、碳酸酐酶抑制剂、缩瞳剂等药物控制眼压。

2. 在日常生活中，注意定期检测眼压，观察视功能改变及临床的典型症状。

3. 对于视野严重受损的患者，在护理过程中，应给予必要的帮助，设置无障碍通道，保证房间通畅，防止跌倒。

4. 根据患者对疾病的认知，进行有针对性的宣教和心理疏导，增强患者对治疗的信心。其他护理措施参照急性闭角型青光眼。

【健康教育】

1. 对有开角型青光眼家族史者，注意排除家属发病的可能；嘱患者定期复查，及时发现病情变化，及早诊断与治疗。

2. 开角型青光眼经治疗后，即使眼压控制在目标眼压水平，仍应指导患者每 3 ~ 6 个月按时进行复查，包括检查眼压、眼底、视野和视力。

三、先天性青光眼患者的护理

案例导入

某男性患儿，1 岁，家长述患儿出生后右眼较大，而且光泽灰暗，伴同侧眼畏光、流泪，不愿睁眼，喜哭闹。患儿系足月平产，母乳喂养，无明确外伤史。

请思考：

1. 患者最有可能的临床诊断是什么？

2. 请制定出相应的护理措施。

先天性青光眼（congenital glaucoma）与发育性青光眼（developmental glaucoma）同义，是由于胎儿发育时期，眼球房角发育异常，影响了小梁网及 Schlemm 管系统的房水引流功能，导致眼压升高。根据发病年龄可分为婴幼儿型青光眼和青少年型青光眼。

【病因与发病机制】

本病的病因尚不完全清楚。一般认为，先天性青光眼属常染色体显性、隐性或多因素遗传病，常伴有其他先天异常如虹膜缺损、白内障及心脏病等。青少年型青光眼为房角结构发育不全或未发育，或中胚叶组织残留，阻塞了房水排出通道，导致眼压升高而发病。本病双眼发病多见。

【临床表现】

1. 症状、体征

（1）婴幼儿型青光眼　见于新生儿或婴幼儿时期。常出现畏光、流泪、眼睑痉挛等症状。患儿角膜增大，角膜横径常 >12mm，前房加深，轴性近视，角膜上皮雾状水肿；眼压升高，需在全麻下测量；眼底可见青光眼性视盘凹陷，出现早且进展快。

（2）青少年型青光眼　6～30 岁发病，早期症状隐匿，随病情发展可出现畏光、流泪、头痛等症状。青少年型青光眼除眼压有较大波动外，视野、眼底表现同开角型青光眼，可伴轴性近视。

2. 心理、社会状况　患儿出生后即伴随视功能障碍，严重影响患儿的身心成长。

【辅助检查】

超声波测量和随访眼轴长度变化，在全麻下可进行眼压测量、前房角镜及眼底检查等。

【治疗原则】

首选术式为房角切开术、小梁切开术。术后眼压仍未有效控制者，再选用滤过性手术。

【护理诊断】

1. 感知改变　视力下降，与眼压升高、视神经不可逆损伤等有关。

2. 认知改变　与患者因视功能障碍导致社会认知能力减退有关。

3. 潜在并发症　前房积血，角膜或巩膜葡萄肿，甚至眼球破裂等。

【护理措施】

1. 若发现患儿眼球明显增大，要特别注意保护患儿眼球，避免剧烈运动，以免眼球破裂；确诊后，应及早手术治疗。

2. 严密观察眼压、视力等临床表现，日常护理中注意防止患者搔抓患眼，必要时加盖眼罩。

【健康教育】

1. 对家属进行宣教，介绍先天性青光眼的早期表现，婴幼儿如出现畏光、流泪及不愿睁眼者，应及时去医院检查。

2. 对于年龄较大的患儿，家长要正确诱导，做好心理护理工作，消除自卑情绪，恢复小朋友间的正常交往。

复习思考

一、单选题

1. 调节眼压最主要的因素是（　　）

A. 房水　B. 晶状体　C. 玻璃体　D. 眼内血容量　E. 巩膜硬度

2. 我国正常人的眼压范围是（　　）

A. ≥21mmHg　B. 10～21mmHg　C. ＞10mmHg　D. 10～24mmHg　E. ≤24mmHg

3. 一般正常人双眼压差异小于（　　）

A. 2mmHg　B. 5mmHg　C. 8mmHg　D. 10mmHg　E. 不确定

4. 一眼急性闭角型青光眼急性发作，对侧未发作眼为（　　）

A. 临床前期　B. 先兆期　C. 间歇期　D. 慢性期　E. 正常眼

5. 急性闭角型青光眼好发于（　　）

A. 青壮年　B. 老年男性　C. 老年女性　D. 青少年　E. 婴幼儿

6. 可使房角开放的药物是（　　）

A. 0.5%噻吗洛尔眼水　B. 20%甘露醇　C. 乙酰唑胺

D. 苏打片　E. 1%毛果芸香碱

7. 关于急性闭角型青光眼的治疗，不正确的是（　　）

A. 手术是基本的治疗原则　B. 1%阿托品点眼

C. 口服乙酰唑胺　D. 口服维生素

E. 口服苏打片

8. 以下急性闭角型青光眼急性发作期的表现，不正确的是（　　）

A. 剧烈头痛、眼痛、视力下降、眼压升高

B. 混合性充血

C. 角膜上皮水肿呈雾状

D. 前房极浅

E. 瞳孔缩小

9. 口服乙酰唑胺可出现（　　）

A. 瞳孔缩小　B. 四肢末端麻木　C. 心率减慢

D. 眼压升高　E. 房角开放

10. 我国青光眼以何种居多（　　）

A. 闭角型青光眼　B. 开角型青光眼

C. 继发性青光眼　D. 先天性青光眼

E. 基本一致

11. 可诱发急性闭角型青光眼的是（　　）

A. 皮质性白内障初发期

B. 皮质性白内障肿胀期

C. 皮质性白内障成熟期

D. 皮质性白内障过熟期

E. 核性白内障

12. 开角型青光眼典型的眼底表现是（   ）

A. 视盘凹陷进行性扩大和加深

B. 黄斑区樱桃红点

C. 眼底有新生血管

D. 微血管瘤形成

E. 视网膜隆起

二、简答题

1. 急性闭角型青光眼的治疗原则是什么？

2. 简述急性闭角型青光眼的临床分期。

项目六　葡萄膜、视网膜疾病患者的护理

案例导入

患者，男，24 岁。右眼眼红 3 天，视物模糊 1 天，伴轻度眼痛、畏光、流泪。专科查体：右眼视力：0.1，右眼球结膜暗紫色充血，羊脂状角膜后沉着物（＋＋＋），前房积脓，瞳孔较健侧小，对光反射迟钝。

请思考：

1. 患者最有可能的临床诊断是什么？

2. 请制定出相应的护理措施。

一、急性虹膜睫状体炎患者的护理

葡萄膜炎（uveitis）为一种常见的致盲眼病，主要累及葡萄膜、视网膜及玻璃体的炎症性病症。其发病原因复杂，按病因有感染性和非感染性之分；按病理因素有肉芽肿性、非肉芽肿性之分；按解剖部位可分为前葡萄膜炎（虹膜炎、虹膜睫状体炎、前部睫状体炎）、中间葡萄膜炎、后葡萄膜炎（脉络膜、视网膜、视网膜血管和玻璃体炎症）和全葡萄膜炎。临床上以虹膜睫状体炎最为常见。本节主要讲述急性虹膜睫状体炎。

【病因与发病机制】

1. 感染性因素　细菌、病毒、寄生虫等病原体通过血液播散，侵入葡萄膜而发病，也可通过诱发抗原抗体及补体复合物而引发葡萄膜炎。

2. 非感染性因素　又分为外源性和内源性两类。

（1）外源性　可由机械性、化学性、热灼伤或毒液刺激损伤所致。

（2）内源性　可由免疫反应以及对变性组织、坏死肿瘤组织的反应所致，是葡萄膜炎的主要原因。如强直性脊柱炎、风湿性关节炎、白塞病（贝赫切特综合征）、交感性眼炎、系统性红斑狼疮等均可引起葡萄膜炎。

【临床表现】

1. 症状、体征　症状表现为眼部疼痛、畏光、流泪、眼睑痉挛和视力减退等。典型体征有睫状充血或混合充血；房水闪辉，房水中可见炎症细胞；纤维素在角膜后方形成基底向下的三角形角膜后沉着物（keratic precipitate，KP）；虹膜水肿、粘连、纹理不清；瞳孔缩小，对光反应迟钝或消失，渗出物使虹膜发生前后粘连，散瞳后，瞳孔成花瓣状，重者出现瞳孔闭锁或瞳孔膜闭；玻璃体也可出现混浊。

2. 心理、社会状况　急性虹膜睫状体炎如治疗不及时，将造成很严重的并发症，严重损害视功能，而且反复发作容易造成患者很大的心理负担。

【辅助检查】

血常规、血液沉降系数、C 反应蛋白测定、HLA－B27 抗原分型及免疫全套等实验室检查或病原学检查。

【治疗原则】

急性虹膜睫状体炎治疗的关键是立即散瞳，以防止虹膜后粘连，迅速抗炎以防止眼组织破坏和并发症的发生。针对病因进行治疗，绝大多数为非感染因素导致，一般不需要应用抗生素，如高度怀疑或确诊病原体感染者，可酌情应用抗生素。

【护理诊断】

1. 疼痛　与急性虹膜睫状体炎症刺激睫状神经有关。

2. 感知改变　视力障碍，与房水闪辉、晶状体表面色素沉着、角膜后沉着物、继发性青光眼、并发性白内障、黄斑水肿等有关。

3. 焦虑　与视力下降、病程长、迁延不愈等有关。

4. 潜在并发症　白内障、继发性青光眼、眼球萎缩等。

【护理措施】

1. 药物护理

（1）散瞳剂　作用机理是预防虹膜后粘连和解除睫状肌痉挛，减轻疼痛。遵医嘱及时应用，并注意观察药物的反应。常用阿托品滴眼液或后马托品眼膏等。

（2）糖皮质激素　目的是抑制炎症反应。常用 1%、0.5%、0.25% 醋酸泼尼松龙滴眼。如患眼角膜上皮损伤，则需慎重使用，避免发生感染。病情严重者可口服或静脉应用糖皮质激素。注意观察药物疗效及可能产生的副作用，逐渐减量或者降低频率。如向心性肥胖、胃出血、骨质疏松等，需要详细向患者及亲属解释沟通。

(3) 非甾体类消炎药　阻断前列腺素、白三烯等代谢产物而发挥抗炎作用。常用吲哚美辛或双氯芬酸钠滴眼液，每天 3 ~4 次。

(4) 抗生素　主要用于因感染引起的患者。

(5) 免疫抑制剂　应慎用。

2. 心理护理　如患者情绪波动较大，应多与患者沟通交流，鼓励患者树立自信心，增加战胜疾病的勇气。

3. 热敷　局部热敷可促进血液循环，缓解疼痛，有效减少局部毒素或炎性介质的积存。

4. 防止损伤　对于视力严重下降的患者，在平时的护理过程中，应积极予以帮助，诸如无障碍通道的建立、防跌倒的评估等。

【健康教育】

1. 告知患者必须坚持用药，帮助其掌握该病的健康保健常识，树立战胜疾病的信心，积极配合治疗与护理。

2. 告知患者积极寻找病因，治疗原发病，防止复发。

3. 指导患者正确用药，并进行局部热敷，避免强光刺激，外出可配戴有色眼镜。

4. 定期复查，如有异常及时就诊，避免并发症的发生。

二、视网膜脱离患者的护理

视网膜脱离（retinal detachment，RD）是指视网膜神经上皮层和色素上皮层分离。临床上可分为孔源性视网膜脱离、渗出性视网膜脱离、牵拉性视网膜脱离。

【病因与发病机制】

1. 孔源性视网膜脱离（rhegmatogenous retinal detachment，RRD）　最常见，发病主要在视网膜裂孔形成的前提下，液化的玻璃体经此裂孔进入视网膜神经上皮层下形成视网膜脱离。取决于两大因素：裂孔的形成、玻璃体液化与牵拉。多见于老年人、高度近视者、无晶体眼及眼外伤者。

2. 渗出性视网膜脱离（exudative retinal detachment，ERD）　又可分为浆液性视网膜脱离和出血性视网膜脱离，是由于病变累及视网膜或脉络膜的血液循环，引起液体聚集在视网膜神经上皮下造成的。多见于葡萄膜炎、Coats 病（外层渗出性视网膜病变）等。

3. 牵拉性视网膜脱离（traction retinal detachment，TRD）　可由眼外伤、视网膜血管病致玻璃体积血引起，眼内手术、葡萄膜炎等均可发生玻璃体混浊，以致形成视网膜前或视网膜下机化条带而引起本病，也可在机化牵拉处造成此病。

【临床表现】

1. 症状、体征

（1）发病初期可有“飞蚊症”，眼前有闪光感或黑影飘动。

（2）视功能受到不同程度的影响，特别是波及黄斑区时，视力下降严重。

（3）散瞳眼底检查可见与视网膜脱离区相对应的视野缺损。

（4）早期脱离面积不大时，眼压正常或稍偏低，以后眼压随脱离范围的扩大而下降。

（5）眼底检查：脱离的视网膜失去正常的红色反光而呈灰白色隆起，大范围的视网膜脱离区呈波浪状起伏不平（图3－7）。严重者视网膜表面增殖，可见固定皱褶。

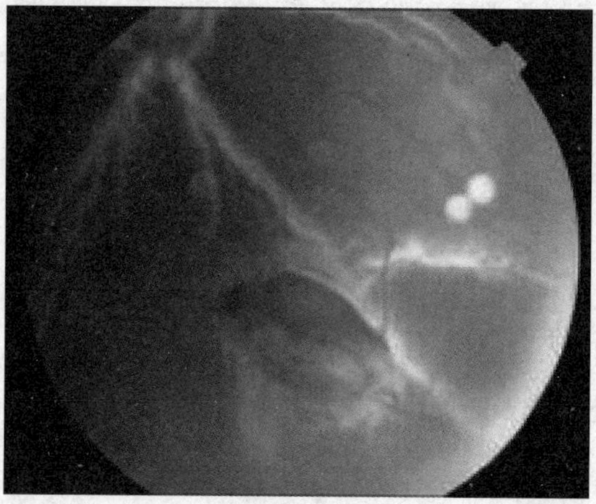

图3－7 孔源性视网膜脱离

2. 心理、社会状况　由于视网膜脱离常影响视力，多数患者有焦虑、悲观心理，担心疾病预后不好。

【辅助检查】

充分散瞳后用间接眼底镜、三面镜检查眼底，测量眼压。此外，B超也可判断视网膜脱离。

【治疗原则】

应尽早行手术治疗，或封闭裂孔，或解除牵拉因素，让视网膜尽快复位，最大限度地挽救残存的视功能。对于渗出性视网膜脱离者，可针对病因进行对症治疗。

【护理诊断】

1. 感知改变　视力下降及视野缺损，与视网膜脱离范围和位置有关。

2. 焦虑　与担心预后不良有关。

3. 知识缺乏　缺乏视网膜脱离疾病的防治知识和围手术期护理的相关知识。

4. 潜在并发症　术后眼内出血、顽固高眼压、眼内炎等。

【护理措施】

1. 手术前护理

（1）术前常规进行术前内眼准备。

（2）术前充分散瞳，详细查明视网膜脱离区和裂孔。散瞳后患者会出现视物模糊或者行走困难，应提前做好与患者的沟通。

（3）静卧休息，注意体位，尽可能使裂孔区处于最低位，防止脱离范围加大。

2. 手术后护理

（1）静卧休息至少 1 周，双眼包扎，避免活动，避免出血。如行巩膜外垫压术式患者，应告知患者保持裂孔区在最低位。而玻璃体腔硅油填充或气体填充者，为帮助视网膜复位和防止晶状体混浊，应采取头低位或俯卧位，待视网膜复位稳定后再改为正常卧位。告知患者和家属保持正确体位的重要性，以取得配合，提高依从性，保证手术疗效。适当使用气垫，以免患者因特殊体位而引起不适。

（2）密切监测眼压变化及角膜情况，如患者出现眼痛、恶心、呕吐等不适，应及时通知主管医生，根据情况给予相应处理。如硅油填充过多所致高眼压，降眼压药物治疗效果不佳者，可适当抽吸部分硅油。

（3）观察患者受压部位的皮肤情况，如有无发红、溃烂等，定时对患者四肢及关节进行适当活动、按摩。

（4）帮助患者适应住院环境，做好无障碍设施护理，协助患者卧床期间的生活护理，满足患者的各项生活需求。

（5）术后进行疼痛评估，观察患者术后有无眼痛、恶心、呕吐等不适，给予相应的止吐或止痛药物。

【健康教育】

1. 对于视网膜脱离的高危人群，如高度近视、无晶体眼、老年人等，应尽量避免剧烈运动和眼部碰撞。

2. 对于术后患者，应坚持散瞳 1 个月，半年内勿剧烈运动或从事重体力劳动。

3. 按时用药，定期复查，如有异常，及时就诊。

4. 教会患者认识视网膜脱离的先兆症状，还要特别注意保护健眼，如有异常及时处理。

三、糖尿病性视网膜病变患者的护理

糖尿病性视网膜病变（diabetic retinopathy，DR）是指在原有糖尿病的基础上引起的视网膜循环障碍，从而造成一些毛细血管无灌溉区的局限性视网膜缺氧症，是糖尿病引起的主要并发症。临床上根据是否出现视网膜新生血管可分为单纯性糖尿病性视网膜病变和增殖性糖尿病性视网膜病变。

【病因与发病机制】

其发病机制不确切。糖尿病主要损害视网膜的微小血管，视网膜毛细血管内皮细胞受损，失去其屏障功能，发生渗漏，引起视网膜水肿及小点状出血，进一步损伤毛细血管而引起闭塞，闭塞区附近的毛细血管产生大量的微动脉瘤，同时因视网膜长期水肿留下硬性脂质存留以及黄斑囊样水肿。

【临床表现】

1. 症状　多数患者除有多食、多饮、多尿和体重下降等糖尿病患者典型的全身症状外，眼部还有不同程度视力障碍的局部表现。

2. 体征　单纯性糖尿病性视网膜病变眼底检查可见微动脉瘤、视网膜毛细血管闭塞，有斑点状出血、硬性渗出、棉绒斑、视网膜及黄斑水肿等。增殖性糖尿病性视网膜病变还可见视网膜新生毛细血管、大片出血，出血量多还可引起玻璃体混浊、积血，形成灰白增殖条索，与视网膜相牵，发生增殖性病变。

3. 心理、社会状况　本病病程较长，而且易反复发作，容易使患者产生紧张、焦虑情绪。

【辅助检查】

荧光素眼底血管造影检查有助于诊断和判断眼底病变的严重程度。

【治疗原则】

积极治疗原发病，合理采用药物和激光治疗，改善微循环，减少出血和渗出，抑制新生血管形成。严重病例可行全视网膜光凝治疗或玻璃体切割手术。光凝治疗是目前治疗糖尿病性视网膜病变较为有效的方法。

【护理诊断】

1. 感知改变　视力下降，与视网膜出血及渗出有关。

2. 潜在并发症　新生血管性青光眼、牵拉性视网膜脱离等。

3. 知识缺乏　缺乏糖尿病性视网膜病变的防治知识。

4. 焦虑、恐惧　与长期患糖尿病及严重视力障碍而担心预后有关。

5. 自理缺陷　与视力下降有关。

【护理措施】

1. 一般护理　加强休息，注意用眼卫生，劳逸结合。视力严重下降者，注意患者安全，防止发生意外。遵医嘱采用糖尿病饮食，积极控制原发疾病。

2. 用药护理　遵医嘱全身用药，从根本上治疗糖尿病，控制血糖水平。应用改善微循环、营养神经的药物。

3. 心理护理　鼓励患者配合治疗，帮助其树立治疗的信心，消除其焦虑、恐惧心理。

【健康教育】

1. 告知患者及家属糖尿病及糖尿病性视网膜病变的防治知识，强调坚持糖尿病饮食及控制血糖的意义，并监督落实。

2. 嘱患者定期检查眼底，警惕并发症的发生。

复习思考

一、单选题

1. 引起葡萄膜炎的最主要原因是（　　）

A. 眼球穿孔伤　B. 手术创伤

C. 邻近组织炎症蔓延　D. 内源性免疫反应

E. 内源性细菌感染

2. 急性虹膜睫状体炎的瞳孔改变是（　　）

A. 缩小　B. 扩大　C. 正常　D. 闭锁　E. 以上均不是

3. 以下哪项不是急性虹膜睫状体炎的体征（　　）

A. 结膜混合性充血　B. 房水闪辉

C. 角膜后沉着物　D. 瞳孔扩大

E. 虹膜前后粘连

4. 治疗虹膜睫状体炎的关键是（　　）

A. 扩瞳　B. 皮质类固醇　C. 热敷

D. 抗感染　E. 病因治疗

5. 预防1%阿托品滴眼液引起中毒的方法是（　　）

A. 滴后多饮水　B. 稀释后滴眼

C. 滴后即用缩瞳剂　D. 指压泪囊区2～3分钟

E. 以上均不是

6. 某高度近视患者，65岁，右眼下方出现黑影3天，应首先考虑（　　）

A. 视网膜中央动脉阻塞

B. 孔源性视网膜脱离

C. 视网膜色素变性

D. 老年黄斑变性

E. 高度近视黄斑变性

7. 裂孔在颞侧的视网膜脱离，患者卧床体位为（　）

A. 半卧位　B. 仰卧位　C. 鼻侧卧位

D. 颞侧卧位　E. 自由体位

8. 对糖尿病性视网膜病变处理不正确的是（　）

A. 严格控制血糖

B. 控制血压、血脂

C. 定期眼底检查

D. 眼底有出血者应该尽早行光凝治疗

E. 眼底不会出现新生血管

9. 对糖尿病性视网膜病变说法不正确的是（　）

A. 是最常见的眼底病变

B. 属于致盲性眼病

C. 视网膜微血管病变是基本的病理特点

D. 眼底光凝治疗可抑制新生血管

E. 眼底病变主要为微动脉瘤、渗出等改变，无眼底出血

二、简答题

1. 应用1%阿托品滴眼液有哪些注意事项？
2. 急性虹膜睫状体炎的治疗原则是什么？
3. 如何做好视网膜脱离的围手术期护理？

项目七　屈光不正及眼外肌疾病患者的护理

眼球光学系统的主要组成由外向内为：角膜、房水、晶状体和玻璃体。当外界光线通过眼的屈光系统屈折后，在视网膜上形成清晰的倒像，这种生理功能称为眼的屈光。眼屈光作用的大小称为屈光力，单位是屈光度，简写为D。

当眼调节静止时，外界的平行光线（一般认为来自5米以外）经眼的屈光系统屈折后恰好在视网膜黄斑中心凹聚焦，这种屈光状态称为正视（emmetropia），见图3－8。若不能在视网膜黄斑中心凹聚焦，将不能产生清晰像，称为非正视（ametropia）或屈光不正（refractive error），包括近视、远视和散光。

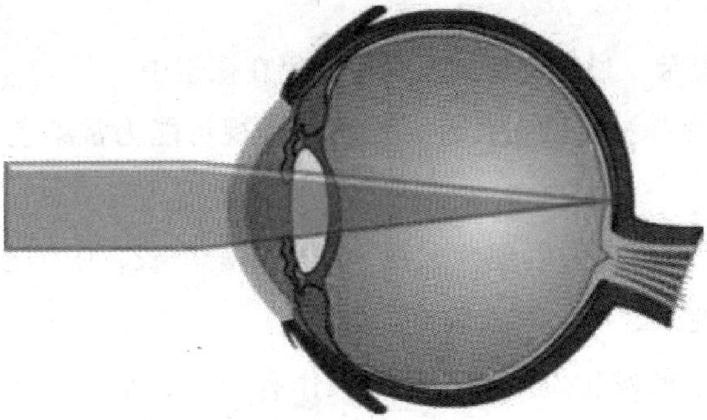

图 3-8　正视

一、近视患者的护理

案例导入

患者，男，14 岁。近 1 年来双眼看远处时模糊不清并逐渐加重，看书离近时才能看清，且眼部容易疲劳、酸胀。检查：右眼视力 0.1，左眼视力 0.2，眼前段未见明显异常，眼底正常。

请思考：

1. 患者最有可能的临床诊断是什么？
2. 该患者应该怎样治疗？该如何对患者进行健康教育？

近视（myopia）是指眼在调节静止状态下，平行光线经眼球屈光系统后聚焦在视网膜之前。近视眼的远点在眼前某一点（图 3-9）。按近视程度可分为轻度近视（-3.00D 以下）、中度近视（-3.00D ~ -6.00D）和高度近视（-6.00D 以上）。

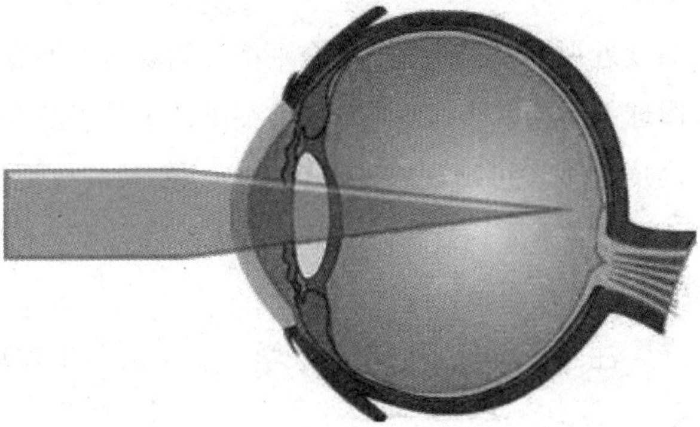

图 3-9　近视

【病因与发病机制】

近视的病因比较复杂，目前确切的发病机制仍在探索中。

1. 遗传因素　近视有一定的遗传性，病理性近视可能为常染色体隐性遗传，单纯性近视可能属多因子遗传。

2. 发育因素　婴幼儿常为生理性远视，随着年龄增长，眼轴逐渐加长而趋向正视，如发育过度则形成近视。

3. 环境因素　近视的发生发展与近距离工作有密切关系，尤其是照明不足、长时间近距离阅读、字迹模糊不清或字体过小及姿势不良等，均可导致近视的发生。

【分类】

1. 根据近视程度分类　低于 -3.00D 为轻度近视；-3.00D ~ -6.00D 为中度近视；高于 -6.00D 为高度近视。

2. 按屈光成分分类　眼球前后径较正常人长，角膜和晶状体曲率正常者为轴性近视；眼的屈光力较强而眼轴长度正常者为屈光性近视。

3. 按是否参与调节作用分类

(1) 调节性近视　指长时间近距离读写，导致睫状肌痉挛，调节过度而引起的近视，又称假性近视。用睫状肌麻痹剂可缓解，近视消散呈现为正视或远视。

(2) 真性近视　占近视眼的大多数，使用散瞳剂后，近视屈光度未降低。

(3) 混合性近视　指散瞳后，近视未完全恢复为正视。

【临床表现】

1. 症状、体征

(1) 视力　远视力下降，近视力正常，高度近视者的远视力、近视力均下降。

(2) 视力疲劳　过度用眼、屈光参差或全身不适者常出现眼干、异物感、眼睑沉重、眼胀、头痛等视疲劳表现。

(3) 眼位偏斜　高度近视者由于调节与集合平衡失调易出现外隐斜或外斜视。

(4) 眼球突出　眼球前后径增长，使眼球向前突出，多见于高度近视。

(5) 眼底改变　高度近视者可出现眼底退行性变，如玻璃体混浊、液化；豹纹状眼底、近视弧形斑；黄斑部色素紊乱、变性、萎缩、出血；后巩膜葡萄肿；周边视网膜可出现格子样变性、囊样变性以及视网膜脱离。

2. 心理、社会状况　注意了解患者的年龄、学习、生活和工作环境，以及患者对近视的认知程度等。

【辅助检查】

1. 医学验光　客观验光法有视网膜检影法、自动验光仪法。主观验光法有插片法、雾视法、红绿双色法、散光表法、交叉圆柱镜法。

2. 角膜曲率计　主要用于测定角膜前表面的弯曲度，通过测定角膜中央两条主要子午线上的屈光力来确定角膜散光的轴位和度数。

【治疗原则】

配戴框架眼镜、角膜接触镜，或者选择屈光手术。

知识链接

全飞秒激光（relex smile）

全飞秒激光手术是目前国际上最先进的角膜屈光手术之一。其完全颠覆了传统的准分子激光（LASIK）手术模式，更加微创、精准和安全，无需做“角膜瓣”，直接用飞秒激光打在密闭的角膜基质中，20 秒就能“制作”出一个微透镜，再在角膜上打出一个 2～4mm 的微小切口，将微透镜取出，角膜就变成了“眼镜”。该手术切口小、时间短，减少了约 80% 的上层角膜损伤和约 45% 的切割面积，角膜生物力学影响小，抗冲击性更强，神经纤维损伤小，术后眼部舒适度更高。

【护理诊断】

1. 知识缺乏　缺乏近视预防和治疗的有关知识。

2. 潜在并发症　视网膜变性导致视网膜脱离、继发青光眼、并发白内障等。

【护理措施】

1. 假性近视患者的护理　对假性近视的患者可使用睫状肌麻痹剂松弛调节，常用 1% 阿托品滴眼液和 0.5% 托吡卡胺滴眼液。

2. 真性近视患者的护理　真性近视患者应在散瞳验光后配戴合适凹透镜进行矫正：①框架眼镜是最常用和最好的方法，镜片配戴的原则是获得最佳视力的最低度数的凹透镜片；②角膜接触镜可以增加视野，减少两眼像差，而且不影响眼的外观。教会患者护理和配戴的方法。

3. 屈光手术患者的护理　屈光手术包括角膜屈光手术、晶状体屈光手术、巩膜屈光手术三种。因角膜屈光力约为 43D，占眼球总屈光力的 2/3，故在角膜上施以手术较容易改变眼的屈光状态。

（1）角膜屈光手术患者的术前护理①按内眼手术护理常规进行术前准备；②术前停戴软性角膜接触镜 1～2 周，停戴硬性透氧性隐形眼镜 1 个月以上；③全面检查眼部，包括远视力、近视力、屈光度、瞳孔直径、眼底、眼压、角膜地形图、角膜厚度和眼轴长度测量等；④术前 3 天眼部停用化妆品和香水。

（2）角膜屈光手术患者的术后护理①指导患者正确使用眼药水，定期复查，使用激素眼药水的患者应定期测量眼压，一旦发现眼部充血、畏光流泪、分泌物增多时，立即到医院就诊；②术后 3 天内避免洗头，1 周内禁止眼部化妆，1 个月内严禁揉眼睛，避免剧烈活动及碰撞眼部，外出时配戴太阳镜，尽量避免眼疲劳；③多食易消化、清淡、富含维生素 A 的食物，如动物肝脏、瘦肉、牛奶、鸡蛋、新鲜蔬菜、水果等，以利于补充角膜营养，促进角膜伤口愈合。

【健康教育】

1. 指导患者养成良好的用眼卫生习惯

（1）读书写字时，姿势要端正，眼与读物距离保持 25～30cm。

（2）不要在乘车、走路、躺卧、阳光直射或暗光下看书。

（3）避免长时间近距离阅读，控制收看电视和玩游戏机的时间，持续用眼 1 小时后应休息 10 分钟左右，并向远处眺望，使调节得以松弛。

2. 学习环境的光线应充足，无眩光或闪烁，黑板无反光，桌椅高度要合适。

3. 定期检查视力，青少年一般每半年检查一次，如有异常应及时矫正。

4. 高度近视患者应定期检查视力和眼底，避免剧烈运动，防止眼底出血或视网膜脱离等，如眼前出现闪光或有黑影飘动等异常情况，应立即到医院就诊。

5. 保持身心健康，注意合理饮食，避免挑食，多食富含蛋白质、维生素的食物，保证充足的睡眠时间，锻炼身体，增强体质，保证眼和全身的正常发育。

6. 加强优生优育的宣传教育，减少高度近视遗传因素的影响。

二、远视患者的护理

远视（hyperopia）是指眼在调节放松时，平行光线经眼的屈光系统后聚焦于视网膜之后的一种屈光状态。远视患者的远点位于视网膜之后，为虚焦点（图 3－10）。

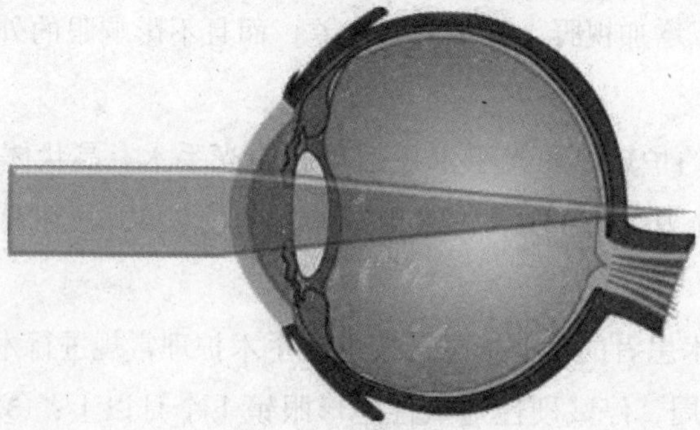

图 3－10　远视

【病因与发病机制】

1. 眼轴较短 是形成远视的最常见原因。婴幼儿眼球小，眼轴短，呈生理性远视状态，随着年龄增长，眼轴逐渐延长，到学龄前基本达到正视。如果发育受到影响，眼轴不能达到正常长度，即成为轴性远视。

2. 屈光力较弱 常见原因有角膜或晶状体弯曲度降低，如扁平角膜、晶状体向后脱位或无晶体眼、屈光间质的屈光指数降低等。

【临床表现】

1. 症状、体征

(1) 视力下降 低于 +3.00D 者为轻度远视，青少年通过调节，视力可达到正常；而 +3.00D ~ +6.00D 为中度远视，远视力正常，近视力下降；高于 +6.00D 为高度远视，其远视力、近视力均下降，常伴有弱视。

(2) 视疲劳 是远视患者的主要症状，与长时间使用调节有关，表现为眼球、眼眶及眉弓部胀痛，甚至恶心、呕吐，休息后症状缓解或消失。

(3) 眼位偏斜 高度远视的幼儿因使用过多的调节，伴随过度的集合，常易发生调节性内斜视。

(4) 眼底改变 高度远视患者可见眼球小，前房浅，眼底视盘小、色红、边界较模糊、稍隆起，但矫正视力正常，视野无改变，长期观察眼底情况无变化，称为假性视盘炎。

2. 心理、社会状况 部分患者远近都看不清楚，心理负担较大，易产生紧张、焦虑心理。

【辅助检查】

进行验光、眼底、角膜曲率计等检查以确定远视及度数。

【治疗原则】

验光后配戴合适的凸透镜。轻度远视无需配镜，如伴内斜视、视疲劳、视力障碍则需酌情配镜。

【护理诊断】

1. 舒适改变 眼酸胀、头痛等，与远视引起的视疲劳有关。

2. 知识缺乏 缺乏远视的相关防治知识。

【护理措施】

1. 指导患者及其家属掌握远视的相关防护知识，能主动配合远视治疗，正确配戴合适的凸透镜。轻度远视如无症状不需矫正，如有视疲劳和内斜视，即使远视度数低也应戴镜。中度远视或中年以上远视者应戴镜矫正视力，消除视疲劳及避免发生内斜视。

2. 注意观察患者视力和屈光度的改变，观察有无眼位偏斜等，如发现视力和屈光度改变，及时调整眼镜度数。

3. 远视患者如伴有弱视，在治疗远视的同时还应进行弱视的治疗。

【健康教育】

1. 患者需在医生指导下定期进行常规医学验光，定期清洗镜片，如镜片度数不适合，需及时更换。

2. 患者需定期检查视力，如伴有弱视的患儿，应及时进行弱视治疗。

三、散光患者的护理

散光（astigmatism）是由于眼球屈光系统各子午线的屈光力不同，平行光线进入眼内不能形成焦点，而是空间不同位置的两条焦线和最小弥散圈的一种屈光状态。

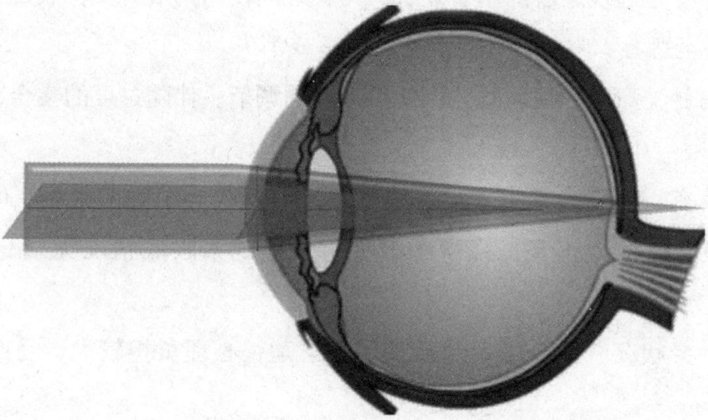

图 3-11 散光

【病因与发病机制】

最常见的原因是由于角膜各径线的曲率半径大小不一致，通常以水平及垂直两个主径线的曲率半径差别最大。晶状体虽也可产生散光，但不是主要原因。临床上将散光分为规则散光和不规则散光两类。

【临床表现】

1. 症状、体征

（1）视力减退 散光性质、屈光度高低及轴的方向等因素对视力有不同程度的影响。低度数散光对视力影响不大；高度数散光，视近视远均模糊不清，似有重影，常眯眼视物，以达到针孔或裂隙的作用来减少散光。

（2）视疲劳 高度散光患者无此症状或症状较轻，轻度散光患者此症状较明显。

2. 心理、社会状况　高度散光患者远近都看不清楚，易产生紧张、焦虑心理。

【辅助检查】

1. 医学验光　客观验光法和主观验光法检查，确定散光轴向和度数。

2. 角膜曲率　通过测定角膜中央两条主要子午线上的屈光力来确定角膜散光的轴位和度数。

3. 角膜地形图　较角膜曲率计更能全面反映角膜前表面屈光状态，尤其对圆锥角膜等不规则散光，可精确测定。

【治疗原则】

规则散光用柱镜矫正，不规则散光可试戴硬性高透氧性角膜接触镜（RGP），必要时选择屈光手术。

【护理诊断】

1. 舒适改变　眼酸胀、头痛等，与散光引起的视疲劳有关。

2. 知识缺乏　缺乏散光相关防治知识。

【护理措施】

1. 向患者及家属解释散光相关知识，使其能主动配合矫治。

2. 注意观察患者视力和屈光度的变化。高度散光常伴有弱视，在矫正散光的同时还应进行弱视的治疗。

3. 指导患者掌握正确的配戴眼镜或角膜接触镜的方法，以及护理养护知识，尤其要掌握硬性高透氧性角膜接触镜的配戴方法和保养。

4. 避免用眼过度，定期检查视力，及时调整眼镜度数，合理饮食，锻炼身体，增强体质。

【健康教育】

1. 配镜治疗的患者需要定期更换或者清洗镜片，避免镜片不合适，影响视觉质量。

2. 告知患者合理调整饮食，避免偏食。

四、老视患者的护理

老视（presbyopia）是指由于年龄所致的生理性调节功能减弱，俗称老花眼，多从40~45岁开始。远视眼者老视出现较早，近视眼者出现较晚或不发生。

【病因与发病机制】

随着年龄增长，晶状体逐渐硬化，弹性降低，睫状肌的功能也逐渐减弱，从而引起眼的调节功能减弱，近视力减退，近距离工作或阅读发生困难。

【临床表现】

1. 症状、体征

(1) 近距离阅读或工作困难 表现为阅读时看不清楚小的字体，不自觉地将阅读物移到远处或放在强光下阅读，随着年龄的增长，这种现象逐渐加重，以致虽将目标放远也不能看清。

(2) 视疲劳 近距离阅读或工作时需要增加调节，因过度调节及过度集合，易出现头痛、眼胀等视疲劳症状。

2. 心理、社会状况 老视是一种生理现象，应评估患者对该疾病的认知程度。

【辅助检查】

屈光检查可确定老视的度数。

【治疗原则】

老视眼应配戴框架凸透镜以弥补调节力的不足，改善视近功能。目前有单光镜、双光镜和渐变多焦镜三种配镜方式。

知识链接

渐变多焦镜片

渐变多焦镜片主要通过镜片中心视线通道上镜度变化，实现了近用正镜度的附加，从而解决了看远距离物、中距离物、近距离物使用不同镜度的问题，可减少或补偿调节力的使用。使配戴者在不用付出太多调节力量的情况下，就能实现远、中、近距离的连续像的视觉。配镜时要选择大镜架镜框，因为镜片要划分为远、中、近区，只有大镜框才能保证有足够宽的近用区。由于镜片的两侧是像散紊乱区，看两边物体通过光转眼球是看不清楚的，需要同时转动脖子和眼球才能看清。

【护理诊断】

1. 舒适改变 头痛、眼胀等，与老视有关。

2. 知识缺乏 缺乏老视的配镜知识。

【护理措施】

1. 向患者解释老视相关知识，使其能正确进行老视矫治。

2. 指导患者随年龄改变调整老视眼镜，一般45岁左右约需+1.50D，50岁左右约需+2.00D，60岁左右约需+3.00D。原有屈光不正者，看远仍用原镜，看近相应加减。为避免远近两幅眼镜频繁取戴的麻烦，可配双焦镜或渐变多焦镜。

3. 避免长时间近距离工作或阅读。

【健康教育】

1. 告知患者老视的病因，随年龄增长，需对应更换所配戴的眼镜。

2. 老年人随年龄增长，调节力下降，告知患者适度用眼，不宜过度疲劳。

五、斜视患者的护理

在正常双眼注视状态下，被注视的物体会同时在双眼的视网膜黄斑中心凹上成像。在异常情况下，双眼不协同而出现的眼位偏斜，称为斜视（strabismus）。多为眼外肌或支配眼外肌的神经功能异常所致。根据病因分为共同性斜视和麻痹性斜视两大类。

共同性斜视为各眼外肌功能正常，眼球向各个方向运动无障碍但双眼视轴分离者。根据注视眼的性质可分为单侧性和双眼交替性；根据斜视发生的时间可分为间歇性、恒定性或周期性等。

麻痹性斜视为神经传导或眼外肌本身功能障碍致一条或数条眼外肌麻痹而发生双眼视轴分离者，患眼由于眼肌麻痹必然伴有眼球向某一个或多个方向的运动障碍。

确定了斜视患者为共同性斜视或麻痹性斜视后，按眼位的偏斜方向可以把共同性斜视分为内斜视、外斜视和垂直性斜视。麻痹性斜视则按麻痹神经或功能障碍眼外肌命名，如动眼神经麻痹、上斜肌麻痹等。由于支配眼球运动的眼外肌众多，且双眼视物时的协调运动有多条眼肌参与，使斜视发生的机理较为复杂。

【病因与发病机制】

1. 共同性斜视　病因较复杂，目前主要有调节学说、融合功能缺陷学说、神经学说、双眼反射学说、遗传学说等。

2. 麻痹性斜视　先天性麻痹性斜视为出生时或出生后早期发病，包括单条或多条眼外肌麻痹、肌肉缺如、筋膜异常等。后天性麻痹性斜视包括中枢性、视神经源性、内分泌性和机械性眼外肌麻痹。

【临床表现】

1. 症状、体征

（1）共同性斜视　眼轴不平行，一眼偏斜，各方向注视斜视角均相等；遮盖健眼，眼球运动基本正常；第一斜视角（健眼固视时，斜视眼的偏斜角度）与第二斜视角（斜视眼固视时，健眼偏斜的角度）相等；常伴有屈光不正和弱视；斜视角测量与双眼视功能检查，部分患者有异常视网膜对应。

（2）麻痹性斜视　运动受限，一条或几条眼外肌运动受限，视轴向麻痹肌正常方向的对侧偏斜，第二斜视角大于第一斜视角；代偿头位；复视和眩晕。

2. 心理、社会状况　斜视患者因眼位偏斜、视力下降给日常社会交往带来障碍，麻痹性斜视的病因较复杂，治疗相对困难，久之易使患者产生封闭、自卑心理。

【辅助检查】

常用的检查方法有遮盖试验、角膜映光法、同视机检查等。

【治疗原则】

矫正屈光不正；治疗弱视；正位视训练；手术治疗。

【护理诊断】

1. 焦虑　与眼位偏斜影响面容有关。

2. 知识缺乏　缺乏斜视眼视功能恢复的相关知识。

3. 感知改变　与复视和眩晕有关。

【护理措施】

1. 共同性斜视

（1）协助医生对12岁以下的儿童进行散瞳、检影验光、配镜等，以矫正屈光不正。

（2）指导患者及家属配合视功能训练，早期恢复双眼正常视力。

（3）对于戴镜治疗的患者，应强调坚持戴镜的重要性，遵医嘱定期复查，及时调整治疗方案，从而巩固疗效和预防并发症。

（4）全麻患者按全麻术后护理，注意监测血压及心率等生命体征的变化。

（5）预防术后感染，第二天术眼开始换药，换药时注意观察伤口生长是否良好，有无渗血及裂开。

（6）术后双眼包扎，应嘱患者闭目养神，尽量少转动眼球，以免影响愈合。小儿应防止用手揉眼或撕脱敷料。

2. 麻痹性斜视

（1）行遮盖疗法时最好遮盖健眼，可消除因复视引起的全身不适和预防拮抗肌的挛缩。

（2）遵医嘱肌内注射维生素 B_1、维生素 B_{12}，辅以针灸及理疗，以促进麻痹肌的恢复。

（3）做好斜视的术后护理。

【健康教育】

1. 斜视手术后仍有复视的患者，应注意避免摔倒。

2. 注意用眼卫生，不要过度用眼，不揉眼，避免眼睛过度疲劳，保证充足睡眠。

3. 对有屈光不正的患者，术后需及时配镜治疗。如有弱视，需在医生指导下进行弱视训练。

4. 定期复查。

六、弱视患者的护理

弱视（amblyopia）是视觉发育期内由于异常视觉经验（单眼斜视、屈光参差、高度屈光不正及形觉剥脱）引起的单眼或双眼最佳矫正视力下降，眼部检查无器质性改变。可以发生于一眼或双眼。弱视主要是中心视力缺陷，周边视力可以正常。

【病因与发病机制】

1. 斜视性弱视　常见于4岁以下单眼恒定性斜视患者，其由于眼位偏斜后引起异常的双眼相互作用，斜视眼的黄斑部中心凹接受的不同物象（混淆视）受大脑皮质主动抑制而形成弱视。

2. 屈光参差性弱视　双眼屈光参差较大，致使两眼视网膜成像大小不等，融合困难，屈光不正较重一侧存在形觉剥夺，日久便形成弱视。两眼球径相差1.5DS，柱镜相差1.0DC，即可使屈光度较高的眼形成弱视。

3. 屈光不正性弱视　多为双眼性，发生在高度近视、近视及散光而未戴矫正眼镜的儿童或成年人，多数近视在6.00D以上，远视在5.00D以上，散光≥2.00D或兼有散光者。双眼视力相等或相似，并无双眼物像融合机能障碍，故不引起黄斑功能性抑制，若及时配戴适当眼镜，视力可逐渐提高。

4. 形觉剥夺性弱视　在婴幼儿期，由于角膜混浊、先天性白内障或上睑下垂遮挡瞳孔，致使光线刺激不能充分进入眼球，造成形觉刺激不足，剥夺了黄斑部接受正常光刺激的机会而产生弱视。

【临床表现】

1. 症状、体征

（1）视力差　最佳矫正视力≤0.8。

（2）拥挤现象　分辨排列成行视标的能力较分辨单个视标的能力差。

（3）双眼单视功能障碍。

2. 心理、社会状况　低龄幼儿可能不会产生明显心理障碍，但随着年龄增长易导致患者产生一系列的心理问题。

【辅助检查】

视力检查，验光，弱视伴斜视者可用同视机检查、角膜映光法检查来确定斜视度数，视觉诱发电位检查。

【治疗原则】

早期发现弱视是治疗的关键。5岁以下的斜视性弱视者，可遮盖好眼，会强迫大脑使用被抑制的眼。屈光性弱视应首先进行屈光矫正，如4～8周后仍存在双眼视力差异，应行遮盖治疗。形觉剥夺性弱视应早期行手术矫正。

【护理诊断】

1. 感知改变　视力下降，与弱视有关。

2. 潜在并发症　有屈光不正、斜视的危险。

3. 焦虑　与双眼的视功能障碍有关。

4. 知识缺乏　缺乏相关的弱视防治知识。

【护理措施】

1. 病因治疗　矫正屈光不正，早期治疗先天性白内障、上睑下垂等疾病。

2. 遮盖疗法　此法用三层黑布作眼罩包盖健眼，抑制优势眼，强迫弱视眼锻炼，根据患者的年龄、视力、注视性质来决定遮盖时间的长短。遮盖治疗时应该密切观察被遮盖眼的视力变化，以免形成遮盖性弱视。并嘱咐患者定期复查。

3. 其他治疗　后象疗法、红色滤光法（波长620～700nm）、海丁格刷（光刷）也是治疗弱视的有效方法，主要适用于矫治旁中心注视者。视刺激疗法对中心凹注视、屈光不正性弱视的治疗效果较好，可作为遮盖治疗的辅助治疗。

4. 向患者及其家属解释弱视的相关防治知识。视觉检查是发现儿童弱视或斜视的重要途径。

【健康教育】

1. 弱视的治疗时间长，方法复杂，有很多因素可影响其疗效，家长要有耐心和信心，督促患儿接受治疗。

2. 进行广泛的卫生宣教，如用眼卫生、眼位姿势的示教；向患儿家长讲解，及早发现是治疗成功的关键。

3. 定期到医院检查。

复习思考

一、单选题

1. 眼屈光系统中，屈光力最大的是（　　）

A. 角膜　　B. 晶状体　　C. 房水　　D. 玻璃体　　E. 视网膜

2. 正常情况下，婴儿为生理性的（　　）

A. 近视眼　　B. 远视眼　　C. 散光眼　　D. 正视眼　　E. 以上均不是

3. 调节静止时，平行光线经眼的屈光焦点落在视网膜之前，其屈光状态为（　　）

A. 正视　B. 远视　C. 近视　D. 散光　E. 弱视

4. 调节静止时，平行光线经眼的屈光焦点落在视网膜之后，其屈光状态为（　　）

A. 正视　B. 远视　C. 近视　D. 散光　E. 弱视

5. 调节静止时，平行光线经眼的屈光不能形成一个焦点，其屈光状态为（　　）

A. 正视　B. 远视　C. 近视　D. 散光　E. 弱视

6. 屈光不正不包括（　　）

A. 近视　B. 远视　C. 散光　D. 屈光参差　E. 老视

7. 近视眼的眼球状态是（　　）

A. 眼轴过长　B. 眼轴过短　C. 眼球突出　D. 眼球凹陷　E. 眼轴正常

8. 高度近视的并发症不包括（　　）

A. 外斜视　B. 玻璃体混浊　C. 视网膜脱离

D. 闭角型青光眼　E. 开角型青光眼

9. 远视眼患者（　　）

A. 仅看近需要调节　B. 仅看远需要调节

C. 远近均需调节　D. 远近均不需调节

E. 以上均不是

10. 有关假性近视治疗，错误的是（　　）

A. 点阿托品滴眼液　B. 雾视疗法　C. 配凹透镜

D. 眼保健操　E. 针灸推拿

11. 弱视是指（　　）

A. 矫正视力 <0.1　B. 矫正视力≤0.8

C. 裸眼视力 <0.1　D. 裸眼视力 <0.8

E. 裸眼视力 =0.8

12. 弱视治疗的最佳时期是（　　）

A. 3 岁　B. 6 岁　C. 10 岁　D. 14 岁　E. 任何年龄

13. 弱视经验光配镜后，最简单、有效和常用的治疗方法是（　　）

A. 遮盖疗法　B. 压抑疗法　C. 红胶片疗法　D. 红光刺激　E. 理疗

14. 第一斜视角等于第二斜视角可能是（　　）

A. 麻痹性斜视　B. 共同性斜视

C. 弱视　D. 以上都对

E. 以上都不对

二、简答题

1. 如何预防近视？

2. 斜视的治疗方法有哪些？

（张延英）

项目八　眼外伤患者的护理

机械性、物理性和化学性等因素直接作用于眼部，引起眼的结构和功能发生的损害，统称为眼外伤（ocular trauma）。由于眼的位置暴露，结构精细脆弱，即使轻微外伤，也可引起严重后果，所以眼外伤是视力损害的主要原因之一，尤其是单眼失明的首要原因。多见于儿童和青壮年男性。

眼外伤根据致伤原因可分为机械性眼外伤和非机械性眼外伤两大类。机械性眼外伤包括异物伤、钝挫伤、眼球穿通伤等；非机械性眼外伤包括热烧伤、化学伤、辐射伤等。

一、眼表异物伤患者的护理

眼表异物伤是飞扬性异物溅入眼部，黏附于角膜、结膜的表层，以眼部异物感、疼痛、充血、畏光、流泪为主要特征。如及时处理则预后较好；如异物嵌于角膜深层或处理不当，易引发感染，如角膜溃疡、虹膜睫状体炎等，可影响视力。

【病因与发病机制】

因细小异物如铁屑、沙石、玻璃、粉尘、煤屑、木刺、毛发等不慎飞溅入眼，附着于结膜或角膜上。多发性异物见于爆炸伤、板栗刺等。

【临床表现】

1. 症状　患者眼部有异物感、疼痛、畏光、流泪及视力下降等。

2. 体征　结膜或角膜见异物附着。结膜异物多隐藏于睑板下沟、穹隆部及半月皱襞；角膜异物轻者黏附在角膜上皮表层，重者嵌入角膜深部；铁质异物周围可见锈环；植物性异物容易引起感染。

3. 心理、社会状况　病情轻者，因异物刺激出现眼痛、畏光、流泪、视力下降而焦躁；病情重者，因视力严重障碍及面容受损而忧虑、悲观；更有甚者因担心失明而恐惧、绝望。

【辅助检查】

进行裂隙灯显微镜检查，可发现细小异物。

【治疗原则】

取出异物，预防感染。

【护理诊断】

1. 舒适改变　眼部疼痛、畏光、流泪，与异物引起的刺激有关。

2. 感知改变　视力下降，与异物存留有关。

3. 恐惧　与视力受损、担心预后有关。

4. 潜在并发症　角膜溃疡、虹膜睫状体炎、角膜遗留瘢痕等。

5. 知识缺乏　缺乏预防异物入目的防治知识。

【护理措施】

1. 治疗护理

(1) 结膜异物用无菌棉签蘸生理盐水拭出，或冲洗结膜囊，然后用抗生素眼药水滴眼。

(2) 剔除角膜异物时，应严格执行无菌操作，以防止化脓性角膜溃疡的发生。先滴0.5%丁卡因滴眼液3次，表浅异物可用蘸有生理盐水的湿棉签轻轻拭去；嵌入性异物在表面麻醉后用消毒的角膜异物刀向角膜缘方向剔除，如有锈环，尽量一次性刮尽，异物取出后，涂抗生素眼药膏，包盖伤眼。

(3) 爆炸伤所致的多发细小异物或板栗刺应分批剔除。

(4) 嘱患者术后不要揉眼，次日一定要复查。如患眼疼痛剧烈，应及时就诊。

2. 病情观察　仔细检查角膜或结膜有无异物遗留；观察角膜伤口的愈合情况及视力变化；注意观察有无角膜溃疡、虹膜睫状体炎、角膜遗留瘢痕等潜在并发症的发生。

3. 一般护理　保持病房安静，室内光线宜暗，保证患者充足睡眠；患者外出时应戴有色眼镜加以保护；给予高营养易消化软食，多食水果、蔬菜，保持大便通畅。

4. 心理护理　稳定患者情绪，耐心解释病情，使其积极配合治疗。

【健康教育】

1. 指导患者正确用药，保持良好情绪，积极配合治疗。

2. 指导患者定期复诊，防止并发症的发生。

3. 眼部溅入异物时，切勿揉擦眼睛或自行剔除异物，应及时到医院处理。

4. 加强安全教育，提高自我防范意识，劳动时配戴防护眼镜，防止眼外伤的发生。

二、眼钝挫伤患者的护理

眼钝挫伤（ocular blunt trauma）是由机械性钝力所致的眼外伤，可造成眼球或眼附属器损伤，引起眼内多种结构的病变。眼钝挫伤占眼外伤发病总数的1/3以上，严重危害视功能。

【病因与发病机制】

常见致伤因素有飞溅的砖头、木棍、铁块、玩具、球类、拳头、交通事故及爆炸产生的冲击气浪等钝力作用于眼部。钝力除在打击部位造成直接损伤外，还可在眼球内和眼球壁传递，产生多处间接损伤。

【临床表现】

1. 症状　眼痛、畏光、流泪、视力下降、复视或视物变形。

2. 体征　根据挫伤的部位不同，可出现不同的症状。

（1）眼睑挫伤　眼睑水肿、瘀血肿胀、皮肤擦伤、泪小管断裂及皮下气肿等。

（2）结膜挫伤　结膜水肿、充血，结膜下出血及结膜裂伤。

（3）角膜挫伤　角膜上皮擦伤，角膜基质层水肿、增厚及混浊，后弹力层皱褶。

（4）虹膜睫状体挫伤　可引起外伤性虹膜睫状体炎、外伤性瞳孔散大、虹膜根部断离（瞳孔呈“D”形）、前房积血、房角后退、外伤性低眼压等。

（5）晶状体挫伤　可引起晶状体脱位或半脱位、挫伤性白内障。

（6）其他　眼钝挫伤损伤视网膜、脉络膜或睫状体血管，可发生玻璃体积血、视网膜震荡或脱离以及视神经损伤，严重钝挫伤发生于薄弱的角巩膜缘或眼球赤道部可导致眼球破裂。

3. 心理、社会状况　患者因受伤、疼痛、视力下降等影响而出现烦躁、焦虑、悲观情绪。

【辅助检查】

裂隙灯显微镜、检眼镜、X 线、CT 及超声波检查等可确定眼球、眼附属器损伤的部位以及损伤的程度。

【治疗原则】

根据眼钝挫伤的部位、表现、程度等，进行对症治疗，包括药物治疗和手术治疗。

【护理诊断】

1. 疼痛　眼痛，与眼组织损伤及眼压升高有关。

2. 感知改变　视力下降，与眼内积血和眼内组织损伤有关。

3. 潜在并发症　继发性青光眼、前房积血、玻璃体积血、虹膜睫状体炎、视网膜裂孔与脱离等。

4. 焦虑　与担心形象受损、预后不良有关。

5. 知识缺乏　缺乏眼外伤的相关防治知识。

【护理措施】

1. 治疗护理

(1) 眼睑挫伤者，如眼睑瘀血肿胀，48 小时内冷敷，之后给予热敷；皮肤裂伤者予以清创缝合；泪小管断裂应给予吻合；眼睑皮下气肿者嘱患者禁止用力擤鼻。

(2) 结膜挫伤者，如单纯结膜水肿、充血，结膜下出血及结膜裂伤，应用抗生素眼药水预防感染；严重结膜撕裂伤者，应给予缝合。

(3) 角膜上皮擦伤者，涂抗生素眼药膏后包扎，通常 24 小时可愈合，第二天复查；角膜基质层水肿者，可选用糖皮质激素滴眼液滴眼，必要时用散瞳剂；角巩膜裂伤者应在显微镜下进行手术缝合。

(4) 外伤性虹膜睫状体炎者护理同虹膜睫状体炎；外伤性瞳孔散大，轻者可全部或部分恢复，重者不能恢复；虹膜根部断离伴复视患者，可考虑虹膜根部缝合术；前房积血，取半坐卧位，观察眼压、视力及前房积血的变化，前房积血严重者，应用降眼压药物，对于药物不能控制眼压时可行前房穿刺术以放出积血。

(5) 晶状体挫伤者、晶状体不全脱位者应住院观察病情，如引起严重的视力下降及继发性青光眼等并发症时，应立即手术摘除。

2. 病情观察　严密监测患者的视力、眼压和前房积血情况，观察伤口有无分泌物、出血、感染等。

3. 一般护理　保持室内环境安静，病情较重者应卧床休息；前房积血患者应采取半卧位，并包扎双眼；给予高营养易消化软食，多食蔬菜、水果，保持大便通畅。

4. 心理护理　突来的创伤打击，影响视力及眼部外观，患者会出现不同程度的焦虑、悲观情绪，应耐心向患者说明病情及治疗情况，加强心理护理，稳定患者的情绪，使其配合治疗。

【健康教育】

1. 加强安全教育，严格执行安全生产制度，提高自我防护意识。

2. 发生眼钝挫伤时应及时就医，以免延误治疗时间。

3. 积极预防并发症的发生，讲解眼钝挫伤并发症的原因和症状，如有不适应及时就诊。

4. 指导患者出院后遵医嘱按时用药，积极治疗，了解复诊的意义，定时复查。

三、眼球穿通伤患者的护理

眼球穿通伤（perforating injury of eyeball）是指由锐器的刺入或高速飞行的异物碎片击穿造成眼球壁全层裂开。按其损伤部位可分为角膜穿通伤、角巩膜穿通伤、巩膜穿通伤。

眼球穿通伤的预后与视功能的恢复主要取决于损伤的严重程度、部位、有无感染及处理是否及时。

【病因与发病机制】

多见于锐器（如针、刀、剪或高速飞射的异物碎片等）刺伤。由于眼球组织结构精细而脆弱，故眼球穿通伤的损害严重而复杂，是致盲的主要因素。

【临床表现】

1. 症状　有明确眼部创伤史，伴有不同程度的视力下降、眼痛、流泪、畏光等症状。

2. 体征

（1）角膜穿通伤　最常见。单纯性角膜穿通伤，伤口小且规则，可自行闭合；复杂性角膜穿通伤，伤口大而不规则，常伴虹膜脱出，晶状体损伤，前房积血。

（2）角巩膜穿通伤　常引起虹膜睫状体、晶状体和玻璃体的损伤、脱出，眼内出血，多伴有葡萄膜组织脱出。

（3）巩膜穿通伤　较小的巩膜伤口不易发现，伤口处仅见球结膜下出血；大的伤口伴脉络膜、玻璃体和视网膜的损伤和出血。

（4）交感性眼炎　是一眼受穿通伤后炎症反应持续不退，经一段潜伏期后引起另一眼肉芽肿性葡萄膜炎，伤眼称为诱发眼，另一眼称为交感眼。在睫状体区的巩膜穿通伤，常并存有葡萄膜组织嵌顿于创口或有眼内异物存留时，可发生交感性眼炎。

（5）异物碎片击穿眼球壁者，异物可存留于眼内。

3. 心理、社会状况　眼球穿通伤多突发于青壮年男性，患者很难在短时间接受视力受损及面容受损，往往会有巨大的身心创伤，有的甚至会产生悲观、绝望心理。

【辅助检查】

裂隙灯显微镜、X 线、CT、超声波、MRI 检查可查出不同性质的眼内异物及定位。

【治疗原则】

眼球穿通伤为眼科急症。治疗原则是及时缝合伤口，及早取出眼内异物，恢复眼球的完整性，防止感染及并发症的发生。

【护理诊断】

1. 疼痛　眼痛，与眼组织损伤有关。

2. 感知紊乱　视力下降，与角膜伤口、眼内组织损伤及眼内积血有关。

3. 组织完整性受损　由眼球穿通伤引起。

4. 潜在并发症　外伤性白内障、外伤性感染性眼内炎、交感性眼炎、外伤性增生性玻璃体视网膜病变等。

5. 焦虑　与眼球穿通伤担心视力不能恢复及面容受损有关。

【护理措施】

1. 治疗护理

(1) 协助医生做好伤口的清洁保护，及时做好术前准备。术前禁忌剪睫毛和冲洗结膜，防止眼压升高和增加感染机会。

(2) 遵医嘱常规注射破伤风抗毒素，全身应用抗生素，必要时加糖皮质激素。用抗生素眼药水频繁点眼。

(3) 严格执行各项无菌操作，严防眼内感染的发生。

2. 病情观察 密切检测患者的视力及眼部伤口的变化，如有眼压升高、视力下降等情况，应及时通知医生予以对症处理；观察非受伤眼，早发现、早治疗可能并发的交感性眼炎；严密观察有无外伤性白内障、外伤性感染性眼内炎、外伤性增生性玻璃体视网膜病变等并发症的临床体征。

3. 一般护理 保持环境安静，室内光线宜暗，注意休息；饮食宜清淡易消化。

4. 心理护理 多数患者为意外伤害，且直接影响视力和眼部外观，患者常焦虑、悲观、绝望，应及时给予心理疏导，使其情绪稳定，积极配合治疗。

【健康教育】

1. 加强安全教育，增进工作人员的自我防护意识，戴好防护眼镜。儿童远离刀、剪等利器。

2. 向患者及家属讲解交感性眼炎的特征及预后，如健眼出现不明原因的眼部充血、疼痛、视力下降时，应及时就诊。

3. 指导患者出院后用药的方法和注意事项，定期复查，眼内异物未取出者，需择期行异物取出术。

4. 教育患者保持身心健康，避免不良情绪的刺激，以免加重病情。

四、眼化学伤患者的护理

眼化学伤（ocular chemical injury）是指化学物质进入眼部，引起眼部组织损伤，也称眼化学性烧伤，其中最常见的是酸碱化学伤。本病属于眼科急危重症，其病情的轻重和预后与化学物质的性质、浓度、量的多少，以及化学物质接触眼部时间的长短、急救措施是否恰当有关。

【病因与发病机制】

1. 眼化学伤多发生于化工厂、实验室或施工场所。

2. 酸性眼化学伤多由硫酸、盐酸、硝酸所致。低浓度酸性烧伤时，仅对患眼有刺激作用；强酸能使组织蛋白凝固坏死，起到屏障作用，阻止酸性物质向组织深层渗透，损伤相对较轻。

3. 碱性眼化学伤多由氢氧化钠、石灰、氨水所致。碱能溶解脂肪和蛋白质，接触组织后迅速渗透到深层和眼内，细胞被分解坏死，严重者可引起角膜穿孔及眼内炎症。故碱性眼化学伤的损伤范围大、层次深、预后差。

【临床表现】

1. 症状　轻者眼部灼热刺痛、畏光流泪；重者伤眼剧烈疼痛、眼睑痉挛、视力急剧下降。

2. 体征　根据伤后组织反应可分为轻度、中度、重度。

（1）轻度　多由弱酸、弱碱引起。表现为眼睑和结膜轻度充血、水肿，角膜上皮可有点状脱落或水肿，数日后水肿消退，上皮修复，不留瘢痕，无并发症，视力多不受影响。

（2）中度　由强酸或稀释的碱性物质引起。眼睑皮肤出现水疱或糜烂，结膜水肿，部分坏死，角膜混浊、水肿，上皮层完全脱落呈白色凝固，愈后可留有角膜斑翳，影响视力。

（3）重度　多由强碱引起。结膜出现广泛的缺血性坏死，呈灰白色浑浊，角膜全层灰白或呈瓷白色，出现溃疡或穿孔，可引起葡萄膜炎，继发青光眼及并发白内障等。愈后有眼睑畸形、眼睑外翻、角膜白斑、睑球粘连或眼球萎缩等后遗症。最终可引起视功能或眼球丧失。

3. 心理、社会状况　眼化学伤为意外伤，患者又有剧烈眼痛伴视力障碍，常有焦虑及悲伤心理，严重时可产生狂躁情绪。

【辅助检查】

裂隙灯显微镜检查，对不明致伤物可做结膜囊 pH 值测定，以确定其酸碱性。

【治疗原则】

眼化学伤属眼科急症。治疗原则应争分夺秒，现场迅速冲洗眼部，彻底清除眼部化学物质。促进血液循环，改善组织营养。控制感染、散瞳及针对并发症治疗。

【护理诊断】

1. 疼痛　眼痛，与化学物质刺激眼角膜有关。

2. 感知紊乱　视力下降，与化学烧伤眼组织有关。

3. 自理缺陷　与双眼视力下降有关。

4. 焦虑　与眼烧伤引起视力下降及担心预后有关。

5. 知识缺乏　缺乏眼化学伤的防治知识。

6. 潜在并发症　角膜溃疡、穿孔，继发性青光眼，葡萄膜炎，并发性白内障及眼睑畸形等。

【护理措施】

1. 治疗护理

(1) 现场急救　现场彻底冲洗眼部，是处理眼化学伤最重要的一步。争分夺秒就近取水反复、彻底冲洗结膜囊内的化学物质，冲洗时要翻转上下眼睑，充分暴露结膜囊的上下穹隆，嘱患者眼球上下、左右转动，彻底冲洗，至少冲洗 30 分钟以上，并及时送医院治疗。

(2) 用中和液冲洗和结膜下注射　酸性眼化学伤可用2%碳酸氢钠溶液冲洗，球结膜下注射5%磺胺嘧啶钠溶液 1～2mL；碱性眼化学伤用3%硼酸水冲洗，结膜下注射维生素 C（1～2mL）。严重碱性眼化学伤可行前房穿刺放出碱性房水，以减轻眼内反应。

(3) 其他辅助治疗　用1%阿托品滴眼液或眼药膏散瞳，防止虹膜后粘连；局部滴胶原酶抑制剂（如0.2%半胱氨酸滴眼液），以防角膜溃疡或穿孔；局部或全身用糖皮质激素，以减轻炎症反应和抑制新生血管的形成；用抗生素滴眼液滴眼，每日 6 次，或用抗生素眼药膏涂结膜囊，每日 2 次，必要时全身应用抗生素控制感染。

(4) 有并发症者可进行手术治疗，按眼科手术患者的常规护理。

2. 病情观察　密切观察患者的视力、眼睑、结膜、巩膜、角膜等的变化；观察瞳孔大小及对光反射的变化；注意眼压是否正常；有无并发症的发生。

3. 一般护理　保持环境安静，室内光线宜暗，多卧床休息；饮食以清淡为宜。

4. 心理护理　耐心向患者解释病情和治疗效果，避免不良因素刺激，缓舒患者的紧张情绪，消除患者的悲观心理，使其积极配合治疗和护理。如患者双眼视力受损，应协助其做好生活护理。

【健康教育】

1. 指导患者及家属正确用药，定期随访。如症状加重或发现并发症，应及时就诊，配合医护人员进行治疗和控制。

2. 加强安全防护教育，从事化工作业的工人，应配戴防护眼镜，规范操作，防止化学物质溅入眼部，加强车间通风，定期维修防护设备，防止化学物质泄漏。工作场应常备一盆清水，万一化学物质溅入眼内能够及时冲洗眼睛。

3. 大力宣传眼化学伤的防护知识及急救知识，说明现场急救的重要性。

五、电光性眼炎

电光性眼炎（electric ophthalmia）是指大量紫外线长时间照射眼部，引起角膜、结膜上皮细胞坏死脱落。电光性眼炎是机械工业中最常见的一种职业病，凡接触紫外线辐射且无防护措施者均可发生。在高原、冰川雪地、海面或沙滩上作业或旅游而发病者，称为日光性眼炎或雪盲。

【病因与发病机制】

多由紫外线灯、电焊、高原强光、雪地及水面反光等射出的紫外线被组织吸收，产生光化学反应，引起结膜、角膜上皮坏死脱落。紫外线照射引起组织损伤的程度取决于吸收的总量，即辐射的强度和持续时间。

【临床表现】

1. 症状 潜伏期一般为3～8小时，表现为双眼剧痛、畏光、流泪及异物感，常发生于夜间。

2. 体征 眼睑痉挛，结膜水肿、充血，角膜上皮点状剥脱。

3. 心理、社会状况 因眼痛剧烈而产生紧张、焦虑心理。

【辅助检查】

裂隙灯显微镜、检眼镜等检查。

【治疗原则】

缓解疼痛，预防感染及并发症。

【护理诊断】

1. 疼痛 眼痛，与角膜上皮受损有关。

2. 知识缺乏 缺乏电光性眼炎相关的防治知识。

3. 潜在并发症 角膜溃疡。

【护理措施】

1. 治疗护理 若无并发症发生，通常在24小时后症状可减轻，角膜上皮愈合；对于疼痛剧烈者可给予早期冷敷，用0.5%丁卡因滴眼液，滴眼1～2次可立即止痛，不可多滴，以免影响角膜上皮再生。局部涂抗生素眼药膏，以防治角膜炎症。

2. 病情观察 观察患者病情有无变化及并发症的发生。

3. 一般护理 环境安静，注意休息，外出时戴护目镜。饮食宜清淡，不宜吃辛辣和刺激性食物。

4. 心理护理 耐心为患者讲解病情及治疗效果，解除患者的焦虑情绪，使其积极配合治疗。

【健康教育】

1. 嘱患者勿用手揉眼，防止角膜上皮擦伤、感染。

2. 进行卫生宣教，注意劳动安全，电焊、紫外灯、野外强太阳光下作业时注意戴防护眼罩或眼镜。

3. 摘除隐形眼镜，减少角膜刺激。

复习思考

一、单选题

1. 结膜异物常见有灰尘、粉尘，多见于（　　）

A. 睑结膜面　B. 球结膜　C. 角巩膜缘

D. 睑裂部球结膜　E. 睑板下沟、穹隆部

2. 对于嵌入性角膜异物，角膜异物刀应向（　　）剔除。

A. 角膜中央　B. 角膜深处　C. 角膜缘处

D. 异物周边角膜处　E. 瞳孔区

3. 角膜上皮擦伤者涂抗生素眼药膏包扎，通常（　　）小时可愈合。

A. 12　B. 24　C. 48　D. 72　E. 4

4. 交感性眼炎是指一眼发生穿孔伤后的双眼相继出现的（　　）

A. 慢性肉芽肿性葡萄膜炎

B. 非肉芽肿性葡萄膜炎

C. 急性渗出性葡萄膜炎

D. 急性前房积脓性葡萄膜炎

E. 慢性前房积脓性葡萄膜炎

5. 酸性或碱性化学物质进入眼睛，应至少冲洗（　　）

A. 5 分钟　B. 10 分钟　C. 15 分钟　D. 30 分钟　E. 60 分钟

6. 酸性物质致眼部损伤的原因（　　）

A. 酸性物质能使组织蛋白凝固坏死

B. 使角膜上皮坏死脱落

C. 与组织的类脂质起皂化作用

D. 使组织溶解

E. 使组织细胞分解坏死

7. 下列哪种是造成电光性眼炎的原因（　　）

A. 酸性烧伤　B. 碱性烧伤

C. 火焰性热烧伤　D. 红外线损伤

E. 紫外线损伤

8. 电光性眼炎一般在照射后多长时间发作（　　）

A. 1 ~ 2 小时　B. 2 ~ 3 小时

C. 3 ~ 8 小时　D. 8 ~ 16 小时

E. 16 ~ 24 小时

9. 预防眼外伤的措施不包括（　　）

A. 加强安全卫生宣传

B. 减少不必要的社会活动

C. 严格执行操作规程

D. 完善防护措施

E. 教育儿童不要玩弄危险玩具

二、简答题

1. 眼化学伤的护理措施有哪些？

2. 简述电光性眼炎的临床症状和体征？

（赵慧）

扫一扫，知答案

第二篇 耳鼻咽喉科护理

模块四

扫一扫，看课件

耳鼻咽喉的应用解剖生理

【学习目标】

1. 掌握鼓膜标志，婴幼儿咽鼓管的特点，外鼻静脉回流的特点，鼻及鼻窦的组成，鼻咽部结构，咽淋巴环的组成及作用等。

2. 熟悉窦口鼻道复合体的概念及临床意义，中耳的组成，咽及喉腔的分区，喉部神经，耳、鼻、咽、喉的生理功能。

3. 了解鼓室及内耳结构，声音的传播途径，喉部软骨、肌肉的解剖特点等。

项目一 耳的应用解剖生理

耳（ear）是司听觉与平衡觉的外周器官，由外耳、中耳和内耳组成（图4－1）。

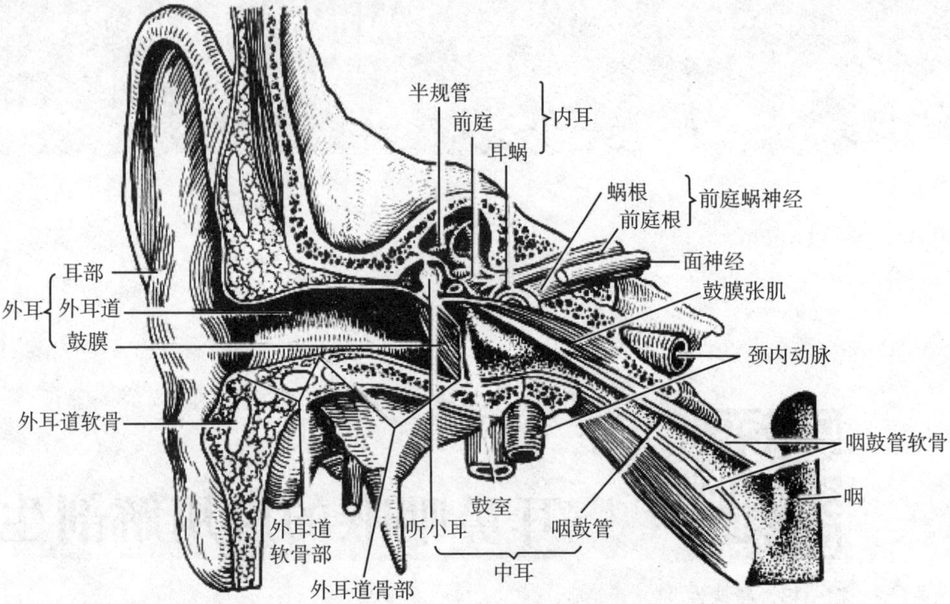

图4－1 耳的主要结构

一、外耳

外耳（external ear）包括耳郭和外耳道。

1. 耳郭（auricle） 除耳垂由脂肪与结缔组织构成外，耳郭大部分由软骨支架构成，被覆软骨膜和皮肤。耳郭软骨膜与皮肤粘着紧密，皮下组织少，若因炎症等发生肿胀时，感觉神经易被压迫而引起剧痛；若外伤后形成的血肿不易吸收，感染后易发生软骨膜炎。耳郭皮肤菲薄，血管位置浅表，故易发冻疮。

2. 外耳道（external acoustic meatus） 起自于外耳道口，止于鼓膜，成人外耳道长度为2.5～3.5cm，外1/3为软骨部，内2/3为骨部，略呈“S”形弯曲。故在外耳道及鼓膜检查时，应将耳郭向后外上方牵拉，而小儿因外耳道未发育成熟，检查时则应向后外下方牵拉。外耳道皮下组织稀少，皮肤紧密贴附于骨膜，一旦感染则末梢神经受压，疼痛剧烈。软骨部皮肤含有丰富的耵聍腺，并含有毛囊和皮脂腺，易生疖肿。

二、中耳

中耳（middle ear）由鼓室、鼓窦、乳突和咽鼓管组成。

1. 鼓室（tympanic cavity） 位于鼓膜与内耳外侧壁之间，为颞骨岩部不规则含气腔。以鼓膜紧张部上、下缘为界，将其分为上鼓室、中鼓室、下鼓室三部分（图4－2）。

（1）鼓室壁 有上、下、内、外、前、后六壁。①上壁：即鼓室盖，为一层薄骨板，与颅中窝的大脑颞叶相隔；②下壁：为薄骨板，将鼓室与颈静脉球分开；③前壁：前壁下部以极薄的骨板与颈内动脉相隔，有两口，上口为鼓膜张肌半管开口，下口为咽鼓管的鼓室口；④后壁：为乳突壁，在此有面神经垂直段通过，上部有鼓窦入口；⑤内壁：即内耳外侧壁，又称迷路壁，自上而下有外半规管凸、面神经管凸、前庭窗、鼓岬及蜗窗等重要解剖标志；⑥外壁：主要为鼓膜，系一椭圆形、半透明的薄膜。

鼓膜的前下方朝内倾斜，与外耳道底呈 45°～50°角，故外耳道的前下壁较后上壁长。鼓膜中心部最凹点相当于锤骨柄的尖端，称为脐。自锤凸向前至鼓切迹前端有锤骨前襞，自锤凸向后至鼓切迹前端有锤骨后襞，为紧张部与松弛部的分界线。正常鼓膜可分为紧张部和松弛部，有鼓膜脐、锤骨柄、锤凸、光锥等解剖标志（图 4－3）。

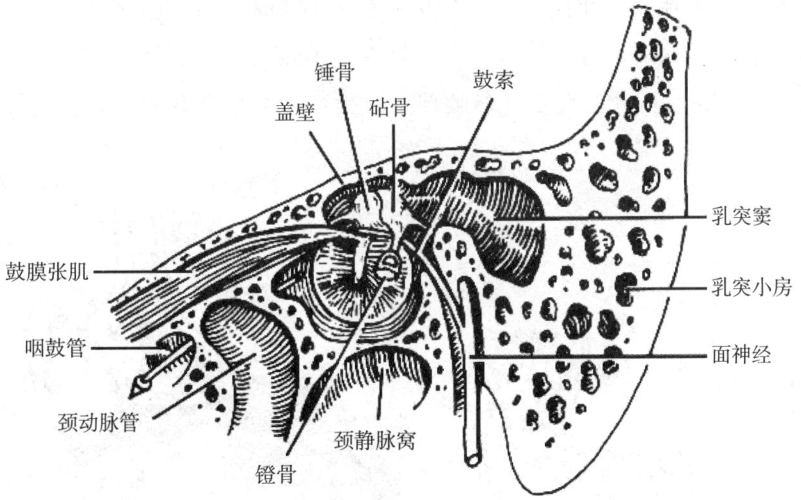

图 4－2　鼓室切面图

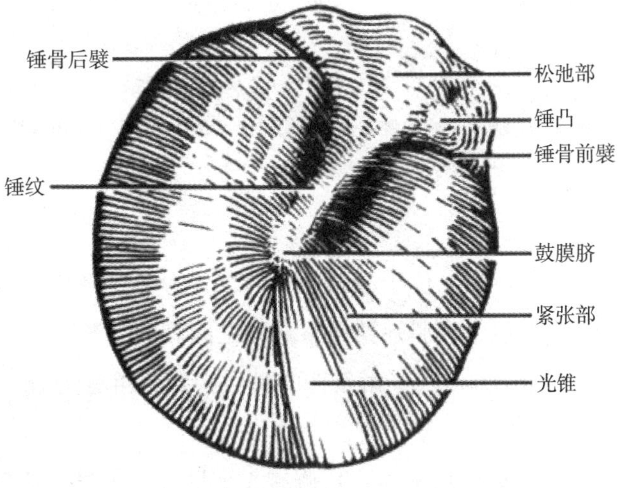

图 4－3　鼓膜示意图

（2）鼓室内结构　有3块听小骨，即锤骨、砧骨和镫骨，借韧带与关节相连构成听骨链。外侧以锤骨柄与鼓膜相接，镫骨足板借周围韧带连于前庭窗。有2条肌肉，即鼓膜张肌及镫骨肌。

2. 鼓窦（tympanic antrum）　为鼓室后上方的含气腔，前与上鼓室相通，后与乳突气房相通，上方以鼓窦盖与颅中窝相隔。鼓窦出生时就存在。

3. 乳突（mastoid process）　似蜂窝状，含许多大小不等、形态不一、相互连通的气房。根据气房发育程度分为四种类型：气化型、板障型、硬化型和混合型。

4. 咽鼓管（eustachian tube）　起自鼓室前壁，向内、前、下斜行，止于鼻咽外侧壁，外1/3为骨部，内2/3为软骨部。咽鼓管软骨部在张口、吞咽、呵欠或歌唱时开放，空气进入鼓室，使中耳腔与外界气压相平衡。咽鼓管黏膜下半部为假复层纤毛柱状上皮，纤毛运动方向朝向鼻咽部，可使鼓室的分泌物得以排除。小儿咽鼓管接近水平位，且较成人短而宽（图4－4），因此，婴幼儿鼻咽部的感染容易经咽鼓管向中耳蔓延引起化脓性中耳炎。

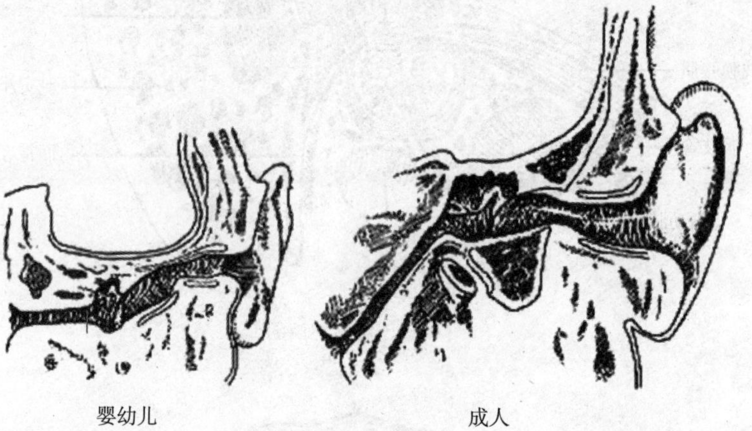

图4－4　成人与婴幼儿的咽鼓管比较

（来源：肖跃群．眼耳鼻咽喉口腔科护理．第二版．北京：人民卫生出版社，2014）

三、内耳

内耳（inne ear），又称迷路，位于颞骨岩部内，分为骨迷路和膜迷路，膜迷路位于骨迷路内。膜迷路内充满内淋巴，而膜迷路与骨迷路之间充满外淋巴，内外淋巴互不相通。

1. 骨迷路（osseous labyrinth）　由致密的骨质构成，可分为骨半规管、前庭和耳蜗三部分（图4－5）。

（1）骨半规管　位于前庭的后上方，每侧有3个呈弓状弯曲的骨管，互成直角，分别

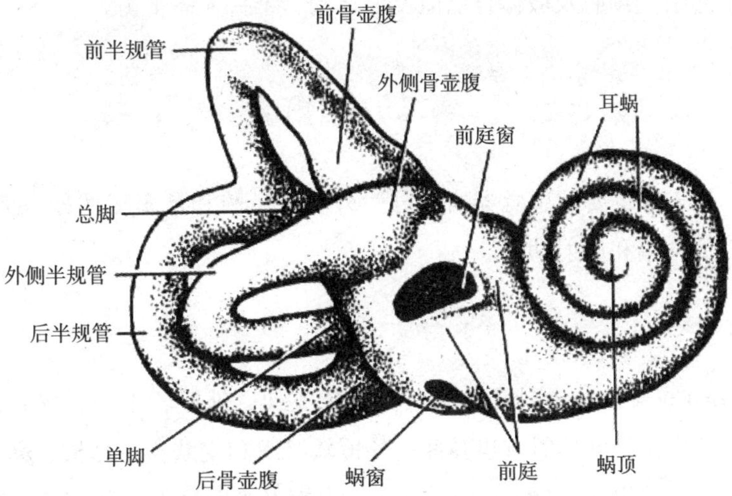

图 4-5　骨迷路

来源：肖跃群．眼耳鼻咽喉口腔科护理．第二版．北京：人民卫生出版社，2014）

称为外（水平）半规管、上（垂直）半规管和后（垂直）半规管。每个半规管的两端均开口于前庭，其一端膨大称壶腹，而上半规管内端与后半规管上端合成总脚通向前庭，故 3 个半规管由 5 孔与前庭相通。

（2）前庭　位于耳蜗与骨半规管之间。后上部有 3 个骨半规管的 5 孔通入。外侧为鼓室内壁的一部分，有前庭窗和蜗窗，前庭窗由镫骨足板所封闭。

（3）耳蜗　形似蜗牛壳，故称耳蜗，由中央的蜗轴和周围的骨蜗管组成。骨蜗管旋转蜗轴为 2.5～2.75 周，骨蜗管腔被前庭膜及基底膜自上而下分为前庭阶、中阶和鼓阶三个管腔。前庭阶和鼓阶的外淋巴通过蜗孔相通，中阶即膜蜗管。

2. 膜迷路（membranous labyrinth）　分为膜蜗管、椭圆囊、球囊和膜半规管，各部间相互连通，并借纤维束固定于骨迷路内。膜蜗管内基底膜上的螺旋器，又名 Corti 器，由毛细胞、支柱细胞和盖膜等组成，是听觉感受器的主要组成部分。膜半规管的壶腹嵴、椭圆囊与球囊内的椭圆囊斑及球囊斑，均为位觉感受器。

耳的主要生理功能是听觉和平衡功能。外耳、中耳的作用是收集和传导声音，属传音机构。内耳、听神经、皮质听觉中枢是感受声音的部分，属感音机构。声音的传导主要有空气传导和骨传导两种形式。前者主要是通过鼓膜、听骨链传导声音，后者主要是通过颅骨传导声音。正常情况下，以空气传导为主，若空气传导减弱，会出现骨传导代偿。

人体维持平衡主要是靠前庭、视觉和本体感觉 3 个系统的相互协调来共同完成的，而前庭系统尤为重要。半规管主要感受正负角加速度的刺激；椭圆囊和球囊主要感受直线加速度的刺激，引起眼、颈肌及肢体骨骼肌反射运动，维持人体平衡。

项目二　鼻的应用解剖生理

鼻（nose）是人体重要的感觉器官，分为外鼻、鼻腔和鼻窦三部分，是呼吸道始端，兼具呼吸、嗅觉、共鸣和反射功能。

一、外鼻

外鼻（external nose）　由骨和软骨共同构成支架，外覆软组织和皮肤，似锥状，上窄下宽，突于面部中央，外伤时首当其冲。外覆软组织和皮肤，由鼻根、鼻尖、鼻梁、鼻翼、前鼻孔、鼻小柱等组成（图4－6）。鼻尖、鼻翼及鼻前庭的皮肤较厚，富有皮脂腺和汗腺，是鼻疖、痤疮和酒渣鼻的好发部位。

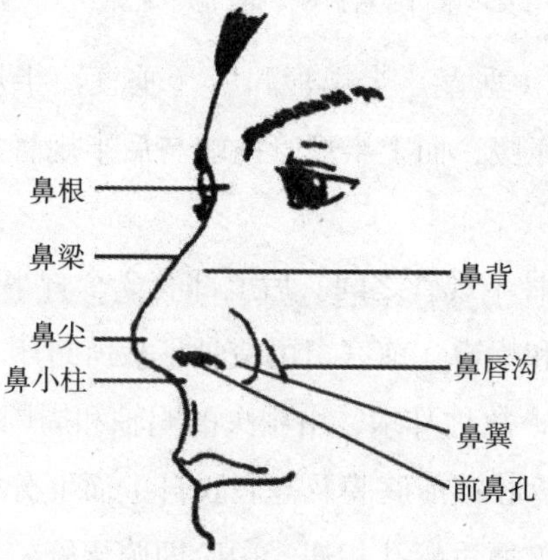

图4－6　外鼻各部名称

外鼻的静脉经内眦静脉及面前静脉回流至颈内静脉，但内眦静脉可经眼上、下静脉与颅内海绵窦相通（图4－7），面部静脉无瓣膜，血液易反流，故挤压鼻部或上唇疖肿，有引起海绵窦血栓性静脉炎的危险。临床上将鼻根部与上唇三角形区称为“危险三角区”。

二、鼻腔

鼻中隔将鼻腔（nasal cavity）分为左右两腔，前起于前鼻孔，后止于后鼻孔，与鼻咽部相通，每侧鼻腔包括鼻前庭和固有鼻腔。

1. 鼻前庭（nasal vestibule）　前界为前鼻孔，后界为鼻阈，该处有皮肤覆盖，长有鼻毛，富有皮脂腺和汗腺，故易发生疖肿。鼻阈之后即为固有鼻腔。

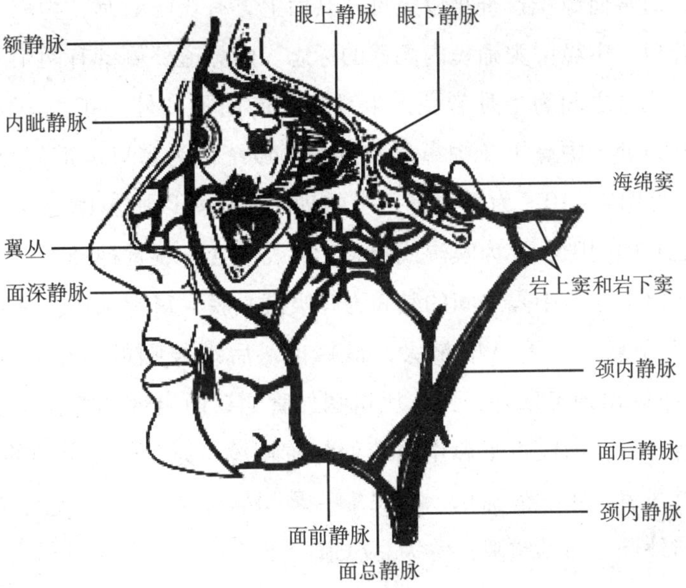

图4-7 外鼻静脉与眼静脉及海绵窦的关系

（来源：肖跃群．眼耳鼻咽喉口腔科护理．第二版．北京：人民卫生出版社，2014）

2. 固有鼻腔（nasal fossa proper） 前界为鼻阈，后界为后鼻孔，为黏膜覆盖，可分为内、外、顶、底四壁。

（1）内侧壁 即鼻中隔，主要由鼻中隔软骨、筛骨垂直板和犁骨构成，其前下部的黏膜下动脉血管丰富，毛细血管汇聚成网，称为利特尔区（little area），此处黏膜薄弱、血管表浅，位置靠前易受外界刺激，是鼻出血的好发部位，又称“易出血区”（图4-8）。

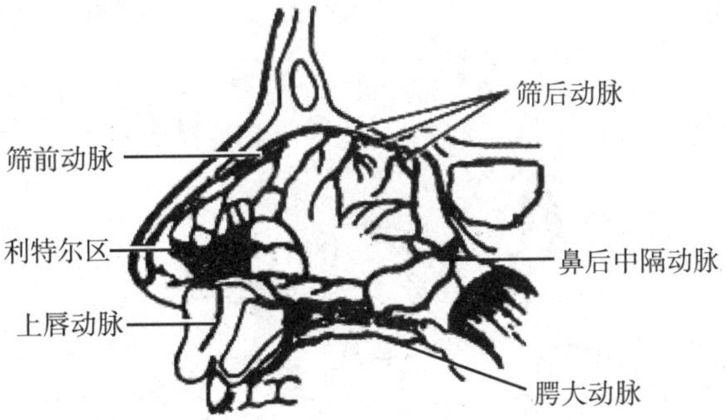

图4-8 鼻易出血区

（来源：肖跃群．眼耳鼻咽喉口腔科护理．第二版．北京：人民卫生出版社，2014）

（2）外侧壁 鼻腔外壁表现极不规则，有突出于鼻腔的三个骨质鼻甲（conchae turbinate），分别称上、中、下鼻甲（图4-9）。各鼻甲下方的空隙称为鼻道，即上、中、下鼻道。

上鼻甲最小，通常前鼻镜检查难以窥见，其后上方有蝶筛隐窝，为蝶窦的开口，上鼻道有后组筛窦的开口。中鼻甲为筛窦内侧壁的标志。中鼻道外侧壁有两个隆起，前下为钩突，后上为筛泡，两者之间为半月裂孔。半月裂孔向前下和外上扩大呈漏斗状，称筛漏斗，是前组鼻窦开口处。中鼻甲及中鼻道附近的区域统称为窦口鼻道复合体（ostiomeatal complex，OMC），见图4－10，为鼻内镜手术的理论基础。以中鼻甲游离缘为界，其上方的鼻甲与鼻中隔之间的间隙，称为嗅沟或嗅裂；其黏膜含有嗅觉神经末梢，称之为嗅区黏膜；中鼻甲游离缘以下与鼻中隔之间的黏膜为呼吸区黏膜，富有腺体及杯状细胞，还有海绵状血窦，具有重要意义。下鼻甲最大，最靠前，后端与咽鼓管咽口距离仅有1.0～1.5cm。病理状态下除出现鼻塞外，还可压迫咽鼓管咽口而出现耳鸣和耳聋等症状。下鼻道前上方有鼻泪管开口，前段近下鼻甲附着处骨质较薄，为上颌窦穿刺的最佳进针部位，后段外壁黏膜下有浅表扩张的静脉丛，称“鼻－鼻咽静脉丛”，是中老年人鼻出血的好发部位。鼻腔内壁与外壁之间的空隙，称为总鼻道。

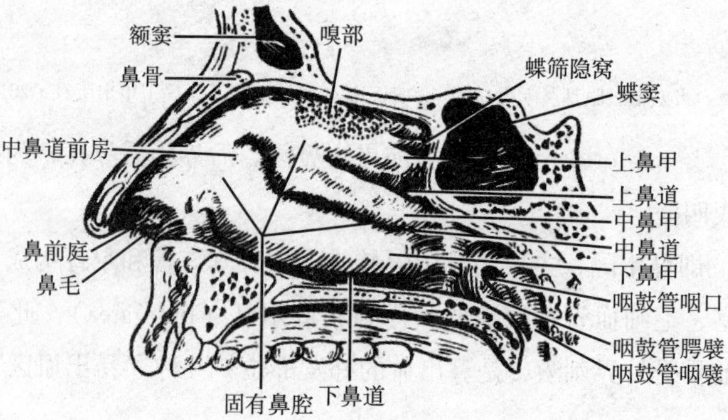

图4－9 鼻腔外侧壁

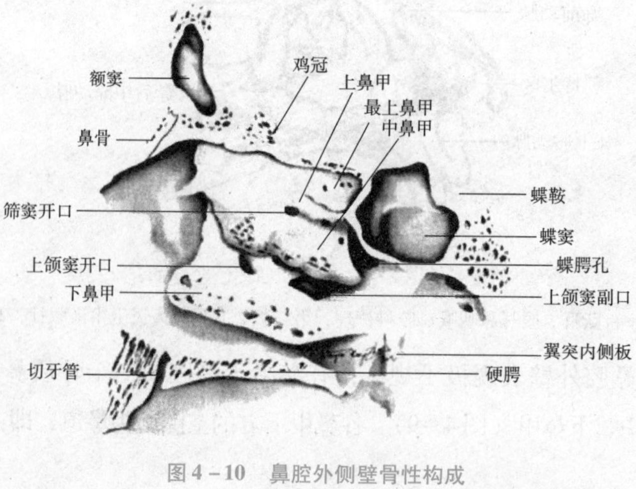

图4－10 鼻腔外侧壁骨性构成

（3）顶壁　中部是分隔颅前窝与鼻腔的筛骨水平板，此板薄而脆，并有多数细孔，呈筛状，嗅神经经此穿过进入颅前窝。外伤或手术时易骨折致脑脊液鼻漏，成为感染入颅的途径。

（4）底壁　为硬腭的鼻腔面，与口腔相隔。

三、鼻窦

鼻窦（nasal sinuses）为位于额骨、筛骨、蝶骨及上颌骨体内的含气空腔，左右成对，共4对，即额窦、筛窦、蝶窦和上颌窦。依据窦口所在位置分为前、后两组，开口于中鼻道的称前组鼻窦，包括额窦、前组筛窦和上颌窦；而后组鼻窦包括开口于上鼻道的后组筛窦和开口于蝶筛隐窝的蝶窦。

1. 上颌窦（maxillary sinus）　是鼻窦中体积最大者，上颌窦窦口位置较高且小，不易引流，故易出现上颌窦炎。其底壁与牙根毗邻，牙根感染可引起齿源性上颌窦炎。

2. 筛窦（ethmoid sinus）　位于筛骨体内，呈蜂房状，分为前、后两组，分别开口于中鼻道和上鼻道。

3. 额窦（frontal sinus）　位于额骨下部内、外板之间，经鼻额管引流至额隐窝，开口于中鼻道。

4. 蝶窦（sphenoid sinus）　位于蝶骨体内。与颅中窝、海绵窦、颈内动脉和视神经毗邻，手术不慎可出现失明及大出血。

项目三　咽的应用解剖生理

咽（pharynx）是呼吸道和消化道的共同通道，上起颅底，下至第六颈椎，成人全长约12～14cm。咽根据其位置由上到下分为鼻咽、口咽及喉咽三个部分（图4－11）。咽的主要生理功能为呼吸、吞咽、防御保护、言语形成、免疫、调节中耳气压等。

一、鼻咽

鼻咽（nasopharynx）位于颅底至软腭平面之间，又称上咽。前经后鼻孔与鼻腔相通。鼻咽黏膜富含淋巴组织，顶后壁的淋巴组织称腺样体，又称咽扁桃体，婴幼儿时期增生，10岁后开始萎缩。当腺样体肥大，可影响鼻通气及咽鼓管功能。鼻咽侧壁有咽鼓管咽口，咽鼓管周围的淋巴组织称为咽鼓管扁桃体。咽鼓管咽口上方的隆起称为咽鼓管圆枕，圆枕后上方与咽后壁间有一凹陷区，称为咽隐窝（图4－12），为鼻

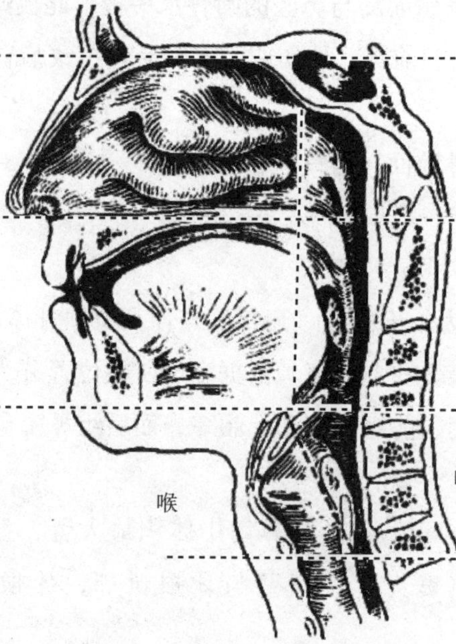

图 4-11　咽的分区

咽癌的好发部位。

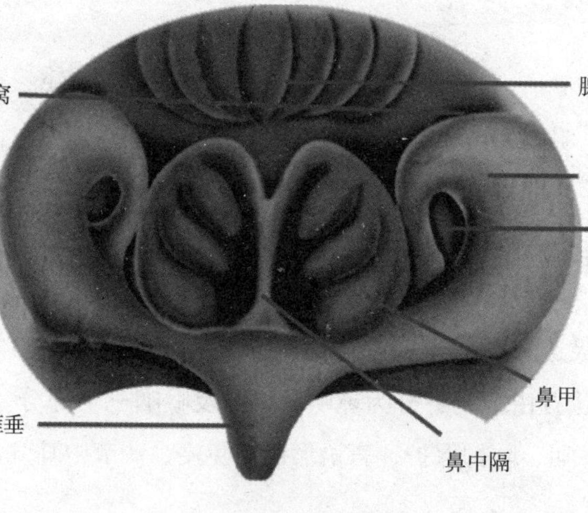

图 4-12　后鼻孔图片

二、口咽

口咽（oropharynx）位于软腭游离缘平面至会厌上缘部分，又称中咽（图 4-13）。前经咽峡与口腔相通，向下连通喉咽部。

咽峡是指由上方的腭垂和软腭游离缘、两侧腭舌弓和腭咽弓及下方的舌背共同构成的环形狭窄部分。腭舌弓和腭咽弓间为扁桃体窝，腭扁桃体（习称扁桃体）居于其中，为咽部最大的淋巴组织（图4－14）。腭扁桃体呈扁卵圆形，外侧为结缔组织被膜包绕，附于咽缩肌表面，在其上部有许多疏松结缔组织，故手术时此处较易剥离。内侧面（游离面）由鳞状上皮黏膜被覆，黏膜上皮向扁桃体实质陷入形成10～20个深浅不一的盲管，称为扁桃体隐窝，细菌、病毒易在此存留繁殖，形成感染病灶。在两侧腭咽弓后方有纵行条索状淋巴组织，称为咽侧索。

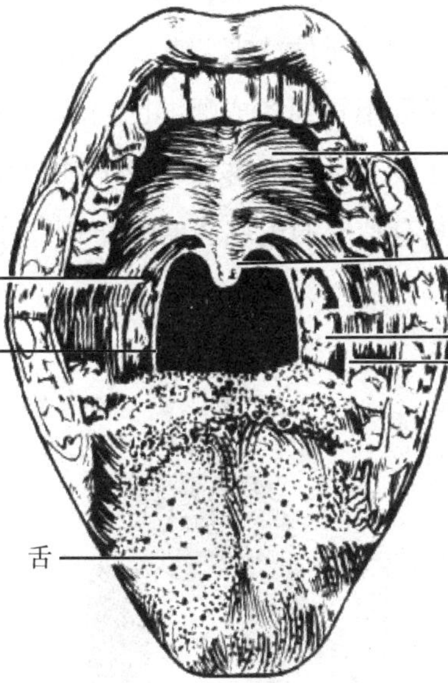

图4－13　口咽部

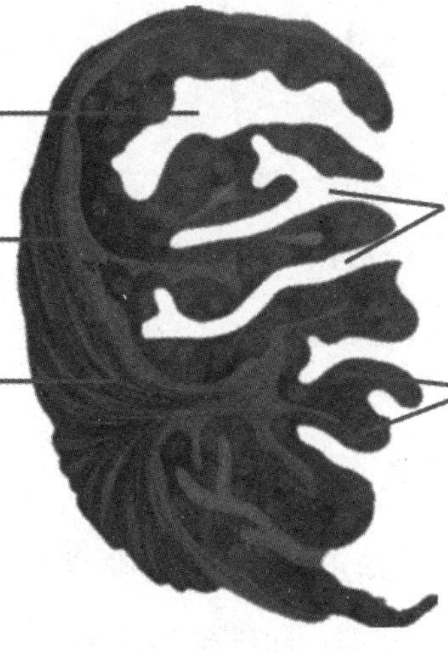

图4－14　腭扁桃体冠状剖面

三、喉咽

喉咽（laryngopharynx），又称下咽，上平会厌上缘平面，下至环状软骨下缘平面，连接口咽与食管，前通喉腔。在喉入口两侧有两个较深的隐窝，称为梨状窝，为异物易滞留的部位。

四、咽淋巴组织与咽淋巴环

咽部有丰富的淋巴组织，如腭扁桃体、咽侧索、舌扁桃体、咽后壁淋巴滤泡、腺样体及咽鼓管扁桃体，通过淋巴管呈环形排列构成咽淋巴内环。内环淋巴流入颈淋巴结，后者又相互联系交通，形成外环，主要包括咽后淋巴结、下颌角淋巴结、颌下淋巴结、颏下淋巴结。咽淋巴环（图 4－15）具有重要的免疫功能和防御作用。当咽部感染或恶性肿瘤时可扩散或转移至相应的淋巴结。

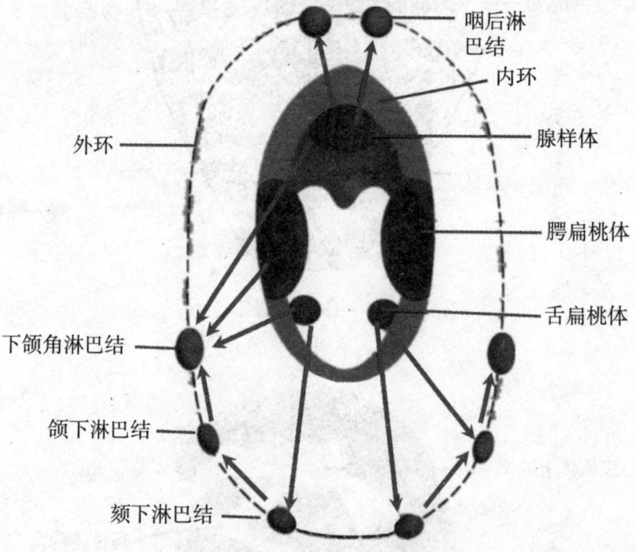

图 4－15　咽淋巴环示意图

项目四　喉的应用解剖生理

喉（larynx）位于舌骨下的颈前正中部，上通喉咽，下接气管，在成人相当于第三～6 颈椎水平。喉是由软骨、肌肉、韧带、纤维组织及黏膜等构成的形似锥形的管腔状器官（图 4－16）。喉有呼吸、发音、保护、屏气等生理功能。

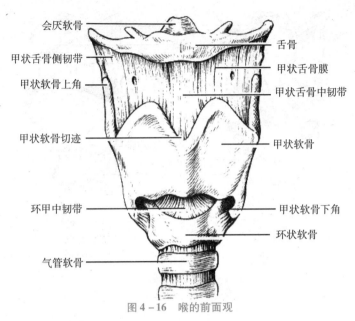

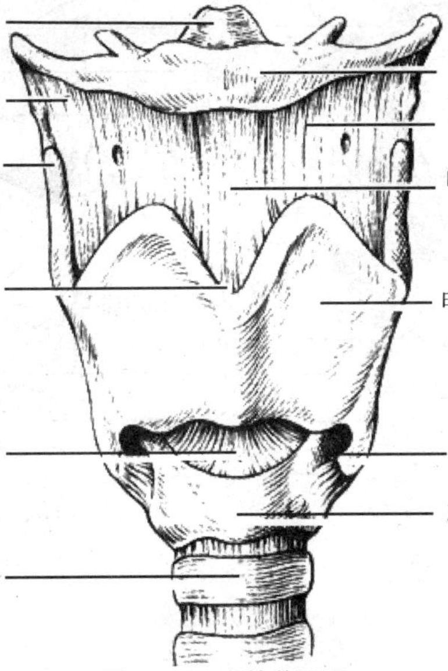

图 4-16　喉的前面观

（来源：肖跃群．眼耳鼻咽喉口腔科护理．第二版．北京：人民卫生出版社，2014）

一、喉软骨

软骨构成喉的支架（图 4-17）。较大的有三个单一软骨：甲状软骨、环状软骨、会厌软骨，三对成对软骨：杓状软骨、小角软骨和楔状软骨。

1. 甲状软骨（thyroid cartilage）　是喉部最大的软骨，由左右对称的四边形甲状软骨板在正前中线融合而成。甲状软骨上缘正中为“V”形凹陷，称为甲状软骨切迹，常作为识别颈正中线的标志。成年男性甲状软骨前缘上端向前突出称为喉结，成年女性喉结不明显。

2. 环状软骨（cricoid cartilage）　是喉部唯一完整的环形软骨，对保持喉气管的通畅有重要意义。当病变或外伤致其缺损，可引起喉狭窄。

3. 会厌软骨（epiglottic cartilage）　扁平呈叶状，上宽下窄。位于喉的上部，表面被覆黏膜，构成会厌。会厌分舌面和喉面，舌面黏膜下组织疏松，炎症时肿胀明显，严重时可出现呼吸困难甚至窒息。

4. 杓状软骨（arytenoid cartilage）　位于环状软骨上外缘，左右各一，形似三角形锥体。其上有声带突和肌突，司声带运动。

5. 小角软骨（corniculate cartilages）　位于杓状软骨的顶部，左右各一，有伸展杓会厌皱襞的功能。

6. 楔状软骨（cuneiform cartilages）　成对，有时缺如，在小角软骨前外侧，两侧杓会厌皱襞黏膜下，似小棒，致黏膜形成白色的隆起，名楔状结节。

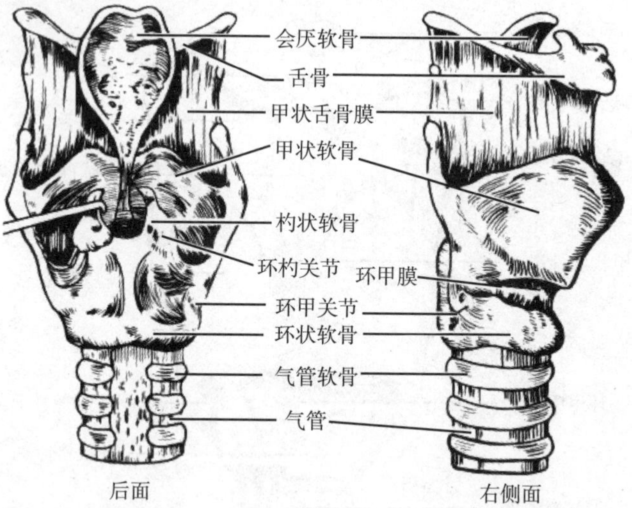

图 4－17 喉部软骨与支架

二、喉肌

喉肌按位置分为喉外肌及喉内肌两组。喉外肌将喉与周围结构相连接，并可升降和固定喉体。喉内肌起点和终点均在喉部，收缩时使喉的相关软骨产生运动。其作用是使声门和喉入口开闭、声带弛张。

三、喉腔

喉腔由室带与声带分隔为声门上区、声门区、声门下区（图 4－18）。

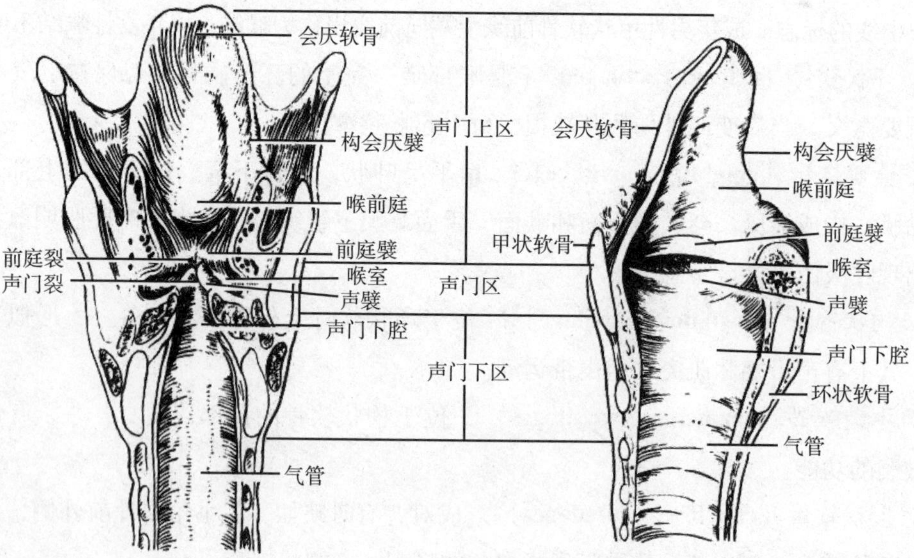

图 4－18 喉腔的分区

1. 声门上区（supraglottic portion） 指喉入口至声带之上区域，由会厌、杓会厌皱襞、室带及喉室组成。喉入口与室带之间，称喉前庭，室带也称假声带，在声带上方与之平行，室带与声带之间的腔隙称喉室。

2. 声门区（glottic portion） 指位于室带与声带之间区域。声带左右各一，由声韧带、甲杓肌及黏膜组成，声带游离缘黏膜下有疏松的间隙，当炎症或外伤时易水肿，引起声嘶，且易形成声带息肉。声门区在两侧声带外展时呈一等腰三角形的空隙，称为声门裂，是喉腔最狭窄处。

3. 声门下区（infraglottic portion） 指声带游离缘以下喉腔部分，下界为环状软骨下缘，上部较扁窄，向下逐渐扩大为圆锥形并移行至气管。幼儿期此区黏膜下组织疏松，炎症时易水肿，导致喉阻塞。

四、神经

喉的神经主要包括喉上神经和喉返神经，均为迷走神经分支。另外还有交感神经。

1. 喉上神经（superior laryngeal nerve） 在舌骨大角高度分为内、外两支。外支为运动支，支配环甲肌。内支为感觉支，分布于声带以上区域黏膜。

2. 喉返神经（recurrent laryngeal nerve） 是迷走神经入胸后的分支，左右路径不同，左侧喉返神经路径较右侧长，损伤机会较多。喉返神经主要为运动神经，支配除环甲肌以外的喉内各肌运动，若两侧同时受损，可引起失音或呼吸困难。但亦有部分感觉支分布于声门下区黏膜。

复习思考

一、单选题

1. 下列哪组鼻窦不属于前组鼻窦（　　）

A. 上颌窦　B. 前组筛窦　C. 额窦　D. 蝶窦　E. 额窦

2. 下列开口于下鼻道的结构有（　　）

A. 上颌窦　B. 额窦　C 鼻泪管　D. 前组筛窦　E. 额窦

3. 下列不属于咽淋巴环的是（　　）

A. 咽扁桃体　B. 舌扁桃体　C. 颌下淋巴结

D. 咽后壁淋巴结　E. 咽侧索

4. 下列不属于鼓膜标志的是（　　）

A. 锤骨柄　B. 鼓脐　C. 光锥　D. 鼓岬　E. 紧张部

5. 关于咽的描述不正确的是（ ）

A. 吞咽作用　B. 分为三部分　C. 共鸣

D. 软骨构成　E. 呼吸作用

6. 哪项不是婴幼儿喉部的解剖特点（ ）

A. 黏膜下组织疏松

B. 喉腔相对较大

C. 淋巴组织丰富

D. 喉软骨柔软

E. 会厌卷曲、声带短

7. 青少年或儿童鼻出血的好发部位是（ ）

A. 利特尔动脉丛　B. 鼻腔后部　C. 鼻前庭

D. 筛前动脉　E. 鼻咽静脉丛

8. 声带麻痹最有可能的是哪支神经损伤（ ）

A. 三叉神经　B. 副神经　C. 外展神经　D. 迷走神经　E. 面神经

9. 慢性鼻窦炎发病的关键和中心部位是（ ）

A. 中鼻道　B. 中鼻甲

C. 窦口鼻道复合体　D. 半月裂孔

E. 上颌窦

二、简答题

1. 简述前组鼻窦与后组鼻窦各包括哪些？其在鼻腔开口位置位于哪里？

2. 请描述鼓膜有哪些解剖标志。

（刘晖）

扫一扫，知答案

扫一扫，看课件

模块五

耳鼻咽喉科患者的护理概述

【学习目标】

1. 掌握耳鼻咽喉科常用检查设备的使用方法，如额镜、鼻镜等的使用；掌握常用的耳鼻咽喉科检查法，如鼻腔检查、口咽检查、外耳道及鼓膜检查等；掌握外耳道滴药法及冲洗法、咽鼓管吹张法、鼓膜穿刺法、鼻腔滴药法及冲洗法、上颌窦穿刺冲洗、鼻窦负压置换疗法、咽部涂药法及吹药法等耳鼻咽喉科常用护理操作。

2. 熟悉耳鼻咽喉科患者的身心状况评估及常用护理诊断，上呼吸道、噪音、听力保健及耳聋的防治，能对患者进行相关疾病的健康指导。

3. 了解耳鼻咽喉科患者的护理病史、耳鼻咽喉科门诊、隔音室及病房的各种护理常规及手术前后的护理。

4. 培养学生的整体观念、认真求实的科学态度、团结协作和关爱患者的良好作风。

耳鼻咽喉各器官之间关系密切，相互沟通、相互关联、相互影响。且拥有许多人体重要的感知功能，具有听觉、平衡觉、嗅觉、言语、发声等重要功能，与免疫防御系统及味觉也关系密切。而这些器官一旦患病，在疾病的发展及治疗中，比较容易引起患者的面部结构、形象及功能发生明显改变，严重影响患者平日的工作、生活，患者容易产生性格改变或心理障碍。耳鼻咽喉疾病常互相累及，故在护理中更应仔细观察分析各个器官的健康状况和疾病状态，并且要大力宣传有关方面的知识，使患者更好地配合治疗，改善预后。

项目一　耳鼻咽喉科患者的护理评估与常用护理诊断

一、护理病史

通过全面、系统地搜集患者与疾病相关因素的资料，从而达到协助诊断、治疗的目的。

1. 着重了解患者本次发病的时间、地点、诱发因素，起病的缓急，持续时间，患病后的诊治过程、用药及其疗效。

2. 了解患者的健康史，如既往有无冠心病、高血压、糖尿病、血液系统疾病等全身性疾病及一些传染性疾病，有无外伤史、手术史、过敏史等，是否去过疫区。

3. 评估患者的生活环境和工作环境，职业情况，有无良好的生活习惯，有无家族史，尤其女性患者还要了解其月经史及生育史。

二、症状与体征

着重于耳、鼻、咽、喉、头颈部、面部的结构和功能的异常表现，同时也要注重全身状况的评估。

（一）耳部常见的症状与体征

1. 耳部常见症状

（1）耳痛　大部分为耳部炎症所致，少数为牵涉性疼痛，为耳内和耳周疼痛。疼痛的性质也多种多样，如钝痛、刺痛、胀痛等。

（2）耳漏　指经外耳道流出或在外耳道积聚的异常分泌物，又称耳溢液。黏液性或脓性耳漏多见于急慢性化脓性中耳炎；外伤后若见无色、清亮的水样分泌物，应警惕脑脊液耳漏。

（3）耳聋　指不同程度的听力下降，按病变部位可分为传导性聋、感音神经性聋、混合性聋。听觉障碍会影响人们正常的社交、生活和工作，学语前耳聋可导致聋哑。

（4）耳鸣　指患者主观感觉耳内或头部有声音，而周围环境并无声源。分为传导性耳聋和感音神经性耳聋，前者多为低调音，后者多为高调音。

（5）眩晕　是一种运动性或位置性错觉，患者主观感觉自身与周围物体的位置关系发生改变，一般多由外周前庭病变引起，头位改变会加重眩晕，可伴随耳鸣、听力减退、恶心、呕吐等症状。

2. 耳部常见体征

（1）鼓膜充血　可见于急性乳突炎、急性化脓性中耳炎等。

（2）鼓膜穿孔　常见于耳部外伤、急慢性化脓性中耳炎等。

（3）鼓室积液　可见于分泌性中耳炎。

（二）鼻部常见的症状与体征

1. 鼻部常见症状

（1）鼻塞　是鼻腔呼吸功能减退的表现，主要表现为鼻腔通气受阻，鼻腔内分泌物增多，鼻腔内有新生物，鼻黏膜充血、增生肥厚等均可引起鼻塞。鼻塞的程度也不同，可单侧或者双侧鼻塞，也可持续性、交替性、间歇性鼻塞。

（2）鼻漏　指鼻内分泌物外溢。根据病变程度及性质，可分为脑脊液鼻漏、清水样鼻漏、黏液样鼻漏、黏脓性鼻漏、脓性鼻漏、血性鼻漏等。

（3）嗅觉障碍　嗅觉是具有气味的微粒（嗅素）随吸入气流进入鼻腔，接触鼻腔嗅区黏膜，刺激嗅觉细胞产生神经冲动，经嗅神经传至大脑皮层中枢产生的感觉功能。临床常见的嗅觉障碍有3种：嗅觉异常、嗅觉减退和失嗅。按照原因可分为呼吸性嗅觉减退或失嗅、感觉性嗅觉减退或失嗅、嗅觉癔症。临床上多以嗅觉减退或失嗅常见。

（4）鼻出血　多由鼻腔疾病本身引起，如鼻外伤、鼻腔肿瘤或异物等。

（5）鼻源性头痛　由鼻腔或鼻窦病变刺激鼻黏膜三叉神经末梢引起的头痛，称为鼻源性头痛。特点为：一般都有鼻部病变如鼻塞、流涕等，多在鼻窦内脓性分泌物排出后可缓解，且有一定的部位和时间规律。

2. 鼻部常见体征

（1）鼻黏膜充血、肿胀，鼻甲充血、肿大，多见于急慢性鼻炎或鼻窦炎。

（2）鼻黏膜干燥，鼻甲缩小，可见于萎缩性鼻炎。

（3）鼻窦区颜面部红肿和压痛，可见于较重的急性鼻窦炎。

（三）咽部常见的症状与体征

1. 咽部常见症状

（1）咽痛　为咽部疾病中最常见的症状。由咽部急慢性炎症、溃疡、异物等原因引起，或因喉部邻近器官疾病引起，也可以是全身伴随症状。

（2）咽部感觉异常　指患者自觉咽部有异物感、堵塞、黏附、瘙痒、干燥等异样感觉，咽部病变、邻近器官病变均可引起。另外，与精神因素、内分泌功能紊乱也有关系。若老年患者咽部异物感进行性加重并影响进食者，应警惕咽喉部的恶性肿瘤。

（3）吞咽困难　常指吞咽功能障碍，轻者自感吞咽费力或不畅，重者难以吞咽或不能吞咽。可分为功能障碍性吞咽困难、梗阻性吞咽困难和瘫痪性吞咽困难三类，功能障碍性吞咽困难可见于引起咽痛的疾病所导致；梗阻性吞咽困难一般由咽部或食管狭窄、肿瘤、异物等可以妨碍食物下行的疾病所导致；瘫痪性吞咽困难可由中枢性病变或周围性神经炎使咽肌麻痹所致。吞咽困难严重的患者常处于营养不良、饥饿消瘦的状态。

（4）打鼾　常指睡眠时因软腭、悬雍垂、舌根等处的软组织随呼吸气流颤动而产生节律性声音。各种造成上呼吸道狭窄的病变或某些全身性疾病，如鼻甲肥大、腺样体肥大、扁桃体肿大、肥胖等，均可引起打鼾。鼾症患者容易出现注意力不集中，记忆力减退，工作效率低下，亦可影响人际交往。

2. 咽部常见体征

（1）咽部黏膜充血肿胀，咽后壁淋巴滤泡增生，见于急慢性咽炎、急慢性扁桃体炎、扁桃体周脓肿等。

（2）腭扁桃体肥大，见于急慢性扁桃体炎、扁桃体肿瘤等。

（3）鼻咽部隆起或新生物，见于鼻咽纤维血管瘤、鼻咽癌等。

（四）喉部常见的症状与体征

1. 喉部常见症状

（1）声嘶　是喉部疾病常见的症状，一般见于病变累及声带。

（2）喉喘鸣　是由于喉或气管发生阻塞，患者用力呼吸，气流通过喉或气管狭窄处发出的特殊声音，是喉部特有的症状之一。

（3）吸气性呼吸困难　常见于喉部阻塞性病变者，主要表现为吸气时间延长，吸气时空气不易进入肺内，此时胸腔内负压增加，出现胸骨上窝、锁骨上窝、肋间隙凹陷，临床上称为“三凹征”。

2. 喉部常见体征

（1）喉部黏膜充血肿胀，见于急慢性喉炎、喉外伤、喉异物等。

（2）喉部新生物，见于声带小节、声带息肉、喉囊肿、喉癌等。

三、心理、社会状况

1. 耳鼻咽喉科疾病的发生和发展与环境因素有密切关系，患者常因缺乏必要的保健和预防知识而致病，如长期吸烟、喝酒、接触有毒粉尘或气体等可引起慢性鼻炎、咽喉炎；长期生活或工作在噪声环境下可引起噪声性耳聋；职业用嗓者如教师、演员等易患喉炎、声带息肉或声带小结等。所以，护士评估患者时要注意评估患者的职业、工作环境、生活环境、自我保健知识水平等，以提供相关的预防疾病发生和发展的知识及技能。

2. 耳鼻咽喉诸器官疾病可导致耳聋、嗅觉障碍、声嘶等生理功能异常，某些治疗方式还将引起头面部的结构和功能的改变，这些都将影响患者的社交、学习、工作和生活，虽无严重生命危险，却可影响患者心理而出现孤僻、多疑、烦躁等性格异常。

四、耳鼻咽喉科患者常用护理诊断

1. 舒适改变　鼻塞、喷嚏、咽部不适、耳鸣、眩晕等，与炎症、组织肿胀、分泌物潴留、鼻腔填塞等有关。

2. 感知紊乱　与嗅觉、听力异常有关。

3. 语言沟通障碍　与听力下降不能理解他人、气管切开、喉部病变或全喉切除术后造成发音功能障碍等因素有关。

4. 有感染的危险　与鼻通气障碍、耳鼻咽喉部异物存在、外伤、各种手术后切口易被污染等因素有关。

5. 体温过高　与耳鼻咽喉科各种急性感染性炎症有关。

6. 清理呼吸道无效　与耳鼻咽喉科炎症性疾病或疾病术后引起分泌物增多且黏稠，不易排出有关。

7. 有窒息的危险　与气管或喉部存在异物、喉部急性炎症、外伤或气管切开后痰液积聚阻塞呼吸道等因素有关。

8. 疼痛　与急慢性炎症、外伤、手术等因素有关。

9. 吞咽障碍　与炎症引起疼痛、咽部肿瘤或炎症引起梗阻等因素有关。

10. 自理能力缺陷　与病后导致患者感知能力下降，以及术后或疾病因素引起疲劳和疼痛有关。

11. 知识缺乏　与患者缺乏对疾病相关的知识有关，如预防知识、用药知识等。

12. 焦虑　与担心疾病的程度、预后、手术并发症，担心影响工作、学习、生活及家庭负担有关。

13. 自我形象紊乱　与耳鼻咽喉部术后引起面部结构和功能的改变，或器官先天畸形，有特殊异味等因素有关。

14. 有社交隔离的危险　与听力障碍或喉部手术后语言交流能力受损、面部手术或先天畸形引起自尊降低等因素有关。

项目二　耳鼻咽喉科常用检查

耳、鼻、咽、喉因其在解剖上位置深邃，并不能用肉眼直视进行全面观察，所以为了能够更加全面地了解患者病情，往往需要大量仪器来帮助进行检查。随着医学技术的发展，目前在临床上可以使用各种内窥镜及良好的照明条件，能扩大检查范围及清晰度，使我们能更好地掌握患者的病情，能极大地帮助医护人员对疾病进行诊断和治疗。

一、耳鼻咽喉科检查设备

1. 检查室的设备与设施 检查室光线宜稍暗，应配有检查椅、转凳、检查桌、痰盂、盛清洁器械和用后器械的盛具。光源要求最好为100W的磨砂灯泡。还需备有常用器械（图5－1）：音叉、枪状镊、膝状镊、间接鼻咽镜、间接喉咽镜、窥鼻器、耳镜、电耳镜、额镜等，特殊器械有纯音测听仪、声阻抗测听仪及各种内窥镜等。现临床多配备耳鼻咽喉科综合诊疗台（图5－2），除常用器械、基本设备外，还可根据需要配置耳鼻咽喉内镜系统、图像显示系统及处理系统等。

2. 常用的药品与敷料 常用药物有75%乙醇、3%过氧化氢（双氧水）、1%～2%麻黄素、1%～2%丁卡因及生理盐水等；常用的敷料有无菌纱布、凡士林纱条、棉球、棉片等。

3. 额镜的使用 额镜（图5－3）为中央有孔的凹面镜，戴镜和对光是最基本操作。检查者和受检者相对而坐，光源置于额镜同侧，调整镜面使之贴近眼部，使投射于额镜上的光线经反射后聚集于受检部位。对光时需注意：①调整额镜使瞳孔、镜孔、受检部位成一直线并保持；②保持检查姿势端正；③始终保持注视眼单视，但另眼睁开状态。

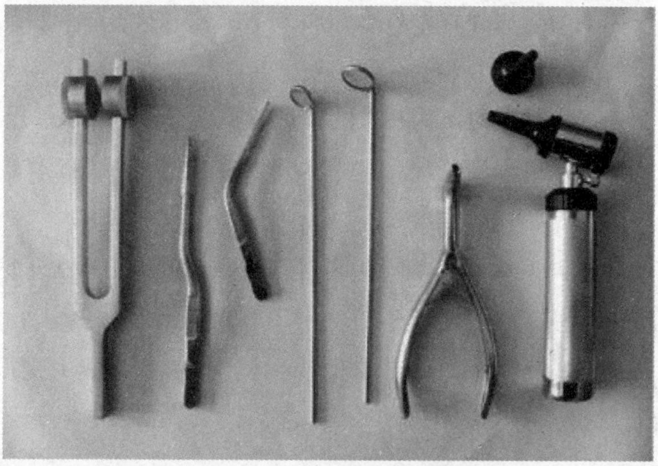

图5－1 耳鼻咽喉科常用器械

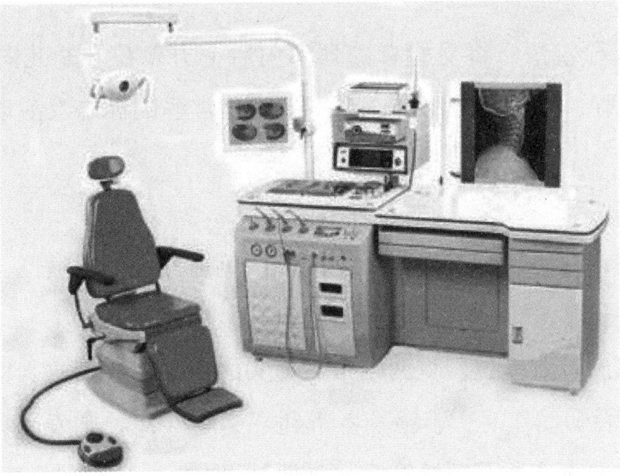

图5－2　耳鼻咽喉科综合诊疗台

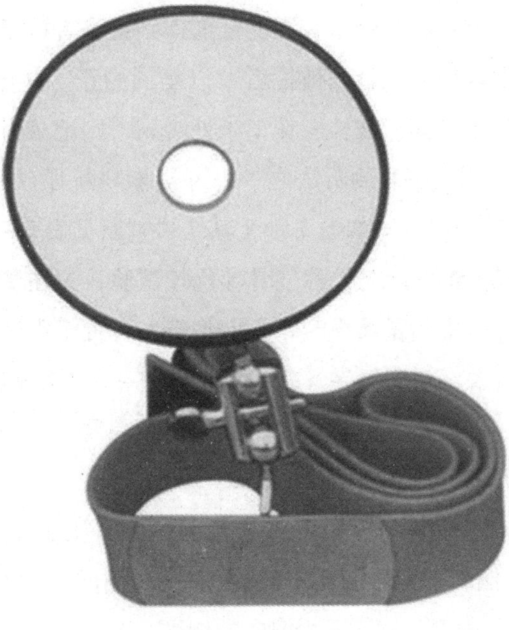

图5－3　额镜

二、耳鼻咽喉科检查方法

(一) 耳部检查法

1. 耳郭及耳周检查法　注意观察耳郭形态、大小、有无畸形、皮肤有无红肿或皲裂等，观察耳周有无皮肤损害，有无红肿、瘘管口、赘生物等，乳突有无压痛，耳周淋巴结有无肿大等。

2. 外耳道及鼓膜检查法 将受检者的耳郭向后上方牵拉，幼儿向后下方牵拉，观察受检者外耳道有无耵聍、异物、分泌物，观察鼓膜正常解剖标志及活动度，有无充血、穿孔、瘢痕等。

3. 咽鼓管检查法

（1）捏鼻鼓气法 嘱患者吸气后，用手捏住两侧鼻孔，闭紧嘴巴，然后用鼻呼气，即可使咽部气体冲入咽鼓管。

（2）吞咽法 嘱患者取坐位，将两端带橄榄头的听诊管分别放入检查者和受检者的外耳道口，当受检者做吞咽动作时，若检查者听到"咯哒"声，则表示咽鼓管功能正常。

4. 听力检查 主要有主观测听法和客观测听法两类。

（1）语音检查 简易实用，可用于一般听力检测，适用于集体体检。选一安静环境，受检者距检查者6m，受检者耳朝向检查者，另一耳用微湿棉球堵住，并同时闭眼，检查者用耳语发音，嘱被检者重复，若受检者不能复诵，则检查者可重复一两次，若被检者仍不能重复，则检查者走近被检者，直到被检者可以复诵为止。并记录距离，记录时，以6为分母，所测的结果为分子。如：被检者在1米处听到，则记录为1/6。

（2）音叉试验 为常用的主观测听法之一，可初步判断耳聋的性质。常使用C256和C512的音叉进行检查，常用的方法如下3种，其结果判断见表5-1。

①林纳试验（Rinne test，RT），又称气骨导比较试验，先在受检耳鼓窦区用音叉柄测试骨导听力，一旦受检耳听不到音叉声时，立即将音叉臂置于距外耳道口1.0cm处测试气导听力，受检耳若又能听及，说明气导>骨导，记作（+）。若不能听及，则再敲击音叉，先测气导，不能听及后，再测骨导，若又能听及，表示骨导>气导，记作（-）。若气导与骨导相等，记作（±）。

②韦伯试验（Weber test，WT），又称骨导偏向试验，用于比较受检者两耳的骨导听力。将振动的C256音叉柄底部紧压颅面中线任何一点，让受检者仔细辨别音叉声偏向何侧，并以手指示之。记录时以"→"示所偏向的侧别，"="示两侧相等。

③施瓦巴赫试验（Schwabach test，ST），又称骨导比较试验，用于比较受检者与正常人的骨导听力。先测正常人的骨导听力，当听不到声音时，迅速测受检者同侧的骨导听力；然后按同法先测受检者，后移到正常人。如受检耳骨导延长，以（+）表示，缩短则记为（-），（±）为两者相似，为正常。

表5-1　音叉试验结果比较

实验方法	正常	传导性聋	感音神经性聋
RT	(+)	(-)(±)	(+)
WT	=	→患耳	→健耳
ST	(±)	(+)	(-)

(3) 纯音听阈测试　包括气导和骨导测试。先测气导，再测骨导。检查先从1kHz开始，在被检者听到声音后，以每5dB为一档，逐档下降，直到听不见为止，然后再逐档增加，直到测到准确的听阈为止。骨导和气导的测试方法相同。

(4) 客观测听法　因不需要被检者的主观感受，故检测结果较为可靠，主要包括声导抗测听法和听性脑干诱发电位测试等，可用来检测中耳传音系统及脑干听觉通路的功能。

5. 影像学检查　是耳部疾病重要的检查方法，包括颞骨岩部及乳突部X线片、颞骨CT及核磁共振成像（MRI）。

(二)鼻部检查法

1. 外鼻检查法　观察患者外鼻有无畸形、缺损、红肿、新生物等，触诊有无压痛、增厚、变硬，鼻骨有无骨折、移位或骨擦感等。

2. 鼻腔检查法

(1) 鼻前庭检查　嘱被检者头稍后仰，用拇指将其鼻尖抬起，观察鼻前庭皮肤有无充血、肿胀、糜烂、溃疡、疖肿及结痂，有无鼻毛脱落等。

(2) 前鼻镜检查　操作者左手持镜，与鼻腔底平行伸入鼻前庭，但不可越过鼻阈，缓慢张开镜叶，扩张鼻孔，依次按三种头位检查鼻腔各部（图5-4）：先嘱受检者头稍低（第一头位），观察鼻底、下鼻甲、下鼻道、鼻中隔前下部；再抬高头部至后仰30°（第二头位），检查鼻中隔中段、中鼻甲、中鼻道及嗅裂；再进一步后仰30°，观察鼻中隔上部、鼻堤、中鼻甲前端、嗅裂与中鼻道前部等。前鼻镜检查需要注意观察鼻甲有无充血、水肿、干燥及萎缩，中鼻甲有无息肉样变，注意鼻道有无分泌物及分泌物的性状，鼻中隔有无偏曲、穿孔、溃疡、糜烂，鼻腔内有无异物、息肉、肿胀等。若下鼻甲肥大，可用1%麻黄碱收缩后再进行检查。

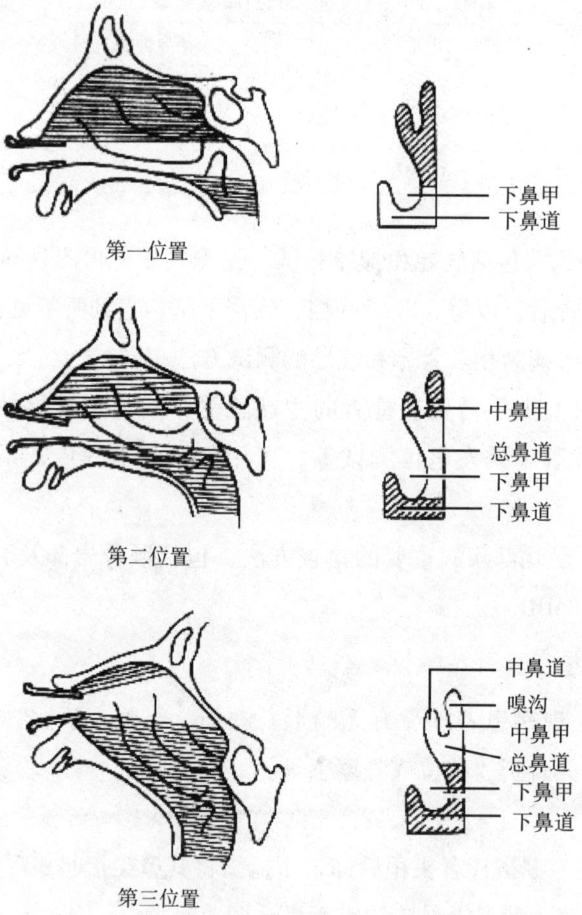

图5-4　前鼻镜检查的三种头位

（来源：肖跃群．眼耳鼻咽喉口腔科护理．第二版．北京：人民卫生出版社，2014）

（3）后鼻镜检查　操作者手持压舌板，放于受检者舌前2/3处并下压，右手持间接咽喉镜，镜面朝上，从左侧口角送至软腭与咽喉壁之间，该检查可弥补前鼻镜的不足，检查时注意后鼻孔有无畸形，以及鼻甲、鼻道的形态、颜色、出血点、有无异物及分泌物等（图5-5）。

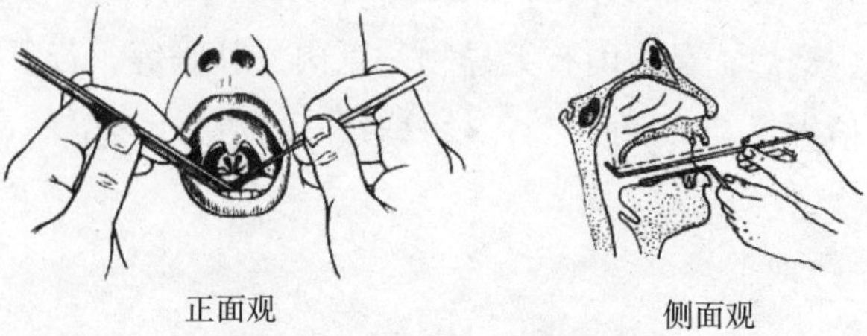

图5-5　间接鼻咽镜检查法

（来源：肖跃群．眼耳鼻咽喉口腔科护理．第二版．北京：人民卫生出版社，2014）

3. 鼻窦检查法 在前鼻镜、后鼻镜的帮助下进行体位引流，检查面颊、内眦等皮肤有无红肿、压痛、隆起，中鼻道、后鼻孔及嗅裂有无新生物及分泌物等，中鼻甲有无新生物或息肉样变，眼球有无异常或运动障碍。

4. 嗅觉检查法 该检查常用且操作简单，准备醋、煤油、水、香精、樟脑油分别放在 5 个外形相同的褐色小瓶里，嘱被检者用一侧鼻进行辨认，能辨认者为正常；不能完全辨认者为嗅觉减退；全部不可辨认者为嗅觉丧失。

5. 鼻部影像学检查法 影像学检查是最常用的辅助检查，如鼻窦 X 线片、鼻窦 CT 扫描、鼻窦核磁共振成像等，可帮助判断有无炎症、囊肿、异物、息肉、肿瘤等，对鼻腔、鼻窦的疾病诊断有重要意义。

（三）咽喉部检查法

1. 口咽部检查法 嘱受检者取坐位，用压舌板轻压受检者舌前 2/3 处，观察双侧腭舌弓、腭咽弓、扁桃体、咽侧壁及咽后壁等，注意观察咽黏膜有无充血、溃疡、假膜、新生物等，观察两侧腭扁桃体，注意有无充血、肿大，隐窝口有无分泌物等。嘱患者发“啊”音，观察受检者的软腭运动情况。

2. 鼻咽部检查法 嘱受检者取端坐位，检查者将咽鼻镜在压舌板的帮助下，置于软腭与咽后壁之间（同后鼻镜检查），通过鼻咽镜，观察软腭背面、后鼻孔、鼻中隔后缘、咽鼓管咽口及圆枕、咽隐窝、鼻咽顶部及腺样体，注意有无充血、粗糙、出血、溃疡、新生物等。

3. 喉咽及喉部检查法 先对受检者进行喉外部的检查，嘱受检者取端坐位，观察喉的局部大小，甲状软骨是否居中，两侧是否对称。触摸甲状软骨、颈部淋巴结等，注意有无触痛、畸形，淋巴结有无肿大等。间接喉镜检查是常用的检查喉咽及喉腔的方法之一，检查时，被检者与检查者相对而坐，被检者张口、伸舌，检查者用纱布包裹舌头，并用左手拇指及中指捏住受检者的舌头向前下牵拉，右手将镜面朝下，从受检者左侧口角送至软腭与咽后壁之间，镜背面将悬雍垂及软腭推向后方。嘱被检者发“伊”音，观察被检者的声带活动情况，注意观察喉咽及喉腔黏膜的颜色，以及有无充血、溃疡、结节、新生物或异物等。

4. 纤维鼻咽镜、纤维喉镜检查法 能够帮助医护人员更简单、更清晰、更直观地检查鼻咽喉部的病变，也可进行局部活检、摘除息肉、取出异物等。

5. 影像学检查法 X 线、颈部侧位片、鼻咽或喉部造影、CT、MRI 等影像学技术都有助于肿瘤、异物的诊断

项目三　耳鼻咽喉科常用护理操作技术

一、外耳道清洁法

【目的】

为耳部检查及治疗做准备，清洁患者耳内的耵聍、分泌物等。

【用物准备】

耳镜、卷棉子、耵聍钩、耳用棉签、3% 过氧化氢溶液、消毒剂等。

【操作方法】

操作者向患者解释其操作的目的和方法，使患者取坐位，面向操作者，左手牵拉耳郭，用卷棉子清除耵聍碎屑，整块耵聍用耵聍钩取出，操作要轻柔，外耳道的分泌物用蘸有3% 过氧化氢溶液的耳用棉签清洗，然后用干棉签拭净。

【注意事项】

整个操作在明视下进行，不可损伤外耳道皮肤和鼓膜，对于不合作的儿童应由家长或护士协助固定。

二、外耳道滴药法

【目的】

软化耵聍，治疗外耳道、鼓膜及中耳疾病。

【用物准备】

滴耳液、滴管、棉签、3% 过氧化氢溶液

【操作方法】

使患者取坐位，头偏向健侧，患耳朝上，用 3% 过氧化氢溶液清洁外耳道。成人耳郭向后上方牵拉，小儿耳郭向后下方牵拉，将滴耳液滴入外耳道内 3 ~ 5 滴，用手指按压耳屏数次，使药液流入耳道四壁及中耳腔内，保持该体位 5 分钟，最后用棉签擦净溢出药液。

【注意事项】

药液温度以接近体温为宜，不可过热或过冷，以免刺激迷路，引起眩晕。药瓶及滴管口不可触及耳部，以免污染。应教会患者及家属正确使用滴药方法。

三、咽鼓管吹张法

【目的】

检查咽鼓管的功能，治疗咽鼓管阻塞。

【用物准备】

咽鼓管吹张导管、听诊器、波氏球、1%麻黄碱、1%丁卡因、棉片。

【操作方法】

1. 捏鼻鼓气法 患者清除鼻涕，捏紧两侧鼻翼，张口吸气后屏气，使气体自鼻腔进入鼻咽部达耳咽管，以达到通气的目的，若患者耳内有鼓膜向外膨胀的感觉，说明咽鼓管通畅。

2. 导管吹张法 患者清除鼻涕，鼻腔以1%麻黄碱和1%丁卡因收缩、麻醉。将听诊器两端的橄榄头一头插入患者的外耳道口，一头插入检查者的外耳道口。将导管弯端向下，沿患耳侧前鼻孔，循鼻底缓缓伸入鼻咽，抵达咽后壁（图5－6A），同时将弯端向外转90°（图5－6B），稍向外拉，使导管前端滑入咽鼓管开口处（图5－6C）。然后再向外上方旋转45°，用左手固定导管的位置，用橡皮吹气球接导管末端，将空气轻轻吹入。经听诊橡皮管，若听到“呼－呼”声，表示咽鼓管通畅；若听到“吱－吱”声，表示狭窄；若听到水泡声，表示有液体；若听不到声音，则表示完全阻塞。

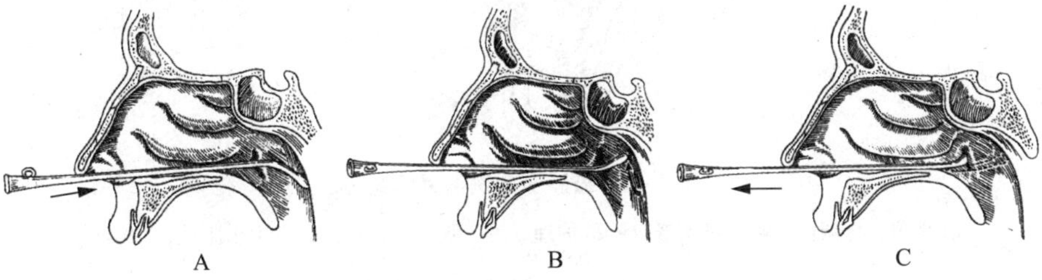

图5－6 咽鼓管导管吹张法

（来源：肖跃群．眼耳鼻咽喉口腔科护理．第二版．北京：人民卫生出版社，2014）

3. 波氏球吹张法 患者取坐位，清除鼻涕，含水一口，将波氏球的橄榄头塞入患者前鼻孔，用左手食指按住患者右侧鼻孔，在患者咽下水的同时，迅速将球内气体压入，使空气从咽鼓管进入鼓室。正常者耳内有轰响及膨胀感，如无此感觉，表示咽鼓管功能不良，可重复数次。

【注意事项】

做此操作时，动作要轻柔，吹张力量不可太大，以防吹破骨膜，上呼吸道感染或鼻腔有分泌物的患者不宜行吹张法，严重高血压及动脉硬化患者也不宜做咽鼓管吹张法。

四、鼓膜穿刺法

【目的】

可抽出鼓室内积液或鼓室内给药，减轻耳闷感，提高听力。

【用物准备】

2% 丁卡因、75% 酒精、耳镜、1mL 或 2mL 注射器、斜面较短的 7 号针头、无菌棉球。

【操作方法】

患者取坐位，头侧卧向桌面，患耳向上，消毒耳周及外耳道皮肤，向患耳内滴入 2% 丁卡因溶液进行麻醉，左手固定耳镜，右手持穿刺针沿外耳道下壁向鼓膜前下部穿刺，进入鼓室时会有“落空感”，抽吸积液，或注入药物，操作完毕后缓慢将针头拔出，退出外耳道，将挤干酒精的棉球塞住外耳道口（图 5－7）。

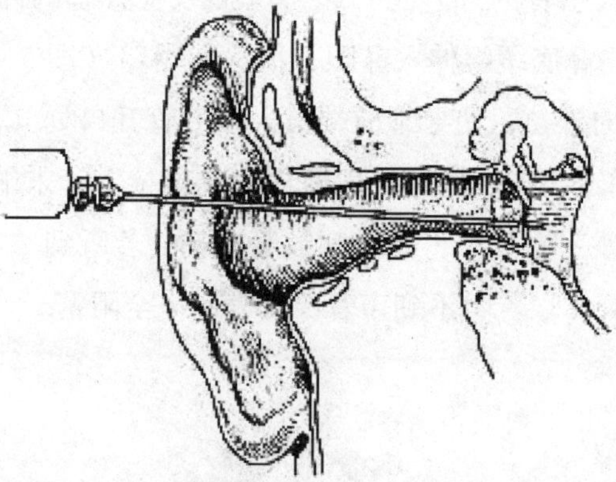

图 5－7　鼓膜穿刺法位置示意图

（来源：肖跃群．眼耳鼻咽喉口腔科护理．第二版．北京：人民卫生出版社，2014）

【注意事项】

严格无菌操作，以防发生感染；操作时叮嘱患者头部勿动，针头方向须垂直于鼓膜，以防损伤其他结构；刺入鼓室后，一定要固定好针头，以防抽液时针头脱出；嘱患者 2 天后可将棉球取出，1 周内不要洗头，以免污水进入外耳道。

五、鼻腔滴药法

【目的】

检查或治疗鼻腔、鼻窦和中耳疾病，改善鼻腔黏膜状况。

【用物准备】

滴鼻药、滴管。

【操作方法】

嘱患者排出鼻内分泌物，取仰卧头低位，使外耳道和颏部连线与地面垂直。滴入药液3～5滴，轻捏鼻翼数次，使药液与鼻腔黏膜广泛接触，5～10分钟后恢复正常体位（图5－8）。

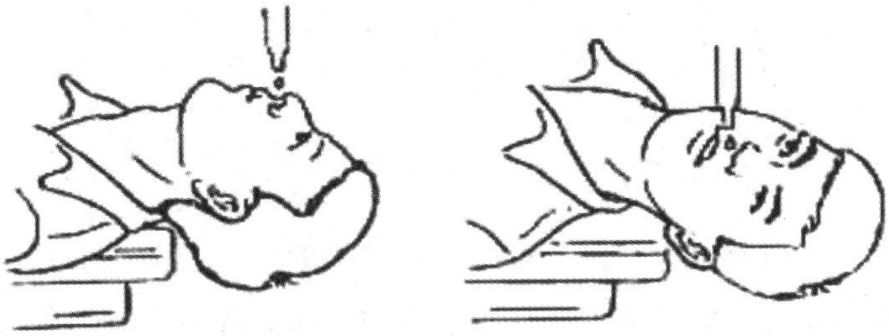

（1）仰头位　　（2）侧头位

图5－8　滴鼻法

（来源：肖跃群．眼耳鼻咽喉口腔科护理．第二版．北京：人民卫生出版社，2014）

【注意事项】

滴药时，避免将滴管口碰触鼻腔，以防污染；对于不能取仰卧头低位的患者，可取侧卧患侧向下位；高血压患者应避免头部过分后仰，可取斜坡卧位。

六、鼻腔冲洗法

【目的】

清洁鼻腔，湿润鼻黏膜，促进黏膜功能恢复。

【用物准备】

橡皮管1根、橄榄式接头1根、灌洗桶、温生理盐水500～1000mL、纱布。

【操作方法】

嘱患者取卧位，头稍向前倾，连接橄榄头与橡皮管，嘱患者张口呼吸，一手拿橄榄头固定于一侧前鼻孔，操作者加压，将温盐水缓慢注入鼻腔，盐水可经前鼻孔流入后鼻孔，再经对侧流出。两侧交替冲洗，先冲洗鼻腔堵塞较重的一侧，再冲洗对侧。操作完毕用纱布将颜面部擦干。

【注意事项】

鼻腔有炎症或者出血时严禁冲洗，以防炎症扩散；冲洗压力要轻柔，不可过分用力；生理盐水温度应接近患者体温，不可过冷或过热；冲洗时尽量不要与患者交谈，以免发生呛咳。

七、上颌窦穿刺冲洗法

【目的】

帮助诊断和治疗上颌窦疾患。

【用物准备】

鼻镜棉签、上颌窦穿刺针、橡皮管接头、20mL 注射器、治疗碗、深弯盘、盐酸羟甲唑啉、1% 丁卡因、治疗用药。

【操作方法】

嘱患者取坐位，清除鼻涕，把蘸有盐酸羟甲唑啉的棉片及蘸有 1% 丁卡因的棉片置于下鼻道穿刺部位进行麻醉。操作者左手固定患者的头部，右手持带针芯的穿刺针，针头斜面朝向鼻中隔，经前鼻孔伸入下鼻道，在距下鼻甲前端 1cm 的鼻甲附着处，向同侧耳郭上缘方向稍用力穿入窦腔且有落空感；拔出针芯嘱患者头偏向健侧，观察有无黄褐色液体流出，如有则可考虑为上颌窦囊肿，不可进行冲洗。若用注射器回抽，有空气吸出，则证明针已经在腔内。连接橡皮管接头，嘱患者头偏向健侧，用手托住深弯盘于下颌，用温生理盐水进行冲洗，直至脓液洗净为止（图 5－9）。根据医嘱，注入治疗用药。拔出穿刺针，穿刺处压迫止血，用消毒棉球堵塞前鼻孔，2 小时后自行取出。

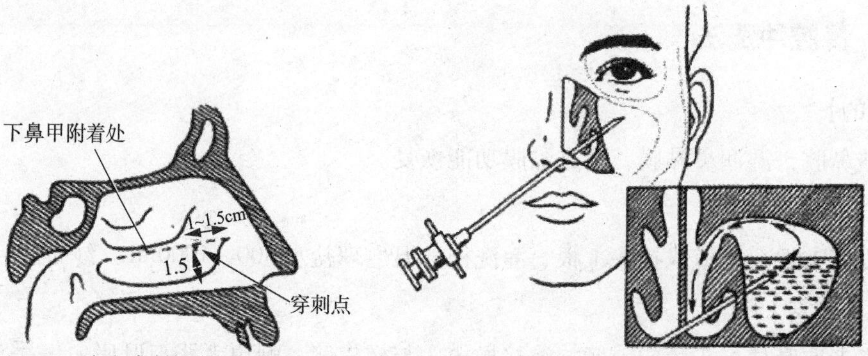

（1）穿刺部位　　（2）穿刺针的位置及冲洗液流向示意图

图 5－9　上颌窦穿刺冲洗法

【注意事项】

穿刺部位、进针深度及方向一定要准确，以防损伤邻近组织器官；上颌窦内不宜注入空气，以免发生气栓；穿刺过程中应密切观察患者的情况，若有晕厥意外，及时停止操作，让患者卧床休息，测量生命体征，给予对症处理；若注入液体时遇阻力，不可勉强冲洗，应该改变穿刺针头方向，收敛中鼻道，若仍有阻力，应立即停止操作；穿刺后应妥善止血，嘱患者于诊室休息片刻，密切观察患者，无异常情况方可离开；高血压、血液系统疾病及急性炎症患者应禁止穿刺，儿童穿刺应慎重。

八、鼻窦负压置换疗法

【目的】

利用吸引器使鼻窦形成负压，使药液进入窦腔，用于疾病的治疗；吸出分泌物，达到清洁的目的。

【用物准备】

吸引器、带橡皮管的橄榄头、换药碗、1%麻黄碱滴鼻液、生理盐水及备用抗生素溶液等。

【操作方法】

嘱患者擤净鼻涕，取仰卧头低位，肩下垫枕头，头后仰与身体成直角，或头悬于床头；用1%麻黄碱滴鼻液收缩鼻腔黏膜；向治疗侧鼻腔滴入相关药物，以0.5%麻黄碱滴鼻液为主，并适当配入抗生素、糖皮质激素及α－糜蛋白酶等治疗药物的混合液2～3mL；将与吸引器相连的橄榄头塞入治疗侧前鼻孔，用手指压紧另一侧鼻孔，并令患者连续发“开”音，同步开动吸引器。每次持续1～2秒，重复6～8次（图5－10）；同法治疗对侧。

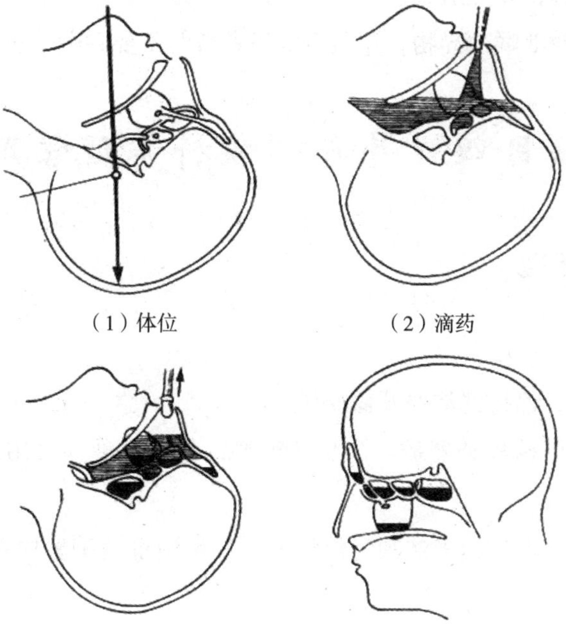

（1）体位　（2）滴药　（3）负压　（4）恢复体位

图5－10　鼻窦负压置换疗法

（来源：肖跃群．眼耳鼻咽喉口腔科护理．第二版．北京：人民卫生出版社，2014）

【注意事项】

负压吸引时间不宜过长，压力不宜超过24kPa（180mmHg），以免出现真空性头痛或出血。急性鼻炎、鼻出血、鼻息肉、鼻部手术后尚未愈合者及高血压患者禁用此疗法。

九、咽部涂药法及吹药法

【目的】

用于咽炎的治疗。

【用物准备】

额镜、压舌板、卷棉子及治疗用药。

【操作方法】

患者取坐位，张口平静呼吸，使舌及腭部完全放松；操作者左手用压舌板轻轻将舌背压低，充分暴露咽部；右手用长棉签或卷棉子将药液直接涂布于咽黏膜病变处，或嘱患者用纱布将舌外拉，操作者用喷粉器直接喷于咽部。

【注意事项】

所蘸药液不宜过多，以免造成损伤；压舌板不宜过深，以免引起呕吐；涂药的棉花应该缠紧，以防脱落导致咽喉部异物；涂药后嘱患者暂时不要吞咽，也不要咳出。

项目四　耳鼻咽喉科护理管理

一、门诊护理管理

（一）做好开诊前准备

1. 搞好诊室卫生，保持清洁并开窗通风。

2. 准备各种常用门诊检查器械、药品及敷料，备好各种办公用品，并按固定位置依次放好。

3. 准备好洗手液、器械消毒液和污敷料桶。各种消毒液配置应符合规定，定点放置，标记清楚。

4. 定期检查并补充门诊急救药品、麻醉药品，抢救器械及仪器等，并做好门诊各项登记工作。

（二）组织患者就诊，协助医生检查

1. 组织患者就诊，做好分诊工作。对老弱幼小、急症患者应安排优先就诊。

2. 采用笔谈与耳聋患者沟通，避免喧哗。

3. 检查婴幼患儿时，协助医师固定其头部。

4. 按医嘱进行各种门诊治疗操作或协助医师进行门诊手术。

（三）进行卫生宣传教育及健康指导

1. 向患者或家属宣传本科常见病的预防、预后及保健等知识。

2. 积极指导患者或家属疾病的自行用药治疗及自我护理。

3. 指导患者或家属及早发现药物副作用及防止疾病并发症。

4. 预约患者复诊的时间。

（四）诊治结束后的护理管理

1. 门诊用过的器械应及时消毒、保养。一般检查器械洗净擦干，消毒灭菌后再用；对精细贵重的或不常用的器械应擦油妥善保存。

2. 下班前搞好诊疗室的卫生消毒工作，关好门窗，切断电源。

二、隔音室护理管理

（一）管理制度

1. 隔音室应有专职护士与技术人员共同管理。

2. 隔音室内环境噪声的声压级应符合国家 GB7583－87 的要求，保持室内整洁，空气清新，注意防潮。

3. 检查设备如音叉、纯音听力计、声导抗仪和各种办公用品等应备全。

（二）操作要求

1. 向受检者解释测试的目的、过程及配合方法。

2. 测试前嘱受检者摘除眼镜、头饰、耳环及助听器等物品，并清洁外耳道，调整耳机，以免因外耳道软骨部受压塌陷造成外耳道阻塞。

3. 测试中尽量使受检者坐得舒适，保持安静。

4. 测试结束后，详细记录，认真整理检查结果，并及时送交医生。

三、手术前后护理

（一）术前护理

1. 做好患者的思想准备，对于紧张、焦虑的患者，应给予心理上的疏导，耐心解释手术的必要性及重要性，解释手术过程、术中配合及注意事项。

2. 若术前发现患者有出血、月经来潮、发热、感冒及全身感染等情况，应及时告知医生，配合医生进行治疗或延期手术。

3. 术前保持患者的个人卫生，尤其是口、鼻、咽喉部位及耳道的清洁，可根据患者病情给予抗生素滴鼻液或滴耳液及漱口水进行清洁。

4. 术前需根据医嘱，嘱患者术前禁食，术前用药，准备好手术用物，手术前一日进行备皮（剃须、剪鼻毛或耳毛等）。

5. 手术当日，晨测患者的生命体征并记录，进入手术室前，嘱患者取下活动假牙、牙托、眼镜、手表等，排空大小便，准备好手术需要的物品，如病例、CT 片、X 线片等。

（二）术后护理

1. 对于手术患者不同的手术及麻醉情况给予不同的体位，如对于全麻患者要取去枕平卧位，按全麻的要求进行护理；鼻部手术一般取半卧位；扁桃体手术的患者则应取平卧位或半卧位等。

2. 对于术后的患者应该密切观察其生命体征及病情，特别要注意术后伤口的变化，如伤口有无渗液、渗血，敷料脱落等情况，若发现患者不适则应及时告知医生并协助处理。

3. 教会患者或家属使用滴鼻剂、抗生素软膏、含漱液等，做好伤口及口腔的卫生护理，对于行气管切开术的患者，应按气管切开术后的护理，保持呼吸道通畅，防止并发症的发生。

4. 告知患者或家属术后饮食，如口腔进路或鼻部手术局麻者术后 2 小时进冷流质饮食；全麻者需术后 6 小时进冷流质饮食；非口腔进路局麻者术后 2 小时，全麻者术后 6 小时可进半流质饮食等。

项目五　耳鼻咽喉卫生保健

耳鼻咽喉卫生保健主要由专科疾病的健康指导及预防措施组成，需根据疾病的发生、发展以及疾病的特点，帮助广大群众预防、控制疾病的发生。身为耳鼻咽喉科的专科护士，更应结合专科知识与技术，提高人们对耳鼻咽喉疾病的认识，加强耳鼻咽喉卫生保健工作。

一、上呼吸道保健

上呼吸道是呼吸系统的重要组成部分，在解剖上位置与外界相通，故极易遭受感染及有害物质的损伤，容易引起各种病变及并发症，对于上呼吸道保健，我们可以采取以下措施：

1. 指导患者进行适当的体育锻炼，坚持冷水洗面或面部按摩，增强体质，避免受凉、淋雨、过度劳累等诱发因素，注意休息，平日饮食注意高维生素、清淡易消化饮食，避免吸烟酗酒等不良嗜好。

2. 对于工作上需要接触粉尘及刺激性有害化学气体的人员，应提高自我防护，改善工作环境，加强劳动保护，定期进行体检，发现与职业相关的疾病，应当及时治疗或更换工作，生活中注意屋内通风换气，尽量避免接触烟雾、粉尘等。

3. 在“感冒”流行季节，应尽量避免与相应的患者相接触，以防发生交叉感染。劳逸适度，生活规律，是预防上呼吸道感染的最好方法。

二、嗓音保健

嗓音是人们在社会、生活、工作中必不可少的沟通媒介，良好的发声功能，对我们来说是保证生活质量不可缺少的一部分，所以我们应该注重嗓音的保健。

1. 注意合理正确的发音方式，尽量避免大喊大叫，控制说话音量、音调、语速等，以防产生疲劳感，尤其是处于青春期的青少年及需要“职业用嗓”的工作人员，更应该注意。

2. 适当调整、纠正不良的生活习惯，保持充足的睡眠，戒除烟酒，避免食用辛辣等刺激性食物，多次少量饮水，可以帮助我们保持喉部黏膜湿润，同时积极预防呼吸道的疾病，协助保护发声器官。

三、听力保健

耳朵是一个精致且脆弱的器官，听觉在人们的工作生活中占有重要的地位，它是人们接受信息的主要途径，但人们的听力会受到外界各种因素的影响，从而会受到不同程度的损伤，学语前耳聋更是会造成患者语言障碍。听力障碍是影响人类生活质量的一个重要的因素之一，所以，为了防止听力的损伤，听力保健就尤为重要。

1. 积极宣传耳鼻咽喉的疾病知识，强调听力对人们的重要性，加强孕产妇的保健，及时孕检，以防先天性耳聋的发生，普及新生儿听力的筛查，尽量早发现早治疗。

2. 对于婴幼儿要做好疾病的防护，及时进行预防接种，患病时，尽量避免使用有耳毒性或损害听力的药物，用药期间应对听力及时进行监测，一旦出现听力损害，立即停药。

3. 生活中注意保护听力，避免接触噪音，不可击打头部或耳部，戒除挖耳的习惯，洗头、洗澡时应防止水流入耳内，远离噪音及现场。

四、耳聋的防治与康复

听觉系统发生病变，造成听功能障碍，产生不同程度的听力减退，统称为耳聋。按病变的时间，可分为先天性耳聋和后天性耳聋；按病变的性质则可分成器质性耳聋和功能性耳聋，前者又可分为传导性聋、感音神经性聋、混合性聋和中枢性聋，后者又称精神性耳聋。

（一）耳聋分级

我国法定以500Hz、1000Hz、2000Hz的平均听阈为准，将耳聋分为5级。

表5－2 耳聋分级表

耳聋分级	听力损失（单耳）	听力障碍表现
轻度聋	26～40dB	听低声谈话有困难
中度聋	41～55dB	听一般谈话有困难
中重度聋	56～70dB	要大声说话才能听清
重度聋	71～90dB	耳旁大声说话才能听清
极重度聋	>91dB	耳旁大声呼唤都听不清

（二）耳聋的防治

1. 耳聋的预防，比治疗更重要，故要积极宣传听力保健相应的知识。

2. 耳聋一定要早发现、早诊断、早治疗，若有残余听力，则在减小损害的同时，要保护且利用残余听力，并且尽量恢复已经丧失的听力。对于年龄较小的患儿，学语前耳聋可治聋哑，故更要积极地治疗。

（三）耳聋的康复

1. 助听器是对传导性耳聋患者最实用、最有效的听力补偿与康复手段。应在耳科医生的指导下正确地选用助听器。要向患者讲授正确使用及维护助听器的知识，对于一些手术或药物治疗无效、病情稳定、有残余听力的患者，助听器可以帮助其改善语言交流。

2. 对于极重度耳聋患者，可安装电子耳蜗，若术后能进行合理的言语训练，可使患者恢复部分的言语功能。

3. 对于聋儿应早期诊断、早期配戴助听器和早期开展听觉、语言的训练，通过一定的训练和培养，患儿可通过学发声、读唇语等项目的训练，逐渐恢复正常的语言功能。

复习思考

一、单选题

1. 检查成人外耳道及鼓膜，耳郭牵拉方向为（　　）

A. 向后下外　　B. 向后外　　C. 向后上外　　D. 向前上外　　E. 向前下外

2. 检查婴幼儿外耳道及鼓膜时，耳郭的牵拉方向为（　　）

A. 向后下外　　B. 向后外　　C. 向后上外　　D. 向前上外　　E. 向前下外

3. 不属于耳鼻咽喉科常见症状的是（　　）

A. 声音嘶哑　　B. 吞咽困难　　C. 咳嗽　　D. 鼻阻塞　　E. 耳聋

4. 外耳道滴药时，说法错误的是（　　）

A. 患耳朝上

B. 有脓时先洗净拭干再滴

C. 滴药后轻压耳屏数次

D. 滴药后立即起立

E. 药液温度应接近体温

5. 对行扁桃体切除术的患者正确的护理措施是（　　）

A. 局麻术后即刻进食

B. 局麻术后 4 小时进食冷流质

C. 全麻术后 4 小时进食冷流质

D. 局麻术后 4 小时进食半流质

E. 全麻术后即刻进食

6. 关于咽部涂药法，说法错误的是（　　）

A. 患者张口发“啊”音

B. 所蘸药液不宜过多

C. 用压舌板按压在舌根部

D. 涂药后暂时不要吞咽

E. 常用于咽炎的治疗

7. 上颌窦穿刺冲洗法最严重的并发症是（　　）

A. 晕针　　B. 肿胀　　C. 出血　　D. 感染　　E. 空气栓塞

8. 患者需要旁人在耳旁大声说话才能听清，请问属于哪一级耳聋（　　）

A. 轻度聋　　B. 中度聋　　C. 中重度聋　　D. 重度聋　　E. 极重度聋

9. 关于鼓膜穿刺法，说法错误的是（　　）

A. 患耳朝下　　B. 严格无菌操作　　C. 针头方向须垂直于鼓膜

D. 刺入鼓室后要固定好针头　　E. 2 天后方可将棉球取出

10. 以下属于咽鼓管检查法的是（　　）

A. 语音检查　　B. 林纳试验　　C. 韦伯试验　　D. 施瓦巴赫试验　E. 吞咽法

二、简答题

1. 耳鼻咽喉科患者常见的护理诊断有哪些？
2. 简述鼻窦负压置换疗法的适应证、禁忌证及注意事项。
3. 耳鼻咽喉科患者手术前后有哪些护理措施？
4. 怎样进行耳聋的防治？

（满丽冰）

扫一扫，知答案

扫一扫，看课件

模块六

耳鼻咽喉科患者的护理

【学习目标】

1. 掌握分泌性中耳炎、梅尼埃病、变应性鼻炎、喉阻塞疾病的概念；耳鼻咽喉科常见疾病患者的护理诊断；急慢性中耳炎、鼻炎、鼻窦炎、咽炎、扁桃体炎、喉炎等患者的临床特点和护理措施；鼻出血的原因，常用局部止血措施；扁桃体切除术和气管切开术后患者的护理措施；鼻咽癌患者的早期表现；喉阻塞的分度及处理原则；呼吸道异物的预防。

2. 熟悉耳鼻咽喉科常见病患者的治疗原则及常见急症的应急处理。

3. 了解耳鼻咽喉科常见病的病因病机及专科新进展。

耳、鼻、咽、喉在解剖上位置深邃，相互毗邻，关系密切，病理上容易相互影响。耳鼻咽喉科常见疾病主要有中耳炎、鼻炎、鼻窦炎、扁桃体炎、喉炎、鼻咽癌、鼻出血、喉塞阻等，尤其喉阻塞为危急重症，所涉及的气管切开术护理作为其常用抢救手术在临床各科室运用相当广泛。

项目一　耳科患者的护理

耳科常见疾病主要是炎症。外耳道炎分为弥漫性和局限性两种，而局限性炎症就是通常所指的外耳道疖肿；中耳疾病主要有分泌性中耳炎、急慢性化脓性中耳炎、耳源性并发症等。

一、外耳道炎及外耳道疖患者的护理

外耳道炎（external otitis）是由细菌感染引起的外耳道皮肤及皮下组织弥漫性炎症。

若为局限性外耳道炎，即称为外耳道疖（furunculosis of external auditory meatus），发生于外耳道软骨部，为致病菌侵入外耳道软骨部毛囊或皮脂腺所致；若为外耳道皮肤的弥漫性炎症，则称为弥漫性外耳道炎（diffuse external otitis），中医称之为耳疮。

【病因与发病机制】

1. 常见病原菌为金黄色葡萄球菌，其次为链球菌、铜绿假单胞菌和变形杆菌等。

2. 外耳道皮肤外伤或局部抵抗力降低时易发病，如挖耳或异物损伤、药物刺激、游泳时不洁水进入、化脓性中耳炎脓液刺激等，糖尿病患者和变应体质（过敏体质）者易反复发作。

【临床表现】

1. 症状、体征

（1）弥漫性外耳道炎　急性期可见外耳道灼热，疼痛，少量分泌物，可伴有发热、传导性耳聋及耳鸣。重者可出现全身不适症状。检查有外耳道皮肤弥漫性充血、肿胀，耳郭牵拉痛及耳屏压痛，耳周淋巴结肿痛，可见外耳道因分泌物聚集而狭窄或闭塞。慢性期主要为耳部不适或痒感，少量渗出物。检查可见外耳道皮肤增厚或结痂、破裂、脱屑、分泌物积存，可致外耳道狭窄。

（2）外耳道疖　早期为剧烈搏动性耳痛，张口或咀嚼时加重，常放射至同侧头部，伴全身不适。疖肿较大时，可伴耳鸣、耳闷、听力下降。检查有耳郭牵拉痛及耳屏压痛，外耳道软骨部局限性红肿，触痛明显。成熟疖肿溃破后，外耳道流出少量脓血，此时耳痛症状减轻。

2. 心理、社会状况　患者因耳痛、发热等影响食欲及睡眠，可导致烦躁不安或焦虑、恐惧心理。

【辅助检查】

1. 白细胞计数升高，必要时可行脓液细菌培养和药敏试验。

2. 实验室检查应排除全身性疾病，如糖尿病和变应体质等。

【治疗原则】

控制感染，清洁外耳道，疖成熟后切开排脓，积极治疗原发病。

【护理诊断】

1. 耳痛　与炎症刺激及皮肤张力增大有关。

2. 体温过高　与急性炎症引起全身反应有关。

3. 舒适改变　耳鸣、听力下降等，与皮肤肿胀和分泌物堆积堵塞耳道有关。

4. 焦虑　与耳痛、发热以及缺乏相关专业知识有关。

【护理措施】

1. 做好病情解释工作，消除其紧张心理，嘱多饮水，进食营养丰富、清淡的饮食，注意休息，忌搔抓。

2. 遵医嘱应用抗生素控制感染。早期可局部热敷或行超短波透热等理疗。必要时应用镇静止痛剂。

3. 局部尚未化脓时用10%鱼石脂甘油、1%～3%酚甘油滴耳。外耳道有分泌物时用3%过氧化氢溶液清洗，并放置无菌纱条，污染后随时更换。

4. 疖肿成熟后应及时挑破脓头或切开引流，用3%过氧化氢溶液清洁。

5. 慢性者可用抗生素与糖皮质激素类合剂、糊剂或霜剂局部涂敷，不宜太厚。

6. 疑为“坏死性外耳道炎”，应及早做细菌培养和药物敏感试验，以选用合适的抗生素，积极治疗原发病，并密切观察病情变化，防止并发症的发生。

【健康教育】

1. 加强健康知识宣传教育，纠正不良的挖耳习惯。

2. 游泳、洗头时对入耳的污水应及时拭净，或用特制的橡皮塞或干净的棉球堵塞外耳道，急性期和治疗恢复期禁止游泳。

3. 保持外耳道干燥、清洁，及时清除或取出外耳道异物或耵聍，操作时注意勿损伤外耳道。

二、鼓膜外伤患者的护理

鼓膜外伤（tympanic membrane trauma）是指鼓膜因受到直接或间接的外力冲击而破裂。以伤后剧烈耳痛、耳鸣、外耳道有少量出血为特点，常伴听力下降。

【病因与发病机制】

骨膜位于外耳道深处，在传音过程中起重要作用，骨膜外伤多因直接或间接外力损伤所致，如发夹、火柴杆等挖耳刺伤鼓膜；爆破、鞭炮、掌击耳部、高台跳水、潜水等；另外还可见于医源性损伤。

【临床表现】

1. 症状　突感剧烈耳痛、耳鸣、耳闭塞感和听力下降，可伴有外耳道少量出血。压力损伤还可伤及内耳，出现眩晕、恶心或混合性听力损伤。

2. 体征　鼓膜呈不规则形或裂隙状新鲜穿孔，穿孔边缘有少量血迹，外耳道可有血迹或血痂，颅脑损伤者若出现外耳道流血水样液体，应警惕脑脊液耳漏，听力检查为传导性聋或混合性聋。

【辅助检查】

电测听检查：听力曲线呈传导性聋，内耳损伤时呈混合性聋。若怀疑颞骨骨折则需行颞骨 X 线片或 CT 检查。

【治疗原则】

预防感染，保持外耳道干燥，防止并发症。鼓膜穿孔经久不愈者可行鼓膜修补术。

【护理诊断】

1. 感知紊乱　听力下降，与鼓膜穿孔或内耳损伤有关。

2. 知识缺乏　缺乏鼓膜外伤的预防及处理的相关知识。

3. 有感染的危险　鼓膜外伤后细菌易侵入中耳引起感染。

【护理措施】

1. 遵医嘱应用抗生素，避免耳内感染。

2. 伤后 3 周内严禁冲洗外耳道或滴入任何溶液制剂，勿用力擤鼻。用 75% 乙醇清洁外耳道，用消毒棉球堵塞耳道口，保持干燥。

3. 需行鼓膜修补术者，术前向患者介绍手术的目的和过程，消除其紧张心理；术后注意观察耳部是否有出血、流脓等现象，填塞的碘仿纱条一般于 2 周后取出，如感染较重，需提前拔除以通畅引流。

【健康教育】

1. 预防上呼吸道感染。

2. 加强卫生宣传，禁用火柴梗等锐器挖耳，戒除挖耳等不良习惯。

3. 取耵聍或外耳道异物时，操作要细心、适度，勿损伤鼓膜。

4. 遇爆破声时，应立即张口或戴防护耳罩，或用棉花、手指堵塞耳道，跳水或潜水时也要保护双耳。

5. 鼓膜修补术者术后应注意防止感冒，防止水进入外耳道。

三、分泌性中耳炎患者的护理

案例导入

患者，男，18 岁，学生。既往有慢性鼻炎，一周前感冒后右耳出现耳鸣、耳内胀痛、阻塞感伴自听增强。耳镜检查：右耳鼓膜松弛部充血、内陷，光锥消失，锤骨柄向后上移位，透过鼓膜可见到液平面。

请思考：

1. 该患者的疾病诊断和护理诊断是什么？

2. 请制定相应的护理措施。

3. 如何进行健康指导?

分泌性中耳炎（secretory otitis media）是指以鼓室积液和传导性聋为主要特征的中耳非化脓性炎症，可分为急性和慢性两种。本病常见，儿童发病较成年人高，也是引起儿童听力下降的重要原因之一，以冬春季节多发。本病又称急性卡他性中耳炎、浆液性中耳炎等，若中耳积液甚为黏稠，则称为胶耳。

【病因与发病机制】

本病的病因尚未完全明确，目前认为与下列因素有关：

1. 咽鼓管功能障碍　是本病的基本原因，包括机械性功能障碍，如急性鼻炎、腺样体肥大、鼻咽部填塞、肿瘤等；功能性功能障碍，如软腭麻痹、腭裂、气压改变等。另与咽鼓管的清洁和防御功能障碍亦有关。咽鼓管功能障碍时，外界气体不能进入中耳，鼓室内原有气体逐渐被黏膜吸收而形成鼓室内负压，引起黏膜毛细血管扩张、通透性增强而出现鼓室积液。

2. 感染　近年来研究发现，分泌性中耳炎可能是中耳的一种轻型或低毒性细菌感染，其中主要的致病菌是流感嗜血杆菌和肺炎链球菌。

3. 变态反应　中耳是一个独立的免疫防御系统，分泌性中耳炎可能属于一种由抗感染免疫介导的病理过程，与Ⅲ型变态反应有关。

知识链接

航空性中耳炎

大气压力是随着海拔增高而降低的，在飞机上升或降落过程中，座舱内气压也随之发生改变，一般在咽鼓管功能良好的情况下，通过人为的吞咽动作，中耳鼓室压力能够自动调整，以保持鼓膜两侧压力平衡。如果中耳内外气压不能迅速取得平衡，就会产生耳内堵塞感、耳鸣、耳痛、听力下降、眩晕等。检查可见鼓膜充血内陷、鼓室积液或鼓室积血，严重时还可出现鼓膜破裂，称为航空性中耳炎。在潜水作业、低压舱工作、高压氧治疗时也可发生类似的气压损伤。

【临床表现】

1. 症状

（1）听力减退　多有耳内闭塞或闷胀感，按压耳屏后暂时减轻。急性期多为感冒后出现听力减退，但有自听增强感，变动头位时，听力可暂时好转。慢性者以渐进性耳聋为主，如一耳患病，另一耳听力正常，可长期不被察觉。小儿常表现为对声音反应迟钝，注意力不集中。

（2）耳鸣　多为低调间歇性，如“噼啪”声、“嗡嗡”声及流水声等，当头部运动或打哈欠、擤鼻时，耳内可出现气过水声。

（3）耳痛　可有轻微耳痛，慢性者耳痛不明显。

2. 体征　急性期时，鼓膜充血以松弛部、锤骨柄较明显；鼓膜内陷时，表现为光锥缩短、变形或消失，锤骨柄向后上移位；鼓室积液时，可以透过鼓膜见到液平面。

3. 心理、社会状况　小儿若一耳患病，可长期不被察觉，体检时才被发现。或小儿常因对声音反应迟钝，注意力不集中，学习成绩下降而由家长领来就医。多因耳鸣与听力下降而产生焦虑心理。慢性患者因病程长，病情易反复而产生焦躁和失望心理。

【辅助检查】

1. 听力检查　音叉和纯音听阈测试示传导性聋；声导抗测试对诊断有重要价值，平坦型（B 型）是分泌性中耳炎的典型曲线。

2. 鼓膜穿刺　可抽出积液。

3. 鼻咽部检查　儿童应排除腺样体肥大，必要时可行 X 线检查。中老年人需警惕鼻咽癌的可能。

【治疗原则】

根除病因，控制感染，清除中耳积液，改善咽鼓管的通气引流。

【护理诊断】

1. 感知紊乱　听力下降及耳鸣，与鼓室负压及中耳积液有关。

2. 舒适改变　耳痛、耳鸣、耳闷塞感，与咽鼓管阻塞、鼓室积液、中耳腔内压力改变有关。

3. 知识缺乏　缺乏与本病有关的治疗和护理方面的知识。

【护理措施】

1. 控制感染　遵医嘱急性期全身应用抗生素及糖皮质激素，以减轻炎性渗出和机化。

2. 改善咽鼓管功能

（1）使用滴鼻剂　可选择 1% 麻黄碱滴鼻液滴鼻，收缩鼻腔黏膜，以保持鼻腔或咽鼓管通畅，改善中耳通气，促进炎症吸收。

（2）咽鼓管吹张　急性炎症期过后，采用捏鼻鼓气法、波氏球法或导管法行咽鼓管吹张，向患者特别讲解咽鼓管吹张的方法及有关注意事项，使其正确配合。

3. 协助医生清除中耳积液

（1）鼓膜穿刺抽液　成人在局麻下进行，小儿在全麻下进行。选用针尖斜面短的长针头，经鼓膜前下方或后下方穿刺抽出积液，可注入糖皮质激素或 α－糜蛋白酶。

（2）鼓膜切开　积液黏稠者可行鼓膜切开术，吸尽积液。术前向患者或家属说明手术的必要性及过程，消除其恐惧心理。注意勿伤及鼓室内壁黏膜，骨膜切开后应将鼓室内液体全部吸除。

（3）鼓膜置管　病情迁移或反复发作者，行鼓膜切开，清除积液后置中耳通气管以改善通气引流。通气管留置时间一般为6～8周，最长可达1～2年。

4. 治疗影响咽鼓管通气引流的鼻咽部或鼻腔疾病，如腺样体切除、鼻息肉摘除等。

【健康教育】

1. 积极治疗鼻部与鼻咽部等原发疾病，加强身体锻炼，预防感冒，及时治疗上呼吸道感染。

2. 术后带管期间勿让污水进耳，勿参加游泳等水上活动。高空飞行上升或下降时，可做吞咽或张口说话动作，使咽鼓管两端压力平衡。

3. 提高家长对本病的认识，对10岁以下儿童定期进行声导抗筛选检查，早发现、早治疗。

四、急性化脓性中耳炎患者的护理

急性化脓性中耳炎（acute suppurative otitis media）是由细菌感染所引起的中耳黏膜急性化脓性炎症。好发于儿童，多继发于上呼吸道感染，冬春季多见。

【病因与发病机制】

常见致病菌为肺炎链球菌、流感嗜血杆菌、溶血性链球菌、葡萄球菌等。常在急性上呼吸道感染、急性传染病后发病。常见的感染途径有：咽鼓管途径（最常见）、外耳道－骨膜途径、血行感染（极少见）。

早期可见鼓室黏膜充血、水肿，血管扩张，大量脓性分泌物聚集，使得鼓膜受压而缺血，并出现血栓性静脉炎，终致鼓膜局部溃破、穿孔，脓液外流。炎症控制后鼓膜穿孔可自行修复，或遗留永久性穿孔。

【临床表现】

1. 症状

（1）畏寒、发热　儿童尤为显著，常伴呕吐、腹泻等消化道症状。鼓膜穿孔后，体温逐渐下降，全身症状亦明显减轻。

（2）耳痛　常为患者第一症状，骨膜穿孔前症状明显，可出现耳深部痛，呈搏动性跳痛或刺痛，向同侧头部或牙齿放射；儿童常哭闹、抓耳。鼓膜穿孔后，耳痛迅速减轻。

（3）听力减退及耳鸣　初期有明显耳闷、低音调耳鸣及听力减退，穿孔后耳聋可能减轻。耳痛剧烈者的听力下降常被忽略。

（4）外耳道流脓　鼓膜穿孔后耳内流出液体，初为脓血样，后变为黏脓性。

2. 体征　鼓膜呈弥漫性充血、肿胀，向外膨出，标志不清。鼓膜穿孔后外耳道积脓，小穿孔可见脓液搏动的亮点，即“灯塔征”。

【辅助检查】

听力检查多为传导性聋，血常规检查示白细胞总数及多形核白细胞均增加。

【治疗原则】

祛除病因，控制感染，通畅引流。

【护理诊断】

1. 疼痛　耳痛，与中耳急性化脓性炎症有关。

2. 体温过高　由中耳急性化脓性感染所致。

3. 感知改变　听力减退及耳鸣，与急性化脓性中耳炎有关。

4. 知识缺乏　缺乏急性化脓性中耳炎的防治知识。

5. 潜在并发症　急性乳突炎、耳源性脑脓肿。

【护理措施】

1. 注意休息，初期高热时多饮水，选择易消化饮食，保持大便通畅。

2. 遵医嘱全身使用足量而有效的抗生素，疗程一般为 10 天左右，或症状消退后继续用药 5 ~ 7 天，常用青霉素或头孢类抗生素。

3. 指导患者正确使用 1% 麻黄碱滴鼻液或盐酸羟甲唑啉滴鼻液滴鼻，可减轻咽鼓管咽口肿胀，有利于引流。

4. 局部保持鼓膜引流通畅①鼓膜穿孔前用 2% 酚甘油滴耳，消炎止痛。若全身症状严重，鼓膜膨出明显，且上述治疗效果不明显，可考虑行鼓膜切开术；②穿孔后先用 3% 过氧化氢溶液清洗外耳道脓液，再用抗生素溶液滴耳，如 0.3% 氧氟沙星，脓液减少时，可用甘油或乙醇制剂滴耳，如 3% 硼酸甘油。禁止使用粉剂，以免与脓液结块，影响引流；③炎症消退后，穿孔可自行愈合，若长期不愈合者，可考虑鼓膜修补术。

【健康教育】

1. 指导患者平时锻炼身体，提高身体素质，预防和治疗上呼吸道感染，普及有关正确擤鼻及哺乳的卫生知识。

2. 积极防治上呼吸道感染和呼吸道传染病，做好传染病的预防接种工作。

3. 鼓膜穿孔及置管者禁止游泳。

五、慢性化脓性中耳炎患者的护理

案例导入

患者，男，30岁，农民。左耳长期流脓、听力下降10余年，10天前感冒后出现左耳再次流脓，伴发热、头痛，服用抗生素后无明显好转；2天前发热、头痛明显加重，伴恶心呕吐、嗜睡。检查：体温39℃，脉搏70次/分，精神萎靡，表情淡漠，神经系统检查为阴性。左外耳道深部见含灰白色鳞屑状物的脓液，恶臭，鼓膜松弛部穿孔，乳突区明显压痛。

请思考：

1. 该患者可能的疾病诊断和护理诊断是什么？
2. 应完善哪些检查？
3. 请制定相应的护理措施。

慢性化脓性中耳炎（chronic suppurative otitis media）是中耳黏膜、骨膜或深达骨质的慢性化脓性炎症。本病极为常见，临床上以反复外耳道流脓、鼓膜穿孔及听力下降为特点，尤其可引起颅内、颅外并发症，甚至危及生命。

【病因与发病机制】

本病多与急性化脓性中耳炎治疗不彻底，鼻、咽部存在慢性炎症，全身或局部抵抗力低下有关，病程超过8周。致病菌常为变形杆菌、铜绿假单胞菌、金黄色葡萄球菌等，常可见两种以上细菌的混合感染。目前需氧菌与无芽孢厌氧菌的混合感染正受到关注，真菌感染较少见。

【临床表现】

1. 症状与体征　慢性化脓性中耳炎可分为单纯型、骨疡型、胆脂瘤型，三型的区别见表6-1。

（1）单纯型　最常见，病变局限于鼓室黏膜，耳间歇性流脓，量多少不等。分泌物为黏液性或黏脓性，一般不臭，常呈中央性穿孔。听觉损伤为轻度传导性聋。

（2）骨疡型　耳持续性流黏稠脓，常有臭味，可伴血丝或耳内出血。鼓膜边缘性穿孔、紧张部大穿孔或完全缺失（图6-1）。鼓室内有肉芽或息肉，可从穿孔脱出，堵塞外耳道。患者多有较重的传导性聋。

（3）胆脂瘤型　胆脂瘤并非真性肿瘤，是由于鼓膜、外耳道上皮经穿孔向中耳腔生长堆积而成。其外层由纤维组织包围，内含脱落坏死上皮、角化物及胆固醇结晶，故称为胆脂瘤。可对周围骨质造成直接压迫和破坏（目前引起骨质破坏的机制尚不清楚），使得炎症扩散，常引起颅内、颅外并发症。常表现为外耳道长期流脓，有特殊臭味，鼓膜松弛不穿孔或者紧张部后上方边缘性穿孔（图6－1），局部有豆腐渣样物质。

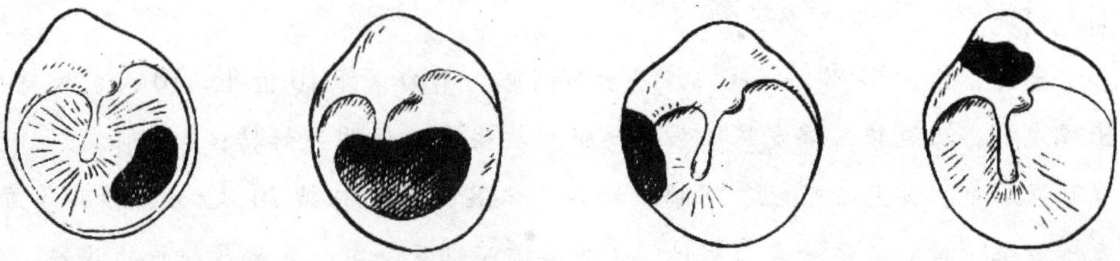

（1）紧张部前下方穿孔多示咽鼓管感染　（2）紧张部大穿孔，锤骨柄部分腐烂　（3）边缘性穿孔　（4）松弛部穿孔

图6－1　各种鼓膜穿孔示意图

（来源：肖跃群．眼耳鼻咽喉口腔科护理．第二版．北京：人民卫生出版社，2014）

表6－1　慢性化脓性中耳炎的类型

症状	单纯型	骨疡型	胆脂瘤型
流脓	间歇性流脓	持续性流黏稠脓，有臭味	长期流脓，豆腐渣样，奇臭
鼓膜	紧张部小穿孔	紧张部大穿孔或边缘性穿孔	松弛部或边缘性大穿孔
X线	无骨质破坏	有骨质破坏	可见骨质空洞
并发症	少见	常见	多见
治疗	局部滴药，鼓膜修补	清楚肉芽，无效则手术	尽早手术

2. 耳源性并发症　胆脂瘤型中耳炎最容易引起并发症，骨疡型次之。感染途径以经破坏、缺损的骨壁扩散为主，亦可经血行、正常解剖通道和尚未闭合的骨缝扩散。

常见的颅外并发症有耳后骨膜下脓肿、耳下颈深部脓肿、迷路炎、周围性面瘫等。颅内并发症有硬脑膜外脓肿、硬脑膜下脓肿、耳源性脑膜炎、乙状窦血栓性静脉炎和耳源性脑脓肿等。

耳源性并发症的症状复杂多变，除有中耳炎急性发作的原发症状外，同时伴有耳痛、持续性头痛及全身不适。颅外并发症尚有相应的耳后、颈部红肿，周围性面瘫，眩晕，呕吐等表现。颅内并发症可出现高热、剧烈头痛、喷射性呕吐、脑膜刺激征、锥体束征、精神萎靡、嗜睡或昏睡。脑脓肿形成则可出现局灶性定位体征，晚期脑疝形成可压迫生命中枢，出现昏迷、瞳孔散大、呼吸循环衰竭而危及生命。

3. 心理、社会状况　有的患者不知其危险性，常不予重视；有的患者因长期流脓或担心手术效果而焦躁不安。

【辅助检查】

1. 纯音听力测试显示传导性聋或混合性聋。

2. 乳突 X 线片、颞骨高分辨率 CT 有助于诊断。

3. 中耳分泌物细菌培养和药物敏感试验可以明确致病菌的种类，并帮助选择敏感的抗生素。

【治疗原则】

以消除病因，控制感染，消除病灶，通畅引流，尽可能恢复听力为原则。长期药物治疗无效者，应手术治疗，以防止并发症。

【护理诊断】

1. 舒适改变　耳流脓，与慢性化脓性中耳炎有关。

2. 感知改变　听力下降，与慢性化脓性中耳炎有关。

3. 耳漏　与慢性化脓性中耳炎、鼓膜穿孔、细菌感染有关。

4. 潜在并发症　耳源性颅内、颅外并发症。

5. 知识缺乏　缺乏与本病有关的知识和自我保健知识。

【护理措施】

1. 局部治疗　对于单纯型慢性中耳炎，应指导患者用 3% 过氧化氢洗耳，并用氧氟沙星、氯霉素等滴耳液滴耳。中耳肉芽可用硝酸银烧灼，或以刮匙、圈套器去除。流脓期间一般不使用粉剂和油剂，以免外耳道堵塞，造成引流不畅。胆脂瘤型中耳炎应尽早手术。

2. 病情观察　密切观察患者的生命体征、意识、瞳孔及肢体运动的变化，警惕耳源性并发症的发生。

3. 并发症护理　疑有耳源性颅内并发症时，忌用镇静剂、镇痛剂等药物，以免掩盖症状，延误诊断。对有颅内高压的患者应使用降颅内压的药物，控制入水量，并积极手术治疗。

4. 手术护理　对反复发作者、胆脂瘤型中耳炎及耳源性并发症者应行手术治疗。常用手术方式有乳突根治术、乳突切开术、鼓室成形术。按术前常规准备，并使患者和家属了解术前准备的目的以及手术方法，以取得配合。术后按全麻手术术后护理常规进行护理；密切观察患者有无面瘫、平衡障碍，询问患者是否出现眩晕、头痛、恶心呕吐等症状；注意患者安全，嘱咐患者离床活动动作要缓慢，勿突然改变体位，以免眩晕；术后 7 天拆线，7 ~ 14 天抽出外耳道内的填塞纱条，及时换药，观察术腔引流情况及上皮生长情况。

【健康教育】

1. 积极治疗上呼吸道疾病，及时治愈急性化脓性中耳炎，促进鼓膜穿孔愈合。

2. 保持引流通畅，保持外耳道清洁干净。

3. 宣传中耳炎的危害性，积极治疗，胆脂瘤型中耳炎者应尽早行乳突根治术，以预防并发症的发生。

4. 嘱鼓室成形术患者术后短期内不要乘飞机。术后3个月内耳内有少量渗出为正常现象，注意保持外耳道清洁，防止耳源性颅内、颅外并发症。

六、梅尼埃病患者的护理

梅尼埃病（meniere's disease）是因膜迷路积水所致的内耳疾病，以发作性眩晕、波动性听力下降、耳鸣伴耳内胀满感为临床特点，属耳源性眩晕之一。发病年龄为30～50岁，单耳多见，累及双耳者常在3年内先后患病。

【病因与发病机制】

梅尼埃病的病因尚无定论，可能与耳蜗微循环功能障碍、内淋巴生成与吸收平衡失调、膜迷路破裂、变态反应、免疫反应等有关。

【临床表现】

1. 症状、体征

（1）眩晕　多为突发性剧烈眩晕，自觉天旋地转，站立不稳，伴恶心呕吐、面色苍白、出冷汗、血压下降等自主神经症状，睁眼与体位变动时加剧，闭目静卧时略微减轻。发作时可见自发性水平型或旋转型眼球震颤，发作后眼球震颤消失，不伴头痛或无意识障碍。持续数十分钟或数小时转入间歇期。

（2）耳鸣　初为持续性低音调，久则转为高音调。

（3）耳聋　常为单侧性，间歇期好转或完全恢复，呈明显波动性变化。多次发作可转化为不可逆的永久性感音神经性聋。

2. 心理、社会状况　部分患者因反复发作、病程长影响生活而产生焦虑与烦躁不安。

【辅助检查】

1. 耳镜检查　鼓膜多无异常，咽鼓管功能正常。

2. 前庭功能检查　如遇发作期可看到节律整齐、强度不等的眼球震颤。部分患者虽有多次发作，前庭功能仍正常。

3. 听力检查　部分患者眩晕发作期听力减退，间歇期听力好转。

4. 甘油试验　禁食2小时后，一次顿服50%甘油2.4～3.0mL/kg，每隔1小时测听1次，2～3小时后听力提高15dB以上，为甘油试验阳性。

【治疗原则】

发作期积极对症治疗，发作频繁且药物治疗无效者可考虑手术治疗。

【护理诊断】

1. 舒适改变 眩晕、恶心、呕吐，与膜迷路积水有关。

2. 有外伤的危险 与眩晕发作时平衡失调有关。

3. 焦虑 与眩晕反复发作影响生活、工作、学习等有关。

4. 知识缺乏 缺乏本病的治疗护理知识和预防保健知识。

【护理措施】

1. 向患者解释本病的有关知识，消除其紧张、恐惧心理，使其主动配合治疗和护理。

2. 急性发作期嘱患者卧床休息，进食高蛋白、高维生素、低脂肪、低盐饮食，适当限制入水量。

3. 遵医嘱给予镇静、改善微循环、减轻膜迷路积水的药物，同时观察药物的疗效及副作用。

4. 对症状较重或服用镇静药者，应加床栏保护；下床活动时注意搀扶，防止摔倒。

5. 对发作频繁，症状重，保守治疗无效而选择手术治疗者，应告知手术的目的及注意事项，并积极做好术前准备，按耳部手术护理常规进行护理。

【健康教育】

1. 指导患者出院后仍坚持低盐低脂饮食，保持心情愉快，增强体质，避免复发。

2. 指导患者发作时应静卧休息，且应有专人陪伴。

3. 告知患者不要登高、下水、驾驶车辆等，以免发生危险。

复习思考

一、单选题

1. 以下哪项为外耳道疖早期疼痛的特点（　　）

A. 剧痛　B. 搏动性疼痛　C. 刺痛　D. 跳痛　E. 隐痛

2. 鼓膜外伤患者清洗外耳道时应使用以下哪种溶液（　　）

A. 50% 酒精　B. 75% 酒精　C. 90% 酒精　D. 碘伏　E. 碘酒

3. 下列哪种耳病最适宜做咽鼓管吹张（　　）

A. 急性外耳道炎　B. 分泌性中耳炎

C. 急性化脓性中耳炎　D. 慢性化脓性中耳炎

E. 鼓膜瘢痕

4. 咽鼓管阻塞最常导致（　　）

A. 鼻炎　B. 鼻窦炎　C. 咽炎

D. 扁桃体炎　　E. 分泌性中耳炎

5. 以下哪一项不是急性化脓性中耳炎的临床表现（　　）

A. 发热　　B. 耳痛　　C. 耳鸣　　D. 溢液　　E. 流脓

6. 急性化脓性中耳炎全身抗生素治疗需用药（　　）

A. 3 天左右　　B. 5 天左右　　C. 7 天左右　　D. 10 天左右　　E. 12 天左右

7. 化脓性中耳炎出现下列表现时提示有并发症的可能（　　）

A. 急性发作症状加重，耳流脓反而减少

B. 剧烈头痛，夜间加重

C. 耳后红肿压痛

D. 恶心呕吐，精神、意识和运动障碍

E. 以上均可

8. 慢性化脓性中耳炎引起的颅内并发症，最常见的感染途径是（　　）

A. 内耳迷路　　B. 颞骨骨折线　　C. 血行感染　　D. 直接骨质破坏　E. 咽鼓管

9. 以下哪一项不是慢性化脓性中耳炎的治疗原则（　　）

A. 消除病因

B. 控制感染

C. 通畅引流

D. 长期药物治疗无效时可手术治疗

E. 联合用药

10. 关于急性化脓性中耳炎患者的护理措施，错误的是（　　）

A. 用 1% 的麻黄碱滴鼻液滴鼻

B. 早期应用抗生素

C. 高热者降温

D. 鼓膜穿孔后先用过氧化氢洁耳，再滴 2% 酚甘油

E. 鼓膜穿孔后滴抗生素

11. 梅尼埃病的主要病理变化是（　　）

A. 外淋巴积水　　B. 膜迷路积水　　C. 耳石膜脱落

D. 自身免疫异常　　E. 以上均不对

12. 9 个月婴儿，现高热、寒战 2 天，拒奶，哭闹不安，抓耳挠腮，摇头不止，今晨左耳流脓，乳突区有压痛，应考虑以下哪种情况（　　）

A. 耳外伤　　B. 急性化脓性中耳炎

C. 急性分泌性中耳炎　　D. 外耳道炎

E. 以上均不对

二、简答题

1. 鼓膜外伤患者的主要护理措施有哪些?

2. 急性化脓性中耳炎的感染途径和病因有哪些?

项目二 鼻科患者的护理

鼻经常受到外界不良因素的影响，容易发生各种疾病，以炎症性和变态反应性疾病为主，最常见的是鼻炎和鼻窦炎。这些鼻部疾病常给患者带来舒适改变，影响其工作和生活质量，重者可导致严重并发症。

一、鼻前庭炎及鼻疖患者的护理

鼻前庭炎（vestibulitis of nose）是鼻前庭部皮肤的弥漫性炎症，临床上有急性、慢性之分。鼻疖（nasal furuncle）是指鼻前庭或鼻尖部的毛囊、皮脂腺或汗腺局限性的急性化脓性炎症。

【病因与发病机制】

主要致病菌为金黄色葡萄球菌。常因鼻腔分泌物刺激鼻前庭皮肤，长期接触有害粉尘，挖鼻或拔鼻毛等不良习惯继发细菌感染所致，糖尿病或全身抵抗力低下者较多见。

【临床表现】

1. 鼻前庭炎　急性期可见鼻前部疼痛、烧灼感。鼻前庭及其邻近的上唇皮肤弥漫性红肿，重者糜烂，表面附有薄痂皮。慢性期可见鼻前庭皮肤发痒、干燥，伴灼热、触痛，皮肤增厚，甚至皲裂或结痂。

2. 鼻疖　局部红、肿、热、痛，重者伴有全身不适和低热。初期患处可见丘状隆起，周围充血、发硬、疼痛，伴明显触痛。疖肿成熟后，可见黄白色脓点，继而溃破。

【辅助检查】

检查血常规。

【治疗原则】

消除病因，清洁局部，控制感染；鼻疖应严禁挤压，未成熟者忌切开，控制感染，预防并发症。

【护理诊断】

1. 急性疼痛　与炎症有关。

2. 体温过高　与细菌感染有关。

3. 舒适改变　与鼻部红、肿、热、痛有关。

4. 知识缺乏　缺乏鼻前庭炎及鼻疖的防治知识。

5. 恐惧　与全身不适、患侧上唇及面颊部出现肿胀有关。

【护理措施】

1. 病因治疗　消除导致鼻前庭炎及鼻疖的各种因素，预防复发。

2. 局部治疗　鼻前庭炎急性期给予温生理盐水或硼酸液热敷或理疗。疖肿未成熟者，可热敷、理疗，或用10%鱼石脂软膏外敷，早期严禁切开引流；疖肿成熟者，可用15%硝酸银腐蚀脓头，促其溃破，或用锋利尖刀挑破脓头，用小镊子钳出脓栓；疖肿已溃破者，局部消毒，保持引流，并涂抗生素软膏以促进愈合。

3. 控制感染　遵医嘱使用抗生素消除感染，局部涂抗生素软膏。

4. 体温过高者，则需物理降温，同时报告医师及时处理。

5. 糖尿病患者，应积极治疗糖尿病，控制其临床症状。

6. 合并有海绵窦血栓性静脉炎者，应住院给予足量有效的抗感染处理；并严密观察患者的生命体征，以防病情进一步加重。

【健康教育】

1. 普及个人卫生常识，指导患者正确清洁鼻腔，教育患者戒除挖鼻、拔鼻毛等不良习惯，避免烟、酒、刺激性气体、粉尘、辛辣食物等刺激。

2. 积极治疗原发性疾病。

3. 鼻疖未成熟者忌挤压、忌切开。

二、慢性鼻炎患者的护理

慢性鼻炎（chronic rhinitis）为鼻腔黏膜或黏膜下层的慢性非特异性炎症，临床表现以鼻腔黏膜肿胀、分泌物增多、无明确的致病微生物感染，炎症可持续数月以上或反复发作，间歇期内不恢复正常且无确切的致病微生物。可分为慢性单纯性鼻炎和慢性肥厚性鼻炎。

【病因与发病机制】

常因急性鼻炎反复发作或治疗不彻底迁延而成，除此之外，邻近慢性炎症病灶刺激、鼻腔用药不当或过久、全身性慢性疾病、环境及职业因素等均可引起本病。

【临床表现】

1. 症状、体征

（1）慢性单纯性鼻炎　鼻塞呈间歇性和交替性，伴黏液涕增多。检查见鼻腔黏膜暗红色、充血，下鼻甲肿胀，表面光滑、柔软而有弹性，探针轻压凹陷，移开探针后很快复原，对减充血剂反应灵敏。

（2）慢性肥厚性鼻炎　鼻塞呈持续性，少量黏液或黏脓性分泌物，难以擤出。常有闭塞性鼻音，耳鸣或耳闷，伴嗅觉减退、咽干、头昏和头痛。检查见下鼻甲黏膜肥厚，鼻甲骨肥大，黏膜表面不平，呈桑椹样或结节样，探之实质感，无凹陷，或虽凹陷但不立即复原，对减充血剂不敏感（见表6－2）。

表6－2　慢性单纯性鼻炎与慢性肥厚性鼻炎的区别

症状与体征	慢性单纯性鼻炎	慢性肥厚性鼻炎
鼻塞	交替性或间歇性	持续性
鼻涕	黏液性，量较多	黏液性或黏脓性，不易擤出
嗅觉减退	不明显	可有
闭塞性鼻音	一般无	有
头痛、头晕	可有	常有
耳鸣、耳闷	无	可有
鼻镜检查	下鼻甲黏膜肿胀，暗红色，表面光滑，柔软有弹性	下鼻甲黏膜肥厚，暗红色，呈结节状，肥大，硬实无弹性
滴麻黄碱	有明显反应	反应不明显

2. 心理、社会状况　因长期慢性疾病的困扰，影响患者的学习、工作和生活，可表现出焦虑、苦闷心理。

【辅助检查】

鼻腔镜检查、纤维鼻咽镜检查、鼻分泌物检查、鼻窦CT等。手术患者还应行血常规、乙肝、出凝血时间、HIV、梅毒等检验。

【治疗原则】

根除病因，清除分泌物，恢复鼻腔的通气功能。

【护理诊断】

1. 清理呼吸道无效　与鼻黏膜充血、肿胀、肥厚及分泌物增多有关。

2. 有感染的危险　与并发鼻窦炎、中耳炎等有关，与鼻炎妨碍鼻窦引流及中耳通风有关。

3. 舒适改变　鼻塞，与鼻黏膜充血、肿胀、肥厚及分泌物潴留有关。

4. 知识缺乏　缺乏慢性鼻炎的防治知识。

【护理措施】

1. 病因治疗　加强体育锻炼，增强体质，预防上呼吸道感染，治疗全身和局部疾病，帮助患者并配合医生找出局部原因，及时治疗。

2. 局部治疗 局部应用减充血剂，常用1%麻黄碱滴鼻液滴鼻，但不宜久用，避免引起药物性鼻炎。慢性肥厚性鼻炎对减充血剂不敏感者，可采用下鼻甲硬化剂注射法、冷冻、激光、微波等疗法。

3. 手术治疗 经上述治疗无效的慢性肥厚性鼻炎患者，可行手术治疗，如下鼻甲黏膜部分切除术。

【健康教育】

1. 指导患者锻炼身体，戒除烟酒等不良嗜好。保证充足的睡眠，常做鼻部按摩。

2. 改善生活及工作环境，避免接触粉尘和有毒、有害气体，或在上述环境中配戴口罩。

3. 讲解疾病的诱发因素，及时彻底治疗急性鼻炎等相关疾病。

4. 指导正确的鼻腔滴药方法，不滥用减充血剂滴鼻。

三、变应性鼻炎患者的护理

变应性鼻炎（allergic rhinitis，AR），又称过敏性鼻炎，是发生在鼻黏膜的变态反应性疾病，以突发鼻痒、连续性喷嚏伴大量清水样鼻涕和鼻塞为主要临床特点，可发生于任何年龄。本病分为常年性变应性鼻炎和季节性变应性鼻炎两种，后者又称“花粉症”。

【病因与发病机制】

发病与遗传（特应性个体）和环境密切相关，空气污染与发病有明显关系。变应原主要为吸入物，如植物花粉、室内尘土、螨虫、霉菌、棉絮、烟草、动物皮屑、甲醛、室外二氧化硫（SO_2）、职业过敏原（变应原）等。某些食物、饮料以及药物也可引起。

【临床表现】

1. 症状、体征 主要表现为突发性鼻痒，阵发性、连续性喷嚏，大量水样鼻涕，鼻塞伴嗅觉减退。鼻黏膜暗红或苍白、水肿，鼻甲肿大，可有息肉样变或鼻息肉，鼻腔有大量浆液样分泌物。

2. 并发症 变应性鼻窦炎、支气管哮喘和分泌性中耳炎等。

【辅助检查】

变应原皮肤试验、鼻黏膜激发试验和体外特异性IgE检测，可查找变应原。鼻分泌物涂片检查见嗜酸性细胞增多。

【治疗原则】

避免接触变应原，药物治疗，免疫治疗，必要时可选择手术治疗。

【护理诊断】

1. 鼻痒 与鼻黏膜感觉神经末梢受刺激后发生的局部特殊感觉有关。

2. 清理呼吸道无效　与鼻黏膜水肿、分泌物增多有关。

3. 舒适改变　鼻塞、鼻痒、多涕、打喷嚏等，与鼻腔变态反应有关。

4. 焦虑　疾病迁延不愈，患者对变应性鼻炎的预后缺乏信心。

5. 知识缺乏　缺乏变应性疾病的防治知识。

【护理措施】

1. 在明确变应原的前提下，避免接触变应原，尽量避免与变应原接触。

2. 药物治疗　遵医嘱应用抗组胺药、肥大细胞膜稳定剂、糖皮质激素、减充血剂以改善鼻腔通气引流。注意药物的不良反应，避免引起药物性鼻炎。

3. 协助进行免疫治疗　选用皮肤试验阳性的相应变应原溶液，开始由低浓度皮下少量注射，逐渐加大浓度和剂量，以阻断变应原与 IgE 的结合，降低肥大细胞和嗜碱细胞的敏感性。除了皮下注射外，舌下含服变应原的给药途径也已经在临床应用。

4. 其他治疗　如激光、冷冻、微波可降低鼻黏膜对变应原的敏感性；翼管神经切断、筛前神经切断术可降低神经兴奋性。

【健康教育】

1. 讲解疾病相关知识，保持环境和家庭卫生。

2. 花粉传播季节，尽可能避免外出接近花草，必要时戴口罩。

3. 忌养宠物，不用地毯，少接触动物皮革、羽毛制品，选择适宜的化妆品。

4. 指导患者规律用药，避免因自行停药而导致变应性鼻炎反复发作甚至加重。

四、鼻窦炎患者的护理

案例导入

患者，女，30 岁。患者诉 6 年前感冒后出现双侧鼻塞、流脓涕、头痛等症状，经治疗后好转。每遇季节交替、天气变凉之时便出现鼻塞、流脓涕，伴嗅觉减退、头昏易倦、睡觉打鼾等症状。近 1 年来持续鼻腔鼻塞、流脓涕，滴用麻黄碱后无明显缓解。检查：双侧鼻黏膜暗红，双鼻腔可见多个灰白色息肉填塞，表面附有脓性分泌物，中鼻道及嗅裂窥及欠清。

请思考：

1. 该患者的疾病诊断和护理诊断是什么？

2. 还需做哪些辅助检查？

3. 请制定相应的护理措施。

鼻窦炎是鼻科最常见的疾病之一，是鼻窦黏膜的化脓性炎症。根据临床表现可分为急性鼻窦炎（acute sinusitis）和慢性鼻窦炎（chronic sinusitis）两种。可为单侧发病，但双侧发病或多窦发病很常见。

【病因与发病机制】

1. 致病菌多为肺炎链球菌、溶血性链球菌、葡萄球菌等。

2. 急性鼻窦炎常继发于急性鼻炎，因鼻窦具有特殊的解剖特点，故邻近组织或器官的炎症病灶、急性上呼吸道感染、急性传染性疾病、特应性体质等局部因素均易致鼻窦感染。慢性鼻窦炎多为急性鼻窦炎治疗不彻底，窦口引流不畅所致。

【临床表现】

1. 症状

（1）急性者常有畏寒、发热、食欲减退、全身不适等全身症状；鼻部症状为持续性鼻塞，脓涕多，伴头痛或局部疼痛。急性上颌窦炎者，头痛晨轻午后重；急性额窦炎者，头痛中午最剧。

（2）慢性者多有精神不振、头昏易倦、记忆力减退、注意力不集中等症。局部症状主要为多脓涕、鼻塞和头痛，可有嗅觉减退或消失，甚至出现视力障碍。

2. 体征　急性者颜面部鼻窦投影区可出现红肿和压痛，鼻黏膜充血、肿胀，尤以中鼻甲和中鼻道黏膜明显。用1%麻黄碱收缩鼻甲后，前组鼻窦炎可见中鼻道积脓，后组鼻窦炎可见嗅裂积脓。

慢性者可见鼻黏膜暗红色、充血、肥厚，中鼻甲肥大或息肉样变，中鼻道狭窄，甚至可见鼻息肉，中鼻道或嗅裂积脓。

3. 心理、社会状况　急性者症状明显，常能积极就医；慢性者可因长期反复发病而焦虑，影响学习、工作及社交，对治疗缺乏信心。

【辅助检查】

1. 鼻内镜检查　检查鼻道和窦口及其附近黏膜的病理改变。

2. 鼻窦CT　可清楚显示黏膜增厚、窦腔液平面或息肉阴影等，目前已成为诊断鼻窦炎的重要手段。

3. 上颌窦穿刺冲洗法　即为诊断性穿刺，急性炎症期禁用。

4. 体位引流　如疑为鼻窦炎，鼻道未查见脓液，可行体位引流试验，以助诊断。

5. 血常规　白细胞显著增多。

【治疗原则】

根治病因，改善鼻腔的通气引流，控制感染，预防并发症。

【护理诊断】

1. 舒适改变　鼻塞、嗅觉减退、头痛，与鼻窦急慢性炎症及手术创伤有关。

2. 体温过高 与炎症引起的全身反应有关。

3. 潜在并发症 咽炎、扁桃体炎、喉炎、气管炎、中耳炎等。

4. 焦虑 与顾虑鼻窦手术可损及邻近器官或组织有关。

5. 自我形象紊乱 与急性化脓性鼻窦炎引起的流脓涕有关。

【护理措施】

1. 嘱患者注意休息，多饮水，进易消化食物，保持大便通畅。

2. 对于急性鼻窦炎，应遵医嘱应用足量敏感抗生素以控制感染，一般应用7～10天。未能明确致病菌者，可选用广谱抗生素，以青霉素为首选药物。如已转成慢性，则用中成药如鼻渊舒口服液、藿胆丸等，促进炎症吸收，适当应用抗生素，治疗全身慢性疾病。

3. 鼻部滴药 鼻内滴用减充血剂和糖皮质激素，改善鼻腔鼻窦的通气与引流，指导患者正确滴药及体位引流。

4. 局部护理 选择局部热敷、短波透热或红外线照射等物理治疗，以助炎症吸收并缓解疼痛；鼻腔冲洗，每日1～2次，以清除鼻腔分泌物，冲洗液可选择生理盐水+庆大霉素+地塞米松。

5. 上颌窦穿刺冲洗法 应在全身症状消退和局部炎症基本控制后施行。每周1次，至无脓液为止。必要者可经穿刺针导入硅胶管置于窦内，以便连续冲洗和灌入抗生素。

6. 鼻窦负压置换疗法 用负压吸引法使药物进入鼻窦。适用于慢性鼻窦炎或全鼻窦炎，尤其适合小儿慢性鼻窦炎。

7. 手术护理 保守治疗无效后可选择鼻窦内窥镜手术治疗。按照鼻部手术护理常规做好围手术期护理。

8. 物理治疗 超短波理疗等，可促进炎症消退，改善症状。

【健康教育】

1. 讲解本病相关知识，嘱患者增强体质，改善生活和工作环境，避免受凉感冒；注意鼻腔卫生，保证充足睡眠。

2. 注意擤涕方法，鼻塞多涕者，宜按塞一侧鼻孔，稍稍用力外擤。指导患者正确进行体位引流：用1%麻黄碱滴鼻，使窦口通畅。若为上颌窦炎，则头前倾90°，患侧向上；如为额窦炎，则头位直立；如为前组筛窦炎，则头位稍向后仰；如为后组筛窦炎，则头位稍向前俯；如为蝶窦病变，则需低头，面向下将额部或鼻尖抵在某一平面。保持体位10～15分钟。

3. 术后按医嘱正确用药，冲洗鼻腔，定期复查，术后1月内避免重体力活动。

五、鼻出血患者的护理

案例导入

患者，女，50岁。诉近两年来常出现涕中带血现象，今晨无明显诱因出现双侧鼻腔出血，出血量约20mL，用纸巾填塞鼻孔并指压后稍好转。检查：BP：180/110mmHg；双鼻中隔前下端可见出血点，口腔、鼻咽部未见明显出血点。

请思考：

1. 该如何为患者止血？

2. 止血后，最应进行哪项检查？

鼻出血（epistaxis；nosebleed）是临床常见症状之一，可单纯由鼻腔、鼻窦疾病引起，也可由某些全身性疾病所致。多为单侧出血，亦可为双侧出血，出血量多少不一，轻者反复涕中带血，重者可致失血性休克，是耳鼻咽喉科的常见症状和急症。

【病因与发病机制】

1. 局部原因 多见于鼻部外伤、炎症、鼻中隔病变、肿瘤和鼻腔异物。

2. 全身原因 急性发热性传染病、高血压、血液病、肝肾等慢性疾病、维生素缺乏、中毒、遗传等，以及凡可引起血压增高，凝血功能障碍或血管张力改变的全身性疾病，均可导致鼻出血。

【临床表现】

1. 症状 局部原因引起出血者多为单侧，全身性疾病多引起双侧或交替性出血，出血可呈间歇性，亦可呈持续性或阵发性。出血量不等，轻者仅涕中带血，短时间内失血量达500mL时，可出现头昏、口渴、乏力、面色苍白；失血量在500～1000mL时，可出现出汗、血压下降；若收缩压低于80mmHg，提示血容量已损失约1/4。

2. 体征 儿童青少年出血部位多位于鼻中隔前下方易出血区；而中老年则多发生于鼻腔后段的鼻－鼻咽静脉丛或鼻中隔后部的动脉，出血量大且来势凶猛，不易止血。

3. 并发症 一次性大量出血可致休克，反复出血可导致贫血。

4. 心理、社会状况 常因大出血或反复出血使患者产生紧张和恐惧，家属亦情绪激动，唯恐医护人员对患者诊治不及时，造成更严重的后果。

【辅助检查】

1. 鼻腔检查 可初步了解出血部位，为选择止血方法提供依据。

2. 鼻咽部检查 可以判断鼻咽部有无新生物、有无明确出血点。

3. 实验室检查 包括全血细胞计数、出凝血时间、凝血酶原时间、凝血因子等及其他相关检查，了解患者的全身情况。

4. 必要时可做 CT 或 MRI 检查，排除鼻腔、鼻窦和鼻咽部肿瘤。

【治疗原则】

立即止血，再行病因治疗。

【护理诊断】

1. 恐惧　与反复出血、出血量较多及担心疾病的预后有关。

2. 潜在并发症　失血性休克。

3. 舒适改变　口干、鼻塞、疼痛，与鼻腔填塞、张口呼吸有关。

4. 知识缺乏　缺乏鼻出血的防治知识及自我保健知识。

【护理措施】

1. 一般护理　热情接待、安慰患者，消除其紧张恐惧心理，必要时可给予镇静剂。取坐位或半坐位，休克者则取平卧位。

2. 协助止血处理　嘱患者将口中分泌物吐出，切勿咽下。先采用简便止血措施，如指压双侧鼻翼 10～15 分钟，冷敷前额及后颈，用浸以 1% 麻黄碱滴鼻液的棉片置于鼻腔暂时止血。小量鼻出血可采用指压法止血或烧灼法止血法；出血量大，部位尚不明确，出血面广者，采用鼻腔填塞法（图 6－2）；鼻腔后部出血，行后鼻孔填塞法（图 6－3）；近年与鼻部解剖相适应的鼻腔和后鼻孔止血气囊和水囊，使用更方便，痛苦也大大减轻；大量顽固性出血可采用动脉结扎手术或血管栓塞法治疗。

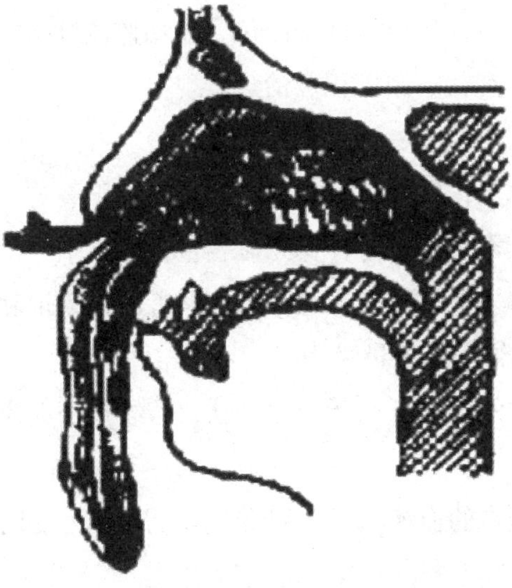

图 6－2　鼻腔填塞法

（来源：肖跃群．眼耳鼻咽喉口腔科护理．第二版．北京：人民卫生出版社，2014）

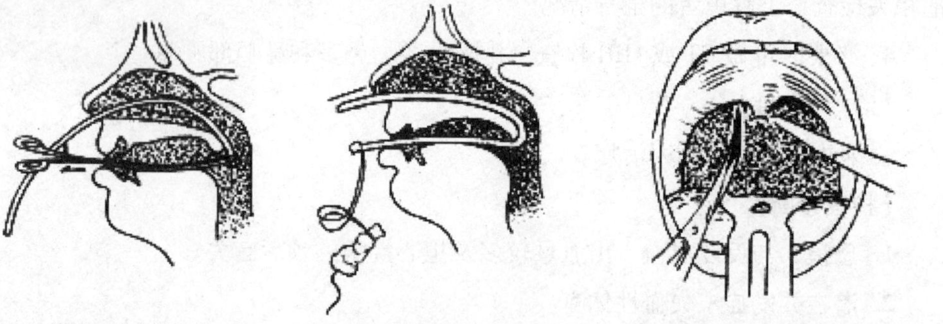

（1）将导尿管头端拉出口外　（2）将纱球尖端的丝线缚于导尿管头端，回抽导尿管　（3）借器械之助，将纱球向上推入鼻咽部

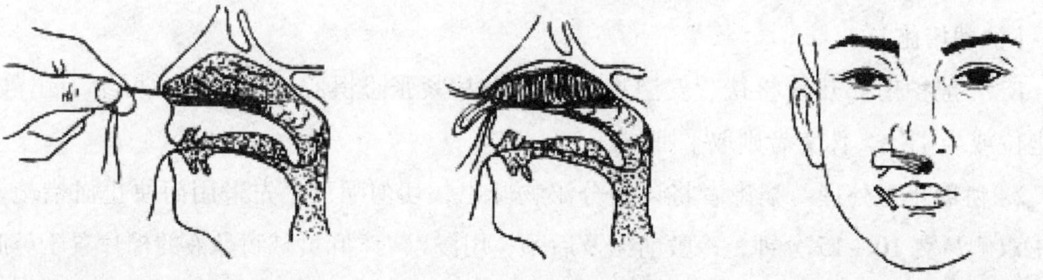

（4）将线拉紧，使纱球嵌入后鼻孔　（5）再作鼻腔填塞　（6）纱球尖端上的系线固定于前鼻孔处，底部单线固定于口角

图6-3　后鼻孔填塞法

（来源：肖跃群．眼耳鼻咽喉口腔科护理．第二版．北京：人民卫生出版社，2014）

3. 对疑有休克者的护理　应取头低平卧位，密切监测脉搏、血压等生命体征的变化。

4. 全身治疗的护理　查找病因，积极治疗。

5. 鼻腔填塞后患者的护理

（1）嘱患者半卧位休息，做好口腔护理，防止嘴唇干裂与口腔感染。

（2）遵医嘱应用抗生素、止血药，补充血容量。

（3）监测患者的生命体征，尤其注意年老体弱者的血氧饱和度，观察有无嗜睡、反应迟钝等缺氧表现，必要时给予低流量吸氧。

（4）观察后鼻孔纱球的丝线有无断裂、松动，若纱条松动应及时处理，以防止脱落而引起窒息。

（5）嘱患者勿将口腔内的血液咽下，以免刺激胃黏膜引起呕吐，并避免喷嚏、咳嗽、用力擤鼻、弯腰低头、外力碰撞鼻部等引起再次出血。

（6）鼻腔填塞物一般在24～48小时分次取出，碘仿纱条可适当延长留置时间。

【健康教育】

1. 向患者讲解本病的诱发因素和相关知识，介绍指压、冷敷等简便止血方法。若再次院外出血，应保持镇静，先自行简易止血，再就诊。

2. 戒除挖鼻、拔鼻毛、用力擤鼻等不良习惯。戒烟、酒、辛辣刺激性食物。

3. 出院后4~6周内避免用力擤鼻涕，避免重体力活动或运动，打喷嚏时张开嘴以减少鼻腔内压力。

4. 鼻腔黏膜干燥时，应注意液体摄入，增加居住空间的湿度，或涂金霉素油膏以缓解之。

知识链接

鼻腔填塞材料

目前可供选择的鼻腔填塞材料有可吸收材料和不可吸收材料两种，可吸收材料如淀粉海绵、明胶海绵或纤维蛋白海绵等，优点是填塞物不必取出，可避免取出填塞物后再出血；不可吸收材料除了传统的凡士林纱条、碘仿纱条外，还有膨胀海绵、藻酸钙纤维敷料、气囊或水囊等，这些均较传统材料操作便捷，对鼻腔黏膜损伤也大大减少。

复习思考

一、单选题

1. 急性鼻炎的主要原因是（　　）

A. 细菌感染　　B. 衣原体感染　　C. 病毒感染

D. 疲劳　　E. 支原体感染

2. 1%麻黄碱滴鼻的主要目的是（　　）

A. 收缩鼻黏膜，改善鼻通气和鼻窦引流

B. 松弛平滑肌，减轻鼻肺反射

C. 收缩血管，减少分泌

D. 减轻炎症反应

E. 降低血管通透性

3. 儿童、青少年鼻出血常见于（　　）

A. 下鼻甲前端　　B. 下鼻道后端

C. 鼻中隔前下方的易出血区　　D. 鼻中隔后上方

E. 鼻腔顶部

4. 6 岁儿童患慢性额窦炎，最适宜的治疗方法为（　　）

A. 鼻窦负压置换疗法　　B. 鼻内镜手术额窦开放

C. 全身抗生素治疗　　D. 使用激素类滴鼻药

E. 鼻眼净（萘甲唑啉）滴鼻

5. 鼻腔异物的治疗方法是（　　）

A. 勾出异物　B. 鼻腔冲洗　C. 交替疗法　D. 填塞止血　E. 药物止血

6. 中老年鼻出血部位多发生在（　　）

A. 中鼻道后端

B. 鼻腔后段的鼻 - 鼻咽静脉丛或鼻中隔后部的动脉

C. 上鼻道后端

D. 下鼻道前端

E. 中鼻道前端

7. 变应性鼻炎的分泌物为以下哪种（　　）

A. 黏稠量少　B. 黏稠量多　C. 酸臭　D. 清稀量多　E. 清稀量少

8. 对于出血较剧，渗血面较广的鼻出血的止血方法，哪项是正确的（　　）

A. 指压止血　B. 烧灼止血　C. 血管结扎　D. 填塞止血　E. 药物止血

9. 关于鼻出血的处理，哪项是错误的（　　）

A. 轻微出血可采用局部止血法

B. 凡有鼻出血均应用后鼻孔填塞

C. 找不到出血点时，可先采用前鼻孔填塞

D. 有明确出血点者，可用烧灼法

E. 顽固出血局部处理均无效者可行血管结扎

10. 对于出血量大，部位不明确的鼻出血最应选择的止血方法是（　　）

A. 指压法　B. 热烤法　C. 鼻腔填塞法　D. 冷冻法　E. 血管结扎法

11. 鼻腔凡士林纱条填塞，留置时间为（　　）

A. 12 ~24 小时　B. 24 ~48 小时　C. 3 ~4 天　D. 5 ~6 天　E. 7 ~10 天

二、简答题

1. 慢性单纯性鼻炎和慢性肥厚性鼻炎的临床表现有什么不同？

2. 如何对鼻出血患者进行健康教育？

3. 如何对变应性鼻炎患者进行健康教育？

项目三　咽科患者的护理

急慢性咽炎和急慢性扁桃体炎是常见的咽部炎症性疾病。其中慢性扁桃体炎可成为全身病灶，产生各种并发症，对于病灶性扁桃体炎，往往需要行扁桃体切除术。鼻咽癌为我国高发的恶性肿瘤之一，以放射治疗为主。

一、咽炎患者的护理

咽炎（pharyngitis）分为急性咽炎和慢性咽炎，常为上呼吸道感染的一部分，好发于冬春季节，为耳鼻咽喉科常见疾病之一。

【病因与发病机制】

1. 病毒感染　以柯萨奇病毒、腺病毒多见，少数为细菌感染。

2. 物理因素　接触粉尘、烟雾、刺激性气体，反复多次发作、咽部炎症迁延不愈为本病的主要原因。另外，烟酒过度、用嗓过度、长期接触化学气体、有害气体刺激及辛辣食物等是本病的常见诱因。

3. 疾病因素　慢性咽炎则与急性咽炎反复发作或治疗不彻底有关，亦与邻近组织的慢性炎症刺激有关。此外，内分泌紊乱、自主神经失调、维生素缺乏、免疫功能紊乱均与慢性咽炎有关。

【临床表现】

1. 症状与体征

（1）急性咽炎　起病较急，先有咽部干燥、灼热感、粗糙感，继而明显咽痛，空咽时尤甚，可放射至同侧耳部。全身症状较轻，严重者表现为发热、头痛、食欲不振和四肢酸痛等。检查可见咽部黏膜急性充血，咽后壁淋巴滤泡充血、肿大或有脓点。常伴有下颌下淋巴结肿大、压痛。

（2）慢性咽炎　患者常感咽部不适，表现为咽部干燥感、痒感、灼热感、异物感，微痛感等，一般无明显全身症状。根据病理上的不同改变将其分为慢性单纯性咽炎、慢性肥厚性咽炎、萎缩性咽炎。咽部检查可见黏膜弥漫充血、血管扩张，色暗红，附有少量黏稠分泌物。悬雍垂肿胀或松弛延长。鼻咽顶部常有黏液与干痂附着。

2. 并发症　可引起中耳炎、鼻炎、鼻窦炎、喉炎、支气管炎、肺炎。

3. 心理、社会状况　慢性咽炎易反复发作，病程较长，迁延不愈，患者常出现紧张和焦虑心理，对该病的危害性认识不足，没有及时就诊或治疗不彻底。

【辅助检查】

1. 口咽检查法，是最简便实用的方法。

2. 对可疑患者进行间接鼻咽镜检查法、间接喉镜检查法、纤维鼻镜或纤维喉镜检查法。

【治疗原则】

消除病因，积极治疗原发疾病，以局部药物治疗为主。

【护理诊断】

1. 舒适改变　咽部不适感，与炎症刺激有关。

2. 焦虑　与咽部不适感、久治不愈有关。

3. 知识缺乏　缺乏咽部炎症的防治知识。

【护理措施】

1. 心理护理　耐心向患者介绍病情，消除其紧张心理。

2. 一般护理　注意休息，保证睡眠质量，锻炼身体，增强体质。急性期患者忌辛辣食物，避免长时间用嗓，多饮水，进流质或半流质饮食。

3. 局部治疗护理　急性期指导患者做好漱口、雾化、含片等治疗，清除口腔及咽喉部分泌物，可选用1：5000呋喃西林溶液或复方硼砂溶液、2%硼酸液漱口，选用薄荷喉片、六神丸等药含服。慢性单纯性咽炎患者应坚持局部治疗，方法同上；慢性肥厚性咽炎除上述治疗外，可用10%～20%硝酸银涂抹咽部，有收敛及消炎作用。亦可用激光、冷冻或微波治疗增生的淋巴滤泡，但每次范围不宜过广过深；萎缩性咽炎局部涂2%碘甘油，以改善局部血液循环，促进腺体分泌，减轻干燥不适的症状。

4. 急性期全身症状较重者，按医嘱给予适当抗生素治疗，萎缩性及干燥性咽炎患者可给予维生素A、维生素B_2、维生素C、维生素E等，促使黏膜上皮生长。

【健康教育】

1. 讲解相关知识，尤其是发病诱因，积极治疗慢性炎症和其他易导致慢性咽炎的各种疾病。

2. 养成良好的生活习惯，注意防寒保暖，加强体育锻炼，多进行室外活动，避免过度疲劳，远离粉尘等污染源，避免过度用嗓。

3. 注意天气变化，在流感易发季节预防感冒等疾病。

4. 注意口腔和鼻腔卫生，戒烟酒，少食辛辣、油煎类食物。

二、扁桃体炎患者的护理

扁桃体炎（tonsillitis）为腭扁桃体的非特异性炎症，常伴不同程度的咽黏膜和淋巴组织炎症，是一种常见的咽部疾病，可分为急性扁桃体炎和慢性扁桃体炎。多发生于儿童及青少年，50 岁以上少见，在季节交替、气温变化时易患病。

【病因与发病机制】

1. 主要致病菌为乙型溶血性链球菌，其次为葡萄球菌、肺炎链球菌和腺病毒。当机体抵抗力降低时，自身扁桃体隐窝的细菌，可通过飞沫或直接接触的病原体大量繁殖而致病。

2. 如急性扁桃体炎反复发作，或隐窝引流不通畅致使隐窝内细菌、病毒滋生感染而演变为慢性扁桃体炎。积累在隐窝内的病原微生物与组织长期接触可产生自身变应原，引起变态反应，是引起慢性扁桃体炎及发生并发症的重要因素之一。

【临床表现】

1. 症状、体征

（1）急性扁桃体炎　咽痛为主，吞咽时加重，可放射至耳部，全身症状常有高热、头痛、乏力等。儿童因咽痛可出现哭闹、拒奶、流涎等现象，因高热可有抽搐、惊厥等表现。检查可见咽部黏膜急性充血、扁桃体肿大。急性卡他性扁桃体炎多为病毒感染，病变较轻，炎症仅限于黏膜表面；急性滤泡性扁桃体炎，黏膜下出现黄白色脓点；急性隐窝性扁桃体炎，隐窝口有脓栓，并可融合成片，形似假膜，易于擦去，不留出血创面。常伴有下颌下淋巴结肿大、压痛。

（2）慢性扁桃体炎　反复急性发作，间歇期多无明显自觉症状，可有咽部不适，如咽干、发痒、异物感、口臭等轻微症状。检查扁桃体和腭舌弓为慢性充血，呈暗红色，挤压腭舌弓隐窝口有时可见黄、白色干酪样点状物，扁桃体大小不一，表面高低不平，可见瘢痕，常与周围组织粘连，伴下颌下淋巴结肿大。

2. 并发症

（1）急性扁桃体炎　局部常引起扁桃体周脓肿及咽旁脓肿；全身可并发风湿热、急性肾炎、急性关节炎、急性心肌炎、急性心内膜炎等。

（2）慢性扁桃体炎　扁桃体隐窝内细菌和毒素可形成病灶感染，发生变态反应，产生各种并发症，如风湿性关节炎、风湿热、心肌炎、急性肾炎等。

3. 心理、社会状况　慢性扁桃体炎平时无明显症状，患者多不重视，当急性发作或出现并发症以及拟定手术时，患者则出现紧张或恐惧等心理反应。

【辅助检查】

血常规、细胞学检查、血沉、抗链球菌溶血素“O”、血清黏蛋白、心电图等可以协助并发症的诊断。

【治疗原则】

急性扁桃体炎以抗感染治疗为主；慢性扁桃体炎目前仍以手术治疗为主。

【护理诊断】

1. 疼痛　咽痛，与扁桃体急性炎症有关。

2. 体温过高　与扁桃体炎症有关。

3. 焦虑　与吞咽障碍及害怕手术有关。

4. 知识缺乏　与缺乏疾病相关知识有关。

5. 潜在并发症　扁桃体周脓肿、急性中耳炎、急性鼻炎、风湿性关节炎、心肌炎、肾炎等。

【护理措施】

1. 急性扁桃体炎

(1) 休息与饮食　注意休息，避免过度劳累，保持空气流通，病室温湿度适宜。病原菌通过飞沫传播，所以学龄期儿童应离校隔离，休息一周。多饮水，保持大便通畅，食用清淡、易消化、有营养的流质或软食，忌烟酒。

(2) 病情观察　密切观察体温变化，必要时物理降温；注意观察扁桃体有无肿大以及肿大情况，有无充血，扁桃体隐窝内有无分泌物；若患者出现一侧咽痛加剧、语言含糊、张口受限、软腭及腭舌弓红肿膨隆、腭垂偏向对侧时，应考虑并发扁桃体周脓肿可能，应立即报告医生进行切开排脓；观察患者的疼痛程度及进食量。

(3) 治疗护理　①遵医嘱正确用药，予以抗感染、对症支持治疗措施，观察药物过敏反应。抗生素的应用首选青霉素，若治疗 2～3 天后仍高热不退，病情无好转，可考虑适当应用糖皮质激素；局部常用复方硼砂溶液、复方氯已定溶液或 1：5000 呋喃西林溶液漱口；②口腔护理：保持口腔清洁，每天睡前刷牙，饭后漱口，以减少口腔内细菌感染的机会；③扁桃体手术前后护理：急性扁桃体炎若并发扁桃体周脓肿，需手术切开排脓，炎症消退 3～4 周后进行扁桃体切除术。

2. 慢性扁桃体炎

(1) 非手术疗法　强健身体，增强免疫功能，适当应用有脱敏作用的细菌制剂以及各种免疫增强剂；冲洗扁桃体隐窝，减少细菌繁殖。

(2) 手术疗法　扁桃体切除术是目前治疗慢性扁桃体炎较为彻底的方法，必须严格掌握手术适应证，并做好如下护理：

1) 术前护理　①做好心理护理，向患者解释手术的必要性及配合的注意事项，消除顾虑；②详细了解病史，特别注意有无出血性疾病、过敏性疾病，近期急性发作史，月经史；③做好辅助检查，如血尿常规、心肺功能、血小板计数及出凝血时间等；④用漱口液清洁漱口3天；⑤术日晨禁食，并遵医嘱术前应用阿托品和苯巴比妥钠，以减少唾液分泌和镇静；如为病灶性扁桃体炎者，术前术后应常规给予抗生素。

2）术后护理 ①全麻未清醒者采用半俯卧位，局麻和全麻清醒后常采用半坐卧位；②观察创面白膜的形成：术后第二天，扁桃体窝出现一层白膜，对创面有保护作用，术后5～7天开始脱落，创面形成肉芽覆以促使上皮愈合。若白膜形成不完整或颜色污垢，均提示感染征象；③注意出血情况，术后24小时内发生的原发性出血，常因术中止血不彻底、遗有残体或肾上腺素的副作用所致，术后5～6天发生的继发性出血，多因进食粗糙而擦伤创面所致；④嘱患者随时将口内分泌物吐出，勿咽下，若唾液中混有少量血丝属正常现象，但持续口吐鲜血或全麻患儿有频繁的吞咽动作，提示出血，应及时报告医生予以止血；⑤饮食护理：局麻后4小时、全麻清醒后无出血者，可进食冷流质，第二天白膜形成后可改为半流质，但不宜过热，1周后进软食，10天后恢复正常饮食；⑥局部清洁：术后第二天开始用含漱液漱口，特别在进食后注意漱口；⑦遵医嘱给予抗生素和止血药。

【健康教育】

1. 嘱患者平素少食辛辣刺激性食物，饮食宜清淡，戒除烟酒。

2. 指导患者养成良好的生活习惯，保证充足的睡眠时间，避免感冒受凉，坚持锻炼身体。

3. 注意口腔、咽部卫生，及时治疗邻近组织疾病或其他感染性疾病。患扁桃体急性炎症者应彻底治愈，避免变成慢性炎症。

知识链接

扁桃体切除术的适应证与禁忌证

适应证

慢性扁桃体炎反复急性发作（每年4～6次）或多次并发扁桃体周脓肿；扁桃体过度肥大，妨碍吞咽、呼吸功能及语言含糊不清者；慢性扁桃体炎已成为引起其他脏器病变的病灶；扁桃体角化症及白喉带菌者；各种扁桃体良性肿瘤。

禁忌证

急性扁桃体炎发作时，一般不施行手术；造血系统疾病及有凝血机制障碍者一般不做手术；全身性疾病，如肺结核、风湿性心脏病、关节炎、肾炎等，病情尚未稳定时暂缓手术；在呼吸道传染病流行季节或流行地区不宜手术；妇女月经期前后、妊娠期不宜手术。

三、鼻咽癌患者的护理

案例导入

患者，男，50岁。右耳听力下降、耳鸣10天就诊。检查：右外耳道通畅，鼓膜内陷，鼓室有积液；鼻腔未见异常，间接鼻咽镜检查见右侧咽隐窝处黏膜粗糙不平，稍隆起。右侧颈部触及肿大淋巴结，质硬，固定。

请思考：

1. 该患者可初步诊断为何种疾病？
2. 为进一步明确诊断应做哪些相关检查？
3. 本病的治疗原则是什么？

鼻咽癌（nasopharyngeal carcinoma，NPC）指发生于鼻咽部的恶性肿瘤，是我国高发恶性肿瘤之一。临床以血涕、鼻塞、耳鸣耳聋、颈部包块、头痛等为主要症状，大多数是鳞状细胞癌，好发于南方省区，其中尤以广东、广西等地高发，男性多于女性，好发年龄为40~50岁。

【病因与发病机制】

目前认为鼻咽癌与遗传、病毒、环境因素、生活习惯等有关。

1. 遗传，鼻咽癌具有种族易感性和家庭聚集现象，有研究发现，鼻咽癌发病与人类白细胞抗原（HLA）相关。

2. 病毒感染，其致病病毒主要为EB病毒。此外，化学物质及微量元素镍等与鼻咽癌的发生有一定关系。

3. 物理因素及环境因素、维生素缺乏、性激素失调、空气污染等均可为其诱因。

知识链接

EB病毒

EB病毒（Epstein－Barr virus，EBV）是疱疹病毒科嗜淋巴细胞病毒属的成员，具有专一性的感染人类及某些灵长类B细胞的生物学特性。人是EB病毒感染的宿主，主要通过唾液传播。无症状感染多发生在幼儿，3~5岁幼儿90%以上曾感染EB病毒；90%以上的成人都有病毒抗体。EB病毒是传染性单核细胞增多症的病原体。此外，EB病毒与鼻咽癌、儿童淋巴瘤的发生有密切相关性，被列为可能致癌的人类肿瘤病毒之一。

【临床表现】

由于鼻咽癌多发生在咽隐窝，位置隐蔽，所以早期症状不典型。

1. 症状、体征

(1) 鼻部症状　由于鼻咽部解剖位置隐匿，早期症状不典型，容易误诊，应特别注意，早期可出现晨起回吸性涕中带血或擤出血性涕，伴随鼻塞、耳鸣、耳闷、听力减退等。

(2) 耳部症状　肿瘤好发于咽隐窝者，早期可压迫或阻塞咽鼓管口，引起该侧耳鸣、耳闭、听力下降、鼓室积液，由于咽鼓管咽口进行性阻塞，中耳腔内可出现积液，引起分泌性中耳炎。因此中老年分泌性中耳炎患者应常规进行鼻咽部检查，以排除鼻咽癌。

(3) 颈部淋巴结肿大　大部分患者以颈淋巴结转移为首发症状。转移常出现在颈深淋巴结上群，开始为单侧，继之发展为双侧。

(4) 脑神经症状　肿瘤由破裂孔入颅或因转移淋巴结压迫，可相继侵犯第Ⅴ、Ⅵ、Ⅳ、Ⅲ、Ⅱ、Ⅸ、Ⅹ、Ⅻ脑神经而出现相应症状，如头痛、麻痹性内斜视、呛咳、声嘶、伸舌偏斜等，尤以顽固性头痛使患者难以忍受。

(5) 远处转移　晚期鼻咽癌可向肺、肝、骨等远处转移。在远端脏器转移后，患者表现为发热、食欲减退、厌食，最终形成恶病质，全身衰竭，预后极差。

2. 心理、社会状况　一旦确诊及放疗，患者会出现不同程度的恐惧，应给予心理支持。

【辅助检查】

1. 鼻咽镜检查　鼻咽癌好发于咽隐窝和鼻咽顶前壁，间接鼻咽镜、纤维鼻咽镜或鼻窦内窥镜检查常可以发现癌肿原发部位和形态。

2. EB 病毒血清学检查　EB 病毒壳抗原 - 免疫球蛋白 A（EBVCA - IgA）的测定已成为鼻咽癌诊断、普查和随访的重要手段。

3. 影像学检查　颅底 X 线片、CT 或 MRI 检查有利于了解肿瘤大小、侵犯范围及颅底骨质破坏的程度。

4. 活检　鼻咽活检是诊断鼻咽癌最确切的依据，应尽可能做咽部原发灶的活检，必要时可行颈部淋巴结的穿刺抽吸活检或切除活检以协助诊断。一次活检为阴性并不能排除鼻咽癌，少数患者需要多次活检才能明确诊断。

【治疗原则】

早发现、早诊断、早治疗。以放射治疗为主。

知识链接

放射治疗

因鼻咽癌多为低分化鳞癌，因此放射治疗是治疗鼻咽癌的主要手段。其原发病灶、颈部转移淋巴结对放射线敏感。常采用^{60}Co或直线加速器高能放射治疗。根治性放疗适应症：全身状况良好；颅底无明显骨质破坏；CT显示咽旁无浸润或仅有轻度浸润者；颈部淋巴结最大直径小于8cm；无远处器官转移者。

【护理诊断】

1. 焦虑、恐惧　与担心癌症预后差有关。
2. 有出血的危险　与肿瘤侵犯血管有关。
3. 疼痛　与肿瘤侵犯脑神经有关。
4. 口腔黏膜改变　与放疗有关。
5. 自我形象改变　与头颈部皮肤特殊状态以及放疗引起局部皮肤颜色改变有关。
6. 知识缺乏　与缺乏鼻咽癌的防治知识有关。

【护理措施】

1. 休息与饮食　适当休息，保证充足睡眠，坚持每天适当的户外锻炼，保持乐观情绪。避免辛辣、生硬等刺激性食物，建议进食清淡、高营养、高热量、易消化的流质饮食。

2. 疼痛的护理　遵医嘱及时给予镇痛剂或止痛剂，帮助患者减轻痛苦。

3. 出血的护理　鼻腔大量出血者给予止血剂或施行鼻腔填塞、血管结扎等措施，失血严重患者应做好输血准备。

4. 口腔护理　保持口腔清洁。

5. 放疗护理　治疗前说明目的和注意事项，放疗前需清洁口腔，治疗牙病，保持照射区皮肤的干燥清洁，使标记清晰完整。观察其不良反应，如骨髓抑制、消化道反应、皮肤反应、唾液腺萎缩、放疗性肺炎等，并及时对症处理。

6. 心理护理　争取家属、亲友及有关社会团体的关心，给予心理支持。

【健康教育】

1. 指导患者养成良好的作息习惯，合理饮食，增强体质，保持口腔卫生。
2. 向患者及其家属讲解病情及目前的治疗进展，鼓励患者树立战胜疾病的信心。
3. 行诊断性治疗及放疗前，应说明目的和注意事项，指导其配合治疗。
4. 有家族遗传史者，及早并定期进行有关鼻咽癌的筛查。

5. 坚持治疗，定期复查，如出现相应症状应及早到医院就诊。

复习思考

一、单选题

1. 以下哪一项不是慢性咽炎的症状（　　）

A. 咽部不适　B. 明显咳痰　C. 咽部异物感　D. 咽部发痒　E. 灼热微痛

2. 引起急性扁桃体炎的主要致病菌是（　　）

A. 乙型溶血性链球菌　B. 葡萄球菌　C. 肺炎链球菌　D. 腺病毒　E. 白色念珠菌

3. 急性扁桃体炎的局部症状主要表现为（　　）

A. 咳嗽　B. 咽痛　C. 呼吸困难　D. 吞咽困难　E. 放射性耳痛

4. 急性扁桃体炎的局部症状主要表现为以下哪项（　　）

A. 咳嗽　B. 咽痛　C. 呼吸困难　D. 吞咽困难　E. 耳聋

5. 扁桃体切除术实施的时机宜在炎症消退后（　　）

A. 2～3 天　B. 3～7 天　C. 1～2 周　D. 2～4 周　E. 4～8 周

6. 扁桃体切除术后颈部用冰袋冷敷的作用是（　　）

A. 镇静　B. 加压止血

C. 促进白膜生长　D. 减少热刺激

E. 止血和缓解疼痛

7. 8 岁患儿扁桃体术后全麻未醒，有频繁吞咽动作，脉细弱，最可能为（　　）

A. 术区感染　B. 伤口出血　C. 肺部感染　D. 中耳炎　E. 鼻窦炎

8. 扁桃体切除术后，哪项减轻疼痛的措施是错误的（　　）

A. 冰袋颈部冷敷　B. 用水杨酸类止痛剂

C. 嘱患者深慢呼吸　D. 给予解释安慰

E. 针刺止痛

9. 与鼻咽癌关系密切的病毒是（　　）

A. 流感病毒　B. 疱疹病毒　C. 鼻病毒　D. 柯萨奇病毒　E. EB 病毒

10. 鼻咽癌的治疗首选（　　）

A. 手术　B. 药物　C. 放疗　D. 化疗　E. 综合

11. 鼻咽癌早期表现中最常见的症状是（　　）

A. 头痛　B. 耳鸣　C. 回吸性涕中带血

D. 颈淋巴结肿大　E. 鼻塞

12. 急性扁桃体炎发作期不可采用的治疗方法是（ ）

A. 支持疗法　　B. 口服解热镇痛药物

C. 应用敏感抗生素　　D. 复方硼砂溶液漱口

E. 扁桃体切除术

二、简答题

1. 简述急性咽炎患者的护理措施。

2. 简述急性扁桃体炎的治疗要点。

3. 简述鼻咽癌的主要症状和体征。

项目四　喉科患者的护理

急性会厌炎、急性喉炎是喉阻塞的常见原因，均属于临床急症，处理不及时容易造成窒息死亡，而气管切开术是解除呼吸道阻塞的常用急救手术，其相关护理已被临床各科室所重视。

一、急性会厌炎患者的护理

急性会厌炎（acute epiglottitis）是一种以会厌为主的声门上区喉黏膜急性感染性炎症。多以起病急骤，发展迅速，可在4～6小时内出现咽喉剧烈疼痛、吞咽困难、发声困难、会厌充血水肿，甚至发生喉阻塞而窒息。本病可发生于儿童及成人，全年均可发病，以早春、秋末多见。

【病因与发病机制】

1. 感染　是本病的最主要原因，致病菌有乙型流感嗜血杆菌、葡萄球菌、链球菌、肺炎链球菌等，也可与病毒混合感染。各种致病菌可由呼吸道吸入，也可由血行传染或邻近器官炎症蔓延。

2. 变态反应　接触某种变应原引起全身性变态反应，亦可引起会厌变态反应性炎症而出现高度水肿。

3. 其他　外伤及其他理化因素（如异物创伤、刺激性食物、误吞化学药物等）也可致病。

【临床表现】

1. 症状

（1）全身症状　起病急骤，出现畏寒、发热、头痛、精神萎靡等全身不适，体温多在38～39℃。病情进展迅速，儿童及老年人的全身症状更为严重。

（2）局部症状　多数患者喉痛剧烈，吞咽时加重。因会厌肿胀，以致语言含糊不清，似口中含物，但很少声嘶。当会厌高度肿胀、声门变小、黏痰阻塞时，可出现吸气性呼吸困难，严重者可发生窒息。

2. 体征　患者多呈急性病容，口咽部黏膜多无明显变化。间接喉镜检查可见会厌舌面充血水肿，重者呈球形，若有黄白色脓点或脓苔时则表示会厌脓肿形成。声带及声门下部因会厌不能上举而难以窥见。可有颌下淋巴结肿大、压痛。

3. 心理、社会状况　因起病急骤，患者常以咽喉部剧烈疼痛及咽下困难就诊，且表现焦急。

【辅助检查】

1. 实验室检查　血白细胞计数增加，中性粒细胞增多，有核左移现象。

2. 影像学检查　喉部X线侧位片可见肿大的会厌，口咽部阴影缩小，界限清楚。

【治疗原则】

积极控制感染，选用大剂量广谱抗生素和糖皮质激素；脓肿形成则切开排脓；喉阻塞严重者行气管切开。

【护理诊断】

1. 有窒息的危险　与会厌高度肿胀、阻塞呼吸道有关。

2. 急性疼痛　与会厌急性炎症有关。

3. 体温过高　与急性细菌、病毒感染有关。

4. 吞咽障碍　与会厌肿胀、疼痛剧烈有关。

5. 恐惧　与担心突发喉阻塞而窒息有关。

6. 知识缺乏　缺乏急性会厌炎的防治知识。

【护理措施】

1. 一般护理　保持病室的空气流通，调节适宜的湿度和温度，卧床休息，少说话，轻咳嗽。安抚患儿，避免哭闹。多饮水，进食流质或半流质饮食，避免刺激性食物。

2. 病情观察　观察呼吸情况，必要时给氧，监测血氧饱和度，观察口唇、甲床发绀情况；呼吸困难明显者应做好气管切开的准备。

3. 治疗护理　及时给予足量的抗生素和糖皮质激素联合应用是治疗本病的主要措施，密切观察其疗效及副作用。

4. 口腔护理　应用漱口液含漱，既可减轻口腔异味，又可促进伤口愈合。

5. 观察体温变化　必要时采用物理降温或者遵医嘱使用药物降温。

6. 心理护理　患者大多因呼吸困难窒息而产生紧张及恐惧感，此时护士要给予精神安慰，使其积极配合治疗。

【健康教育】

1. 嘱患者锻炼身体，增强体质，戒烟酒，少食辛辣，避免接触变应原，积极防治上呼吸道感染。

2. 开展卫生宣传教育，提高患者对本病的认识，一旦发生应及时诊治。

二、急性喉炎患者的护理

急性喉炎（acute laryngitis）是病毒与细菌感染所致的喉黏膜急性卡他性炎症，是常见的急性呼吸道感染性疾病，好发于春、秋季节，男性发病率高于女性，病程通常不超过1个月。使用嗓音较多者（如演员、教师、售货员等）易发病，如反复发病或不注意声带休息，可转变为慢性喉炎。小儿急性喉炎常见于6个月~3岁的婴幼儿，其病情较成人严重，病情变化较快，如不及时治疗，可并发喉阻塞而危及生命。

【病因与发病机制】

感染是主要病因，通常为病毒感染后继发细菌感染。成人多继发于上呼吸道感染；小儿多继发于某些急性传染病，如流感、麻疹、百日咳等。此外，外伤、过敏、用声过度，或吸入有害气体、粉尘等也可致病。

【临床表现】

1. 症状、体征

（1）全身症状　本病多继发于呼吸道感染，发病前常有鼻塞、流涕、咽痛等症状，起病时可有发热、畏寒、周身不适。全身中毒症状较轻，少数严重细菌感染者可伴有倦怠、食欲不振等全身症状。

（2）局部症状　声嘶、喉痛、喉部不适、干燥、异物感等。成人急性喉炎以声音嘶哑为主要症状，主要是由于声带黏膜充血水肿所致。小儿急性喉炎起病较急，表现为“空、空”样咳嗽或犬吠样咳嗽，吸气性呼吸困难，严重者面色苍白，呼吸无力，甚至窒息死亡。

（3）体征　患者呈急性面容，成人间接喉镜下可见喉黏膜弥漫性充血，声带由白色变成粉红色或红色，因肿胀而闭合欠佳，表面可有黏稠分泌物。小儿可见声门下黏膜呈梭形肿胀，但由于小儿不合作，以及刺激易引起喉痉挛，临床工作中很少对其行喉镜检查。

2. 心理、社会状况　因起病急骤，儿童症状较重，且有窒息的危险，所以患者和家属就诊时易出现焦虑和恐惧。

【辅助检查】

1. 间接喉镜、纤维喉镜或电子喉镜检查，可观察喉黏膜和声带的充血、肿胀情况。

2. 实验室检查，血常规检查示白细胞总数及中性粒细胞数增多。

【治疗原则】

禁声和控制感染，防治喉阻塞。

【护理诊断】

1. 体温过高　与喉部急性炎症有关。

2. 疼痛　喉痛，与喉部炎症有关。

3. 有窒息的危险　与小儿喉腔狭窄及喉黏膜肿胀有关。

4. 舒适改变　与喉部疼痛、异物感有关。

5. 焦虑　与疾病发展及担心预后有关。

6. 知识缺乏　缺乏疾病相关的防治知识。

【护理措施】

1. 休息与饮食

（1）卧床休息，减少说话，必要时禁声，保持病室的空气流通，调节适宜的温度和湿度。小儿应由家长陪伴，避免哭闹，必要时给予镇静。

（2）多饮水，进清淡饮食，保持大便通畅。

2. 病情观察　若患者为小儿，密切观察其呼吸情况，及时做好吸氧及气管切开的准备；密切观察体温变化，高热时给予物理降温，小儿患者应防止高热惊厥。

3. 治疗护理

（1）超声雾化吸入　常用药物为庆大霉素和地塞米松。

（2）用药指导　急性炎症期应尽早使用足量抗生素控制感染，必要时配合使用糖皮质激素以消除喉黏膜水肿。注意观察疗效及副作用。

（3）局部治疗护理　喉片含化。

【健康教育】

1. 指导患者正确用嗓，当上呼吸道感染时避免高声讲话及哭闹，注意声带休息。

2. 清淡饮食，少食辛辣刺激性食物，戒除烟酒，避免接触有害气体或过敏性食物。

3. 保持室内的空气流通，调节适宜的温度和湿度，避免寒冷及高热气温刺激。

4. 增强体质，预防感冒，加强户外活动，提高抗病能力。

三、喉阻塞患者的护理

喉阻塞（laryngeal obstruction），亦称喉梗阻，是因喉部或其邻近组织的病变，使喉部通道发生阻塞，引起呼吸困难，使机体缺氧、二氧化碳潴留，如处理不及时可造成窒息死亡，是耳鼻咽喉科常见的急症之一。由于幼儿喉腔较小，黏膜下组织疏松，神经系统不稳定，故发生喉阻塞的机会较成人多。

【病因与发病机制】

1. 炎症　如小儿急性喉炎、急性会厌炎、咽白喉、咽后脓肿、口底蜂窝织炎等。

2. 外伤　喉部挫伤、烧灼伤、切割伤、化学腐蚀伤、喉气管插管性损伤等。

3. 异物　喉和气管异物、食道上段大异物等。

4. 肿瘤　喉癌、多发性喉乳头状瘤、下咽部及喉咽肿瘤、甲状腺肿瘤等。

5. 水肿　喉血管神经性水肿，药物过敏、心肾疾病等引起的水肿。

6. 其他　双侧声带不完全性麻痹、喉发育畸形、喉瘢痕狭窄等。

【临床表现】

1. 症状、体征

（1）吸气性呼吸困难　为该病的主要症状（图6－4）。表现为吸气运动加强，时间延长，吸气深而慢，但通气量并不增加。

（2）吸气性喉喘鸣　由于吸入气流通过狭窄的声门裂，产生气流旋涡反击声带，而发出的一种尖锐的喘鸣声。

（3）吸气性软组织凹陷　由于吸气困难，胸骨上窝、锁骨上窝、肋间隙、剑突下或上腹部吸气时向内凹陷，称为四凹征（图6－5）。

（4）声音嘶哑　若病变累及声带，则出现声音嘶哑，甚至失声。

（5）发绀　因缺氧而面色、口唇、指（趾）甲青紫，端坐呼吸，烦躁不安，不能入睡，严重者脉搏快速，心律不齐，心力衰竭，最终发生昏迷而死亡。

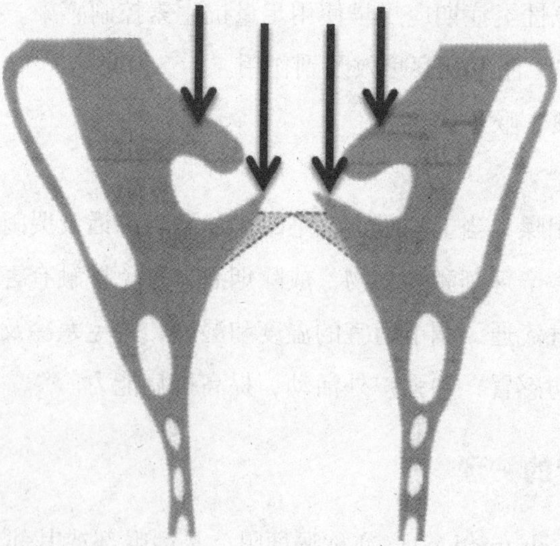

图6－4　吸气性呼吸困难示意图

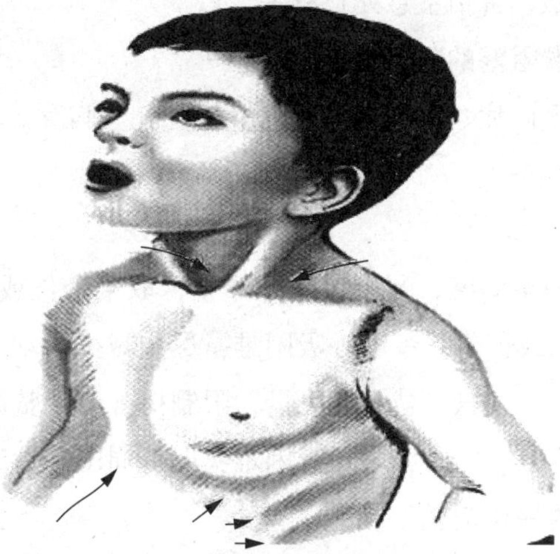

图 6－5 吸气性软组织凹陷

2. 临床分度 根据病情轻重，临床上常将喉阻塞分为四度。

一度：安静时无呼吸困难，活动或哭闹时有轻度吸气性呼吸困难，稍有吸气性喉喘鸣及胸廓周围软组织凹陷。

二度：安静时有轻度吸气性呼吸困难，活动和哭闹后加重，但不影响睡眠和进食，无烦躁不安等缺氧症状。脉搏尚正常。

三度：安静时亦有明显的吸气性呼吸困难，喉喘鸣声较响，四凹征明显，并出现缺氧症状，如烦躁不安、轻度发绀、不易入睡、不愿进食、脉搏加快等。

四度：呼吸极度困难。患者坐卧不安，手足乱动，出冷汗，面色苍白或发绀，定向力障碍，心律不齐，脉搏细速，昏迷，大小便失禁等。

3. 心理、社会状况 患者和家属常感到恐惧，缺乏对气管切开术的认识，容易延误治疗时机。

【辅助检查】

1. 影像学检查 喉部 X 线侧位片，喉部 CT，有助于炎症、外伤、异物、肿瘤的诊断。

2. 内镜检查 纤维喉镜或直接喉镜检查，具有诊断和治疗的双重作用。

【治疗原则】

迅速解除呼吸困难，防止窒息或心力衰竭。

【护理诊断】

1. 有窒息的危险 与喉阻塞有关。

2. 低效性呼吸形态 与吸气性呼吸困难有关。

3. 有感染的危险 与气管切开术后切口易被污染、机体抵抗力差有关。

4. 恐惧 与呼吸困难、害怕窒息死亡有关。

5. 知识缺乏 缺乏喉阻塞的防治知识。

6. 潜在并发症 低氧血症、术后出血、皮下气肿、气胸等。

【护理措施】

1. 休息与饮食

（1）室内保持适宜的温湿度，嘱患者静卧休息，取半卧位或平卧位，防止患儿哭闹，注意安全防护，防止坠床或创伤。一度呼吸困难：尽量减少活动；二度呼吸困难：设专人护理，保持安静，绝对卧床休息，减少耗氧量，限制探视，调整卧位，用枕头或被架等维持舒适的半坐卧位或坐位；三度、四度呼吸困难：保持周围环境绝对安静，减少或杜绝包括声、光、气味等在内的一切刺激。

（2）给予易消化的高蛋白、高热量的流质或半流质饮食，多饮水，或遵医嘱暂禁食。

2. 病情观察 严密监测患者的呼吸、脉搏、血氧饱和度、血压、神志、面色、口唇颜色等变化，必要时床旁备气管切开包。

3. 治疗护理

（1）迅速建立静脉通路 遵医嘱及早足量静脉注射糖皮质激素，以达到快速有效地缓解喉阻塞症状。

（2）保持呼吸道通畅，确保有效供氧 吸氧对喉阻塞患者有一定的治疗意义，开始给氧不宜过大，以免发生呼吸骤停，但喉阻塞通气不良，单纯吸氧不可能解除其呼吸困难。

（3）配合抢救 气管插管术和气管切开术是解除喉源性呼吸困难的有效措施，一度喉阻塞的处理原则为明确病因，进行病因治疗；二度喉阻塞的处理原则为积极治疗病因，必要时吸氧等，严密观察病情变化，做好气管切开术的准备工作；三度喉阻塞的处理原则一般为行气管切开术，但炎症引起者，在密切观察下仍可保守治疗；四度喉阻塞的处理原则为不管病因如何，立即行气管切开术，紧急情况下，可先行环甲膜切开术或气管插管术以抢救生命。

4. 心理护理 解释气管切开的必要性，消除患者紧张、焦虑、恐惧的心理。

【健康教育】

1. 指导患者加强身体锻炼，避免感冒，积极防治上呼吸道感染。
2. 戒烟酒，避免辛辣刺激性食物及接触有害粉尘气体。
3. 注意安全，避免喉外伤及呼吸道异物。
4. 向患者介绍发生喉阻塞的原因及危险性，一旦发生，及时诊治。

四、气管切开术患者的护理

气管切开术（tracheotomy）是一种切开颈段气管前壁并插入气管套管，使患者通过新建立的通道进行呼吸的一种急救手术，主要用于喉阻塞患者。

手术时患者取仰卧位，肩部垫高，头后仰，保持正中位（图6－6），可使气管上提并与皮肤接近，能更好地暴露气管。常规消毒，病情紧急情况下可不消毒而立即手术，麻醉方式一般采用局部浸润麻醉。手术切口一般分为两种：沿颈前正中线的正中切口或者环状软骨下3cm取横行切口；切开颈部皮肤，分离颈前肌层，在甲状腺峡部暴露气管，在第三～第四气管环处切开气管前壁，插入带有管芯的气管套管或硅胶气管套管（图6－7、图6－8）。

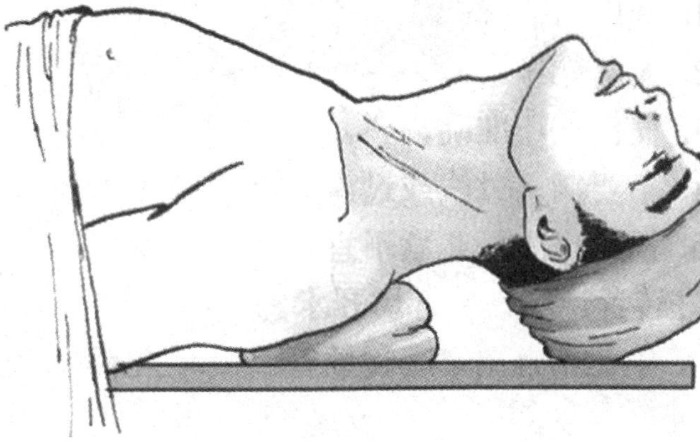

图6－6 气管切开术体位

（来源：孔维佳．耳鼻咽喉头颈外科学．第一版．北京：人民卫生出版社，2005）

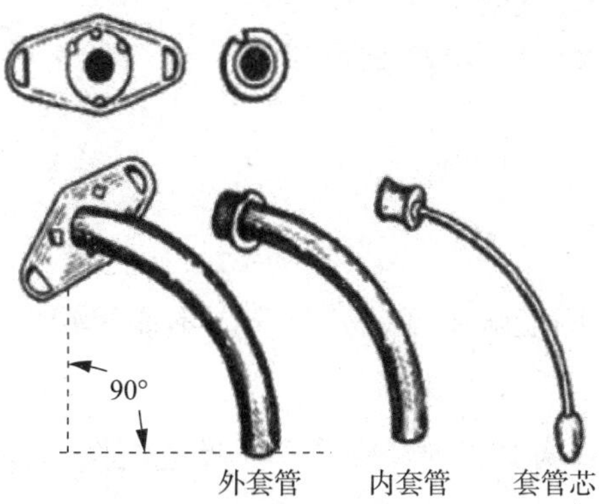

（1）普通套管

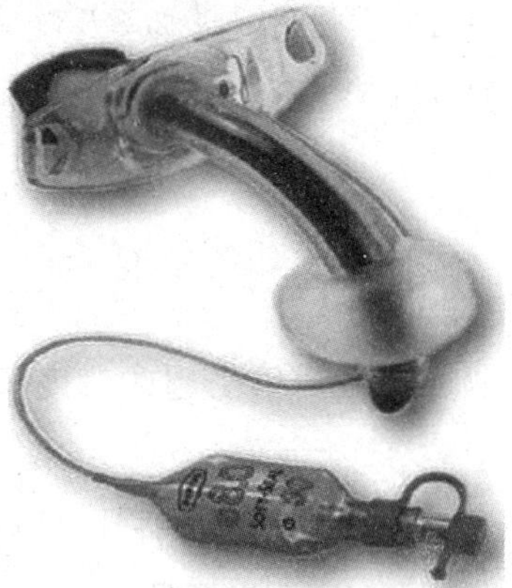

（2）硅胶套管

图6－7 气管切开套管

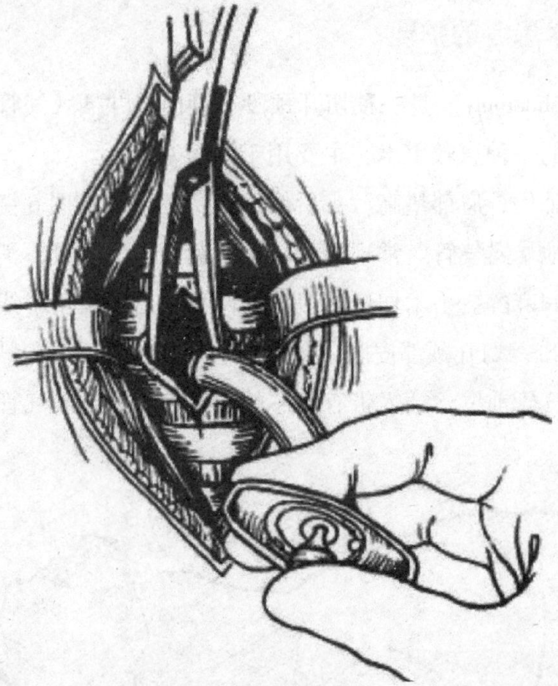

图6-8 气管切开术

知识链接

硅胶气管套管

硅胶气管套管轻便，管壁光洁度好，不易吸附分泌物和形成干痂，适宜于病情危重、随时需使用呼吸机正压给氧、被动呼吸、带管时间短、颅内压高、需鼻饲饮食的昏迷患者和肿瘤术后需放疗者。护理上应注意定期湿化气道和气囊放气。

【手术适应证】

1. 喉阻塞　各种原因引起的三度至四度喉阻塞，尤其病因不能很快解除的喉阻塞患者。

2. 下呼吸道分泌物潴留　昏迷、颅脑病变、神经麻痹、呼吸道烧伤等各种原因引起的下呼吸道分泌物潴留，为了吸痰可行气管切开。

3. 预防性气管切开　在某些口腔、颌面部、喉部手术时，为防止血液流入下呼吸道或术后引起喉水肿、喉狭窄等而阻碍呼吸。

4. 长时间辅助呼吸时　气管切开为装置辅助呼吸器提供了方便。

【护理诊断】

1. 有窒息的危险　与原发病、术中压迫、刺激气管、分泌物堵塞等有关。

2. 语言交流障碍　与气管切开、失去发声功能有关。

3. 焦虑、恐惧　与担心手术愈后、恐惧手术有关。

4. 潜在并发症　皮下气肿、出血、感染、气胸及纵隔气肿等。

【护理措施】

1. 术前护理

(1) 遵医嘱给予吸氧、术前用药，做必要的实验室检查。

(2) 向患者及家属说明手术的方法，以及术中术后可能发生的相关问题，消除患者的各种顾虑，使其配合手术。

(3) 备好床旁用物，如吸引器、氧气、气管切开包、适当型号的气管套管（成年男性一般选择10mm管径，成年女性则选择9mm管径）等，保证各种输液管道的通畅，以便术中急用。

2. 术后护理

(1) 体位　术后平卧位，尽可能使颈部舒展以利于呼吸、咳嗽及气管内分泌物引流。手术当日不宜过多变换体位，以防套管脱出。

(2) 病情观察　密切观察患者的生命体征、呼吸情况、血氧饱和度，观察痰液的性质和量，以及有无皮下气肿、出血、感染、气胸等并发症的发生。

3. 气管套管护理　保持套管内管通畅是护理的关键。一般每4~6小时清洗套管内管1次，清洗消毒后立即放回。分泌物多时可增加清洗次数。为防止套管脱出，应随时调节套管系带的松紧度，以能插入一小指为宜，并打死结。术后1周内不宜调换外管。

知识链接

内套管消毒流程

常规换药后，左手按压外套管右手取出内套管，清水冲洗，放置在过氧化氢内浸泡10分钟，再冲洗干净，置于戊二醛溶液中浸泡20分钟，再次取出置于蒸馏水杯内浸泡，并冲洗干净，最后带无菌手套放回气管套管内。前后操作时间不超过30分钟。

4. 维持下呼吸道通畅　加强翻身拍背，鼓励咳嗽排痰，定时通过气管套管滴入少许生理盐水、抗生素、化痰及黏液促排剂等药物，以稀释痰液，便于咳出；若分泌物黏稠，可行雾化吸入；如患者咳嗽或呼吸抑制、听诊肺部有啰音、血氧分压或血氧饱和度突然下降时，提倡一次性吸痰，插管最多不应超过 2 次。吸痰时注意无菌操作和动作轻柔，将吸痰管快速插入气管套管内约 12～14cm，若遇到阻力，则回退 0.5cm，放开负压，旋转上提吸痰管以抽吸痰液，每次时间不超过 15 秒。观察每次吸出痰液的性状、颜色和量，必要时留取痰液标本送检。

5. 气道湿化 保持室内清洁，湿度宜 60%～70%，温度宜 22℃左右。空气消毒 2 次/天，气管套管口盖双层湿纱布，可起过滤和湿化空气的作用。

6. 切口护理 由于气管套管口容易被痰液污染，要用无菌敷料及时擦去痰液，被痰液浸渍的纱布应随时更换，保持清洁、干燥，每日清洁消毒切口。

7. 拔管 喉阻塞和下呼吸道阻塞症状解除、呼吸恢复正常者可考虑拔管。拔管前先堵管，一般第一天堵住 1/3，第二天堵住 1/2，第三天全堵塞，如堵塞 24～48 小时后无呼吸困难，能入睡、进食、咳嗽，即可拔管。或在活动、睡眠时呼吸均平稳，即可拔管。拔管后创口不必缝合，可用蝶形纱布将创缘拉拢，数天后可自行愈合。拔管后 1～2 天内严密观察患者的呼吸情况，如有呼吸困难应及时处理。

8. 并发症护理

（1）脱管 常因固定不牢所致，脱管是非常紧急而严重的情况，如不能及时处理将迅速发生窒息。

（2）出血 可由气管切开时止血不彻底，或导管压迫、刺激、吸痰动作粗暴等损伤气管壁造成。若出血量小，可于气管套管周围填塞碘仿纱条，压迫止血，或酌情使用止血药；若出血量大，应在充分准备下，检查伤口，进行手术止血。

（3）皮下气肿 为气管切开术最常见的并发症，气肿部位多发生于颈部，偶可延及胸部。当发现皮下气肿时，可用甲紫在气肿边缘画以标记，以利于观察进展情况。大多数皮下气肿不需做特殊处理。

（4）气胸 多见于在暴露气管时过度分离而损伤胸膜所致，气胸致明显呼吸困难者，则应行胸腔穿刺或胸腔闭式引流以排除积气。

（5）拔管困难 主要原因为切开气管位置较高，损伤环状软骨，造成喉狭窄；气管切口处肉芽增生或气管软骨环切除过多，造成气管狭窄；气管套管型号偏大，堵管时不顺畅等。应根据不同原因酌情处理。

【健康教育】

1. 大力宣传喉阻塞的发病原因和危险性，普及相关防治知识。增强体质，减少各种上呼吸道疾病的发生。

2. 需长期戴管或暂不能拔管者，出院时教会患者及其家属定期清洗、消毒内套管，以及敷料更换、气管内滴药等方法。嘱其密切观察，定期随访。

复习思考

一、单选题

1. 关于急性会厌炎的叙述，下列哪项是错误的（　　）

A. 最常见的病因是感染

B. 会厌舌面高度肿胀

C. 患者喉痛剧烈，吞咽时加剧

D. 多数患者伴声嘶

E. 严重时可引起喉阻塞症状

2. 急性会厌炎最严重的护理问题是（　　）

A. 剧烈咽痛　B. 体温过高　C. 吞咽障碍　D. 知识缺乏　E. 窒息

3. 急性喉炎的主要症状是（　　）

A. 咳嗽　B. 喉痉挛　C. 声嘶　D. 呼吸困难　E. 发热

4. 小儿急性喉炎易发生呼吸困难的原因不包括（　　）

A. 小儿喉腔狭小　B. 炎症反应重

C. 小儿神经系统较不稳定　D. 咳嗽反射较差

E. 喉黏膜与黏膜下组织附着紧密

5. 喉阻塞一般可分为 4 度，其主要依据是（　　）

A. 患者年龄大小　B. 呼吸困难程度　C. 病程长短

D. 声嘶程度　E. 以上均不是

6. 安静时有轻度呼吸困难患者，喉阻塞为（　　）

A. 一度　B. 一度 ~ 二度

C. 二度　D. 二度 ~ 三度

E. 三度

7. 对于四度喉阻塞的患者，应采取的措施错误的是（　　）

A. 严密观察呼吸，备好气管切开包

B. 因地制宜，就地抢救

C. 立即行气管切开术

D. 环甲膜切开

E. 气管插管

8. 由炎症引起的二度喉阻塞，最佳的治疗方案是（　　）

A. 大量抗生素

B. 大量类固醇激素

C. 抗生素加类固醇激素

D. 抗生素加激素，同时行气管切开术

E. 抗生素加激素，备气管切开术

9. 患儿，女，3岁，因上呼吸道感染入院，目前出现高热，声音嘶哑，犬吠样咳嗽，吸气性喉喘鸣，为迅速缓解症状，首选的处理方法是（　　）

A. 地塞米松雾化吸入　　B. 静滴抗生素　　C. 静滴泼尼松

D. 口服化痰药　　E. 以呼吸机行机械通气

10. 患儿，2岁，有发热、声嘶、犬吠样咳嗽、吸气性喉喘鸣、吸气性呼吸困难等症状。首先应考虑的是（　　）

A. 急性会厌炎　　B. 急性喉炎

C. 气管、支气管异物　　D. 咽白喉

E. 喉痉挛

11. 气管切开术时切开气管的位置在（　　）

A. 环状软骨至1环　　B. 5～6环

C. 环状软骨至2环　　D. 根据病情而定

E. 3～4环

12. 气管切开术的术后护理，最重要的是（　　）

A. 气管内滴药　　B. 观察有无出血

C. 观察有无皮下气肿　　D. 保证套管通畅

E. 伤口每日换药

13. 气管套管拔出之前，应先试行堵管（　　）

A. 8～12小时　B. 12～24小时　C. 24～48小时　D. 48～60小时　E. 60～72小时

14. 关于气管切开后的患者护理，下列哪项是错误的（　　）

A. 4～6小时清洗1次气管内套管

B. 根据患者情况行湿化吸痰

C. 室内保持适当湿度

D. 气管套管系带的松紧度应适宜，防止脱出

E. 气管切开后可随意进行语言交流

15. 护士给气管切开患者进行吸痰，每次吸痰的时间不应超过多长时间（　　）

A. 15 秒　　B. 30 秒　　C. 10 秒　　D. 10 秒　　E. 20 秒

16. 气管切开患者的房间最适宜给予的相对温度为（　　）

A. 22 ~ 24℃　　B. 24 ~ 26℃　　C. 20 ~ 26℃　　D. 26 ~ 28℃　　E. 18 ~ 26℃

17. 给气管切开患者吸痰时应采取的体位是（　　）

A. 半卧位　　B. 端卧位　　C. 平卧位　　D. 头低脚高位　　E. 坐位

18. 清洁气管内套管，先用（　　）浸泡（　　）分钟后，再冲洗干净内套管。

A. 碘伏，15 分钟

B. 酒精，15 分钟

C. 过氧化氢，15 分钟

D. 过氧化氢，10 分钟

E. 戊二醛，10 分钟

19. 下列选项，放回内套管操作中错误的一项是（　　）

A. 碘伏棉球消毒套管周围皮肤

B. 消毒好的内套管，轻轻放置外套管内并锁好

C. 放回内套管后必须吸痰

D. 左手压住外套管，右手取出内套管

E. 放回内套管时应戴无菌手套

20. 内套管拿出更换时间最长不超过（　　）分钟。

A. 15 分钟　　B. 30 分钟　　C. 45 分钟　　D. 60 分钟　　E. 20 分钟

21. 关于气管外套管，说法错误的是（　　）

A. 一周内不能更换外套管

B. 外套管的系带必须牢系，松紧度以插入一小指为宜。

C. 当纤维窦道形成牢固，患者可自行更换外套管

D. 外套管型号选择不当可造成拔管困难

E. 将外套管插入气管时，必须将内套管至于外套管内一并插入

二、简答题

1. 伴有呼吸困难的小儿急性喉炎，应注重哪些方面的护理？

2. 简述喉阻塞的分度及处理原则。

3. 请简述气管切开术常见的并发症有哪些？

4. 简述气管切开术后如何拔管。

（王磊）

项目五　气管及食管异物患者的护理

呼吸道异物是耳鼻咽喉科常见的危重急症，如治疗不及时，轻者可致气管、支气管、肺部损害，重者可因窒息而死亡。食道异物多为进食不慎所致，常见于食道入口处，其次为食道中段，主要表现为吞咽困难和疼痛，也可引起大血管破裂、皮下气肿、气管食管瘘等并发症。

一、气管、支气管异物患者的护理

气管、支气管异物（foreign bodies in the trachea and bronchi）是耳鼻咽喉科的常见急症之一，多见于学龄前儿童，3 岁以下占多数。其严重性取决于异物的性质和造成气道阻塞的程度，轻者致气管、支气管和肺部损害，重者可因窒息而死亡。气管、支气管异物有内源性和外源性两类，内源性异物指呼吸道干痂、假膜或坏死物质等阻塞气道；外源性异物多见经口吸入的各种物体，如果冻、瓜子、水果、图钉、骨片、石子、小球等。

【病因与发病机制】

1. 小儿牙齿发育与咀嚼功能不完善，咽喉防御性反射功能不健全，进食时因嬉笑、哭闹、跌到，致使异物吸入气管。

2. 全麻、昏迷、醉酒时由于吞咽功能不全，易吸入呕吐物或松动的假牙。

3. 鼻腔、咽喉异物钳取不当，使异物进入气管、支气管。

4. 某些医疗操作不当，如拔牙或补牙时因患者哭闹或体位的改变，将脱落的牙齿、棉球、修补材料等误吸入气道。

【临床表现】

1. 症状　异物吸入时，立即发生剧烈呛咳、憋气和不同程度的呼吸困难。

2. 体征　异物停留在气管和支气管内的表现各有其特点。

（1）气管异物　异物经喉进入气管者，若异物贴附于气管壁，症状可暂时缓解；若吸入之异物轻而光滑，如西瓜子等活动性异物，则常随呼吸气流在气管内上下活动，可引起阵发性咳嗽及呼吸困难，置听诊器于颈部气管前即可听到气管拍击音，触诊气管可有撞击感。

（2）支气管异物　若异物进入一侧支气管，一般无呼吸困难；双侧者可出现呼吸困难；而植物性异物可引起咳嗽、痰多、喘鸣及发热等全身症状。因异物不全堵塞或完全堵塞可出现肺气肿或肺不张，检查可发现患侧呼吸运动受限、呼吸音减低，叩诊时患侧呈过清音或浊音，导致肺炎则可闻及湿啰音。

3. 心理、社会状况 患者常因剧烈呛咳、呼吸困难，甚至出现发绀而情绪恐慌。患儿病因不明或家长不予重视，易延误治疗。本病发病急、进展快，如未能及时抢救或治疗，可引起窒息、呼吸衰竭、循环衰竭等而突然死亡，给家属造成难以接受的心理创伤。

【辅助检查】

1. X 线检查 可显示金属等不透光异物，并判断有无阻塞性肺气肿、肺不张、肺炎等现象。

2. CT 检查 CT 可作为辅助检查，有助于确定有无异物，以及确定其部位。

3. 支气管镜检查 是确诊气管、支气管异物最可靠的方法，同时可取出异物。

【治疗原则】

及时诊断，尽早取出异物。

【护理诊断】

1. 有窒息的危险 与异物阻塞气道有关。

2. 清理呼吸道无效 与异物停留、阻碍正常呼吸有关。

3. 有感染的危险 与异物刺激气管、支气管黏膜或阻塞远端肺叶的引流而继发感染有关。

4. 知识缺乏 缺乏气管、支气管异物的预防知识。

5. 焦虑、恐惧 与担心异物不能取出危及生命有关。

【护理措施】

1. 一般护理 保持患者安静，尤其是小儿，避免因哭闹不安使异物移位卡在声门而引起窒息，安静状态可以降低耗氧量；准备好氧气、负压吸引装置、气管切开包等急救用品。

2. 手术护理

（1）术前护理　做好术前准备，全麻患者禁食 6 小时。如病情紧急可直接手术抢救。

（2）术后护理　密切观察病情，尽量卧床休息，少讲话，小儿避免哭闹；全麻后 6 小时可给予半流质饮食；遵医嘱酌情使用抗生素和糖皮质激素，以控制感染和防止喉水肿的发生；严重喉头水肿者可行气管切开术。

3. 病情观察 嘱患者安静、卧床，密切观察其呼吸情况，必要时给予吸氧；注意有无呼吸道感染的早期征象，如体温升高、咳嗽、多痰等；并发喉头水肿、呼吸困难严重者应给予气管切开术，以防发生窒息。

4. 心理护理 耐心向患者及家属解释病情、诊治经过，指导其正确认识气管、支气管异物的危险性及预后，以减轻或消除其恐惧心理，使其积极配合治疗。

【健康教育】

1. 避免给2岁以下的小儿吃果冻、花生、瓜子、豆类等光滑及带硬壳的食物。进食时不要嬉笑、哭闹、打骂，以免深吸气时误将异物吸入。

2. 养成良好的饮食习惯，做到细嚼慢咽，进食不讲话。

3. 教育儿童不要将小玩具等细小物品含入口中。如发现小儿口内含物时，应婉言劝说，使其吐出，不要用手指强行挖取，以免引起哭闹而吸入气道。

4. 加强对昏迷及全麻患者的护理，防止呕吐物吸入，活动义齿应取下。

二、食管异物患者的护理

食管异物（foreign bodies in the esophagus）是耳鼻咽喉科的常见急症之一。患者因进食匆忙或注意力不集中，食物未经仔细咀嚼而下咽，易发生食道异物，异物多嵌在食管入口处。常见于幼儿及老年人缺牙者。

【病因与发病机制】

进食匆忙或注意力不集中，咽下大块食物；老人及儿童咀嚼能力差，口内感觉欠灵敏，故易发病；儿童口含小玩具易误食入食管；精神病患者或自杀者吞咽异物企图自杀；食管狭窄进食大块食物时易发生食管异物。以鱼刺、肉块、鸡鸭骨、假牙、玩具等异物为常见。

【临床表现】

1. 症状

（1）吞咽困难　其程度与异物停留的部位、形状、大小等因素有关。异物小者虽有吞咽困难，但仍可进半流质饮食；异物较大者则滴水难咽，常伴流涎、恶心、呕吐等症状。

（2）吞咽疼痛　异物较小或较圆钝时，常仅有梗阻感。尖锐性异物或有继发感染时疼痛多较重，多于颈前甲状软骨下或胸骨后出现疼痛。

（3）呼吸道症状　较大的食管异物压迫气管后壁时，可出现呼吸困难，甚至窒息。

（4）唾液增多　因吞咽困难及迷走神经刺激所致。较大异物时，患者往往张口流涎，表情痛苦。

2. 体征　间接喉镜检查时，异物位于食管上段，可见梨状窝积液；颈部有时有压痛。

3. 心理、社会状况　患者常因吞咽困难、疼痛，甚至出现出血而恐慌。

【辅助检查】

1. 影像学检查　X线拍摄颈、胸部正、侧位片可显影金属类异物；对于不显影异物可吞食钡剂检查，骨刺类异物需吞服少许钡棉，以确定异物是否存在及所在部位；疑有并发症或为明确异物与颈部大血管等重要结构的关系，可行CT扫描检查。

2. 间接喉镜检查　食管上段异物可见梨状窝积液。

3. 食管镜检查　可确诊并取出异物。

【治疗原则】

尽早取出异物，积极防止并发症的发生。

【护理诊断】

1. 疼痛　与异物嵌顿和刺激食管壁，以及并发感染有关。

2. 有窒息的危险　与异物较大，向前压迫气管后壁有关。

3. 知识缺乏　与缺乏食管异物的防治知识有关。

4. 焦虑、恐惧　与担心异物不能取出、危及生命有关。

5. 潜在并发症　食管周围脓肿、食管穿孔、气管食管瘘、大出血等。

【护理措施】

1. 一般护理　嘱患者多休息，禁饮食，密切观察病情，积极进行手术准备。向患者及其家属讲解手术的方式及注意事项。

2. 手术护理

（1）食道镜检查患者的护理①术前禁饮食；②遵医嘱术前用药，如阿托品和苯巴比妥；③向患者及家属介绍手术的必要性、可能发生的并发症和注意事项等，取得患者及家属的理解；④做好辅助检查，并了解异物的形状、大小及嵌顿位置，以便选择长短、粗细合适的食管镜及适当的异物钳。

（2）术后密切观察病情，遵医嘱酌情使用抗生素；估计术中可能损伤食管黏膜时，术后应禁食1~2天，给予静脉补液以维持水电解质平衡。疑有穿孔者，应行胃管鼻饲饮食。

3. 病情观察　严密观察患者的体温、脉搏、呼吸、血压、胸痛等变化。如有感染、大量呕血或便血等症状，立即通知医生，及时处理。

4. 心理护理　耐心向患者及家属讲解食管异物的危险性及预后，了解诊治经过，减轻或消除其恐惧心理，积极配合治疗。

【健康教育】

1. 养成良好的饮食习惯，进食时应细嚼慢咽，不宜匆忙。有义齿的老人，不要进黏性强的食物。损坏的义齿要及时修复，防止其在进食时松动、脱落，以免误吞而成为异物。

2. 教育小儿改正口含小玩物的不良习惯，以防不慎咽下。

3. 误吞异物后，切忌用饭团、馒头等方法强行咽下，以免异物进入深部或刺伤组织而导致感染或大出血，应立即就医，及时取出异物。

复习思考

一、单选题

1. 下列哪项属于外源性呼吸道异物（　　）

A. 呼吸道假膜　B. 干痂　C. 脱落牙齿

D. 气管壁血痂　E. 呼吸道干酪样物

2. 下列哪种支气管异物在 X 线检查时不透光（　　）

A. 花生　B. 瓜子　C. 蚕豆　D. 塑料笔套　E. 以上都不是

3. 下列关于食管异物的描述，哪项是正确的（　　）

A. 异物停留部位最常见于食管中段

B. 食管异物可出现吞咽困难，但不会出现呼吸困难

C. 对于鱼刺等异物可用食团、馒头等将其咽下

D. 疑有食道穿孔者，术后应进食流质

E. 此病多见于成人

4. 患儿，2 岁，6 天来反复阵发性咳嗽、发热，胸片见右肺全肺不张，最可能的诊断是（　　）

A. 支气管炎　B. 支气管异物　C. 肺炎

D. 胸膜炎　E. 肺脓肿

5. 最危险的异物部位是（　　）

A. 梨状窝　B. 食管第一狭窄部

C. 食管第二狭窄部　D. 食管第三狭窄部

E. 食管第四狭窄部

6. 某患者误吞鱼骨半天，经检查证实异物在食管上段，应做如何处理（　　）

A. 含饮食醋　B. 用饭团或韭菜强行下咽

C. 用阿托品解痉　D. 食管镜下取出异物

E. 以上均可

7. 了解食管内有无透光性异物可行（　　）

A. 食管钡剂 X 线检查　B. 肺部 X 线检查

C. 间接喉镜检查　D. CT 检查

E. 肺部叩诊

8. 食管异物疑有穿孔者应给予（　　）

A. 禁食　　B. 流质　　C. 软食　　D. 补液　　E. 鼻饲

9. 气管、支气管异物的症状，下列哪项最先出现（　　）

A. 声嘶　　B. 喉鸣　　C. 突发呛咳

D. 吸气性呼吸困难　　E. 窒息

10. 患儿，男，2岁，进食花生时不慎误吸，随即出现呛咳，呼吸困难，面色发绀，神志不清。护士应采取的护理措施是（　　）

A. 人工呼吸

B. 高流量给氧

C. 做好协助气管切开取异物的准备

D. 将患儿平卧，头偏一侧

E. 清理呼吸道

二、简答题

1. 气管、支气管异物的护理诊断有哪些？

2. 如何预防气管、支气管异物的发生？

3. 食管异物有哪些症状？

4. 食管异物的常见并发症有哪些？

（赵慧）

扫一扫，知答案

第三篇　口腔科护理

模块七

口腔颌面部的应用解剖生理

扫一扫，看课件

【学习目标】

1. 掌握口腔颌面部的范围，牙齿的名称、数目、萌出时间、临床牙位的记录方法，牙齿的形态与功能，牙体及牙周组织的解剖特点。

2. 熟悉口腔的分部，口腔前庭、固有口腔的主要解剖结构和标志，涎腺及上、下颌骨的位置和结构特点，面神经主干及其分支，三叉神经的分布特点。

3. 了解唇、颊、腭的境界及表面解剖标志，口腔颌面部肌肉、血管和神经等的应用解剖。

4. 拥有一定的临床思维能力，具备科学严谨的工作态度和实事求是的工作作风。

口腔颌面部是口腔与颌面颈部的统称，上起眶上缘、颧弓上缘至乳突的连线，下至胸骨颈静脉切迹、胸锁关节、锁骨上缘至第七颈椎棘突连线。口腔内后界为口咽部。

项目一　口腔的应用解剖生理

口腔（oral cavity）为消化道的起始端，其四周由唇、颊、颌骨、口底、腭共同围成，内有牙齿、舌和涎腺等器官（图7－1）。以牙列为分界线，牙列内为固有口腔，牙列外部为口腔前庭。口腔具有重要的生理功能，除参与摄食、咀嚼、消化、吞咽、味觉外，还可协助发声、呼吸和言语动作等。

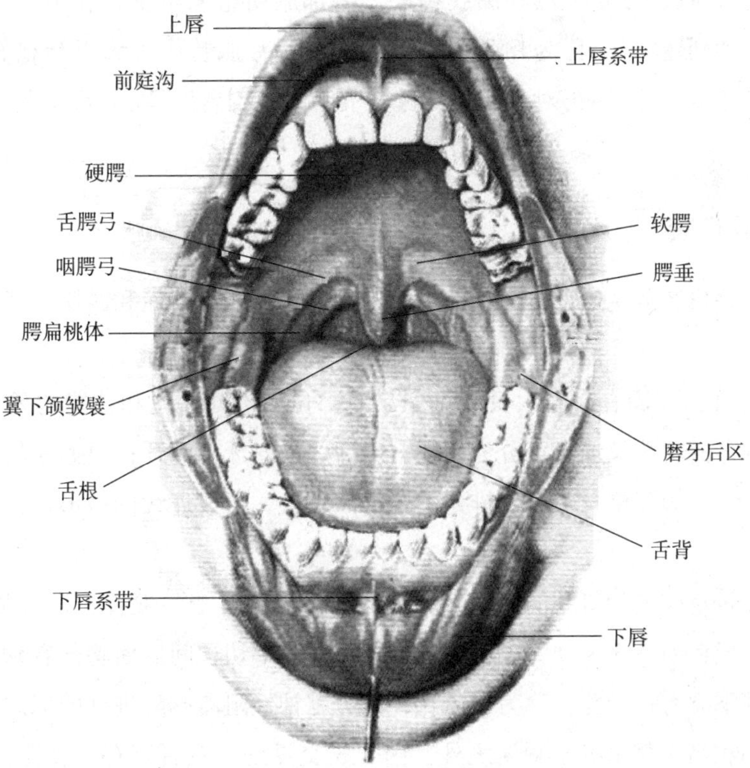

图7－1　口腔

一、口腔前庭

口腔前庭系牙列、牙槽骨及牙龈外侧的唇、颊与之间的铁蹄形的潜在间隙。唇颊黏膜向牙槽黏膜移行的沟槽，称为前庭沟。口腔前庭在其后部经翼下颌皱襞及最后磨牙远中面之间的空隙与固有口腔相通，牙关紧闭或颌间固定的患者可以经此间隙输入营养物质。

1. 唇（lip）　分为上唇和下唇，上、下唇联合处形成口角，其间为口裂，上唇上面与鼻底相连，下方连接颏唇沟，其上唇中央的垂直浅沟，称为人中沟，是面部中线的标志，其上中1/3交点处为人中穴，是急救穴位。

唇部组织分为皮肤、浅筋膜、肌肉、黏膜下层、黏膜五层：唇外层为皮肤，其内有丰富的汗腺、皮脂腺和毛囊，为疖的好发部位；肌层主要为口轮匝肌，外伤或唇裂修复术时，应注意恢复其外形，以免造成畸形；唇黏膜下有许多小黏液腺，为无管腺，排泄孔堵塞时，易形成黏液腺囊肿；唇黏膜显露于外面的部分，称为唇红，在其内侧有上、下唇动脉处形成动脉环，在进行唇部手术时，在内侧口角区压迫此血管可以止血。

2. 颊（cheek） 位于面部两侧，为口腔前庭的外侧部。主要由皮肤、皮下组织、颊筋膜、颊肌、黏膜下层和黏膜构成。颊部脂肪组织丰富，在上、下颌后牙间颊黏膜上形成三角形隆起，称为颊脂垫，其尖部称为颊脂垫尖，为下牙槽神经阻滞麻醉进针点的重要标志。两侧正对上颌第二磨牙的颊黏膜上有一乳头状突起，是腮腺导管的开口处。

二、固有口腔

固有口腔是口腔的主体部分，顶部为腭，底部为口底，前面和两侧为牙弓，后面以咽峡为界。

1. 牙冠、牙弓 固有口腔内只能见到牙冠部位。不同部位和功能的牙齿有不同的牙冠形态，根据牙的功能及形态可分为切牙、尖牙、前磨牙和磨牙；根据牙的部位可分为前牙和后牙。上、下颌牙槽骨上分别排列上、下颌牙齿，形成连续的弓形，构成上、下牙弓或牙列。

2. 腭（palate） 为口腔的顶部，分隔口腔和鼻腔，参与发音、言语及吞咽等活动。腭由两部分组成：前 2/3 为硬腭，后 1/3 为软腭。两中切牙间后面腭部有黏膜突起，称为切牙乳头，其下方有一骨孔，称为切牙孔，是鼻腭神经阻滞麻醉进针的标志。在上颌第三磨牙腭侧，约相当于腭中缝至龈缘之外、中 1/3 交界处，左右各有一骨孔，称为腭大孔，有腭前神经及腭大血管通过此孔。软腭后缘中央有一小舌样物，称为腭垂，两侧有两个皱襞向下移行为腭舌弓与腭咽弓。两者之间为扁桃体窝，容纳腭扁桃体。

3. 舌（tongue） 主司味觉，还参与咀嚼、吞咽、语言等重要功能。舌前 2/3 为舌体部，后 1/3 为舌根部。舌背黏膜上有许多乳头状突起，称为舌乳头，主要包括丝状乳头、菌状乳头、轮廓乳头和叶状乳头四种，分布于舌的不同部位。舌尖部对甜、辣、咸味敏感，舌缘对酸味敏感，舌根部对苦味敏感。舌主要由横纹肌组成，肌纤维呈纵横、上下交错排列。因此，舌能灵活进行前伸、后缩、卷曲等多方向活动。舌神经支配舌前 2/3 的感觉，舌后 1/3 为舌咽神经及迷走神经分布。舌的运动由舌下神经所支配，舌的味觉由面神经的鼓索支支配。

4. 口底（floor of the mouth） 口底指舌体和口底黏膜之下，下颌舌骨肌和颏舌骨肌之上，下颌骨体内侧面与舌根之间的部分。在舌腹正中可见舌系带，其两侧有呈乳头状突起的舌下肉阜，下颌下腺导管开口于此。舌下肉阜向后延伸部分的黏膜突起皱嵴，称为舌下皱襞，许多舌下腺导管直接开口于此。口底组织较为疏松，在外伤或感染时容易肿胀，使舌根后坠导致呼吸困难，严重者可窒息。

项目二　颌面部的应用解剖生理

颌面部位于头颅前下方，上自额部发际，下至下颌骨下缘，两侧以颞骨乳突垂直线为界。

一、上颌骨

上颌骨（maxilla）为颜面中部最大的骨骼，左右各一并对称，在正中互相连接构成面部的支架，并与邻骨连接参与构成眼眶下壁、口腔顶部、鼻腔底及外侧壁。上颌骨由一体（上颌骨体）和四突（额突、颧突、腭突、牙槽突）组成，其形状不规则（图 7－2）。上颌骨参与构成眶底、鼻底和口腔顶部。

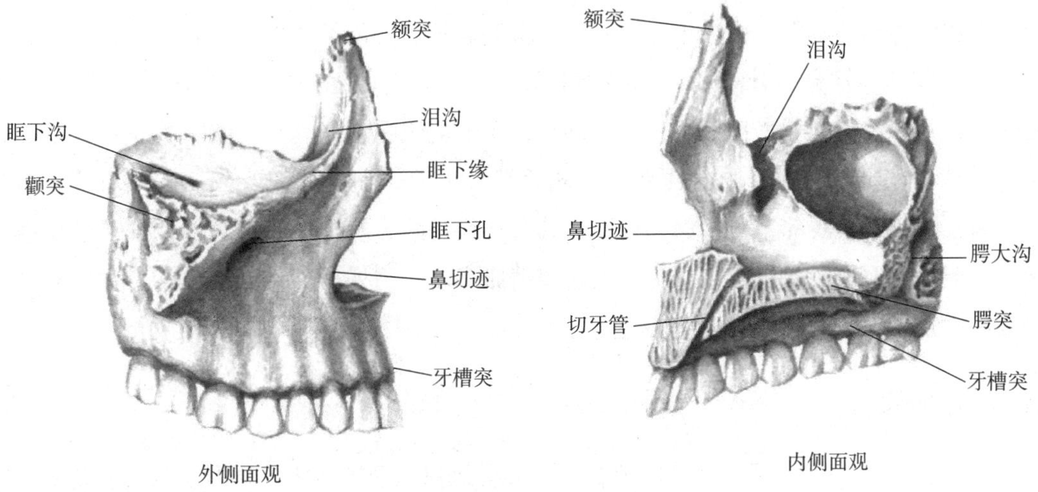

图 7－2　上颌骨

二、下颌骨

下颌骨（mandible）位于颌面部下 1/3，是构成面部的主要骨性支架，也是面部唯一可以活动且最坚实的骨骼。其两侧对称并在正中连合呈马蹄形。下颌骨由水平部的下颌体和垂直部的下颌支组成，下颌支与下颌体相接处，称为下颌角（图 7－3）。由于下颌骨较为突出，结构较薄弱处（如正中联合、颏孔处、下颌角及髁突颈）在外伤时易发生骨折。由于下颌骨有强大的咀嚼肌群附着，骨折后容易引起骨折移位。且该处血运较差，骨折愈合较慢。

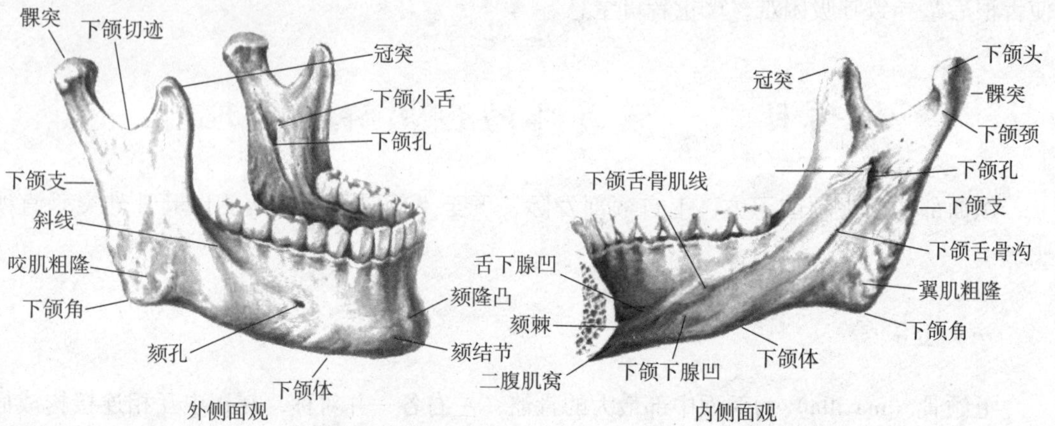

图7－3 下颌骨

三、肌肉

因功能不同，颌面部肌肉可分为咀嚼肌群和表情肌群两类。

1. 咀嚼肌群　分为升颌肌群和降颌肌群两组，前者收缩时引起闭口，后者收缩时引起张口。其神经支配均来自三叉神经运动纤维，形成咀嚼动作。

2. 表情肌群　主要有眼轮匝肌、口轮匝肌、上唇方肌、笑肌、额肌、颊肌等。多起于颜面骨壁或筋膜浅部，止于面部皮肤，分布在面、眼、鼻、口等部位。面部表情肌由面神经支配，当面神经受损或麻痹时可引起表情肌瘫痪。另外，外伤和手术切开皮肤后应注意逐层缝合，以免形成内陷瘢痕。

四、血管

1. 动脉　主要来自颈外动脉的分支，有颌外动脉（面动脉）、颌内动脉、舌动脉、颞浅动脉等。这些动脉的分支相互交织成密集的血管网，使颌面部组织有丰富的血供，因此外伤或手术时出血量较多。

2. 静脉　口腔颌面部静脉系统分支多且细小，常相互吻合成网状，一般分为深、浅两个静脉网。浅静脉网主要由面前静脉和面后静脉组成，深静脉网主要由翼静脉丛构成。翼静脉丛可通过破裂孔和卵圆孔与颅内海绵窦相通。颌面部静脉的特点是缺乏静脉瓣，故血液可以上下流通，且面前静脉又通过眼上、眼下静脉和翼静脉丛与颅内海绵窦相通，因此颌面部感染时，若处理不当易逆行传入颅内，引起海绵窦血栓性静脉炎等严重并发症。

五、神经

口腔颌面部主要的神经有感觉神经（三叉神经）和运动神经（面神经）。

1. 面神经（facial nerve） 为第Ⅶ对脑神经，主要是运动神经，伴有味觉和分泌神经纤维，可分为五个分支，即颞支、颧支、颊支、颈支和下颌缘支。面神经的主要功能包括支配颜面部表情肌的运动，舌前2/3的味觉，还有唾液的分泌。在行颌面部手术时，应注意防止损伤面神经而导致面瘫。

2. 三叉神经（trigeminal nerve） 为第Ⅴ对脑神经，其中的感觉纤维司头面部及口腔的感觉，而运动纤维则司咀嚼运动。

六、颞下颌关节

颞下颌关节（temporomandibular joint）由颞骨关节窝、髁状突、关节盘、关节囊和韧带所组成，是面部唯一能够转动和滑动的左右协调统一的联动关节，主要有开闭口、前伸和侧向三种基本运动形式，其活动与咀嚼、语言、表情有关。下颌关节窝前方的骨突为关节结节，可防止在张口时髁突过度向前滑行而脱位。关节盘较坚韧，起缓冲作用，并可使颞下颌关节向多方运动。

七、涎腺

涎腺（salivary gland），又称唾液腺，主要有三对，即腮腺、下颌下腺和舌下腺，另外还有很多分布在唇、舌、颊、腭等黏膜内的小黏液腺。唾液为无色而黏稠的液体，含有淀粉酶和溶菌酶，具有湿润、消化、杀菌、软化食物等功能。

1. 腮腺（parotid gland） 为体积最大的唾液腺，位于外耳道前下方，是涎腺中最大的一对。腮腺导管开口于上颌第二磨牙正对的颊黏膜上，该导管在面部投影标志即耳垂到鼻翼和口角中点连线的中1/3上，在面部手术时，注意不要损伤，以免形成涎瘘。

2. 下颌下腺（submandibular gland） 为分泌量最多的唾液腺，位于颌下三角，形似小核桃。腺体主要位于下颌舌骨肌下方，并发出导管在口底黏膜下向前行走，开口于舌下肉阜。此导管容易被涎石堵塞而导致下颌下腺炎症。

3. 舌下腺（sublingual gland） 位于口底舌下，为涎腺中体积最小的。由若干小腺组成，导管主要开口于口底，少数汇入下颌下腺导管。

项目三　牙及牙周组织的应用解剖生理

一、牙

（一）牙齿的数目、名称及萌出时间

人的一生中有两副牙齿，分别称为乳牙和恒牙。

1. 乳牙（deciduous teeth） 共有20颗。在出生后6～8个月开始萌出乳中切牙，然后依次萌出乳侧切牙、第一乳磨牙、乳尖牙、第二乳磨牙，2岁左右全部萌出。6～7岁开始脱落，被恒牙替换，13岁左右全部乳牙被恒牙替换完成，乳牙是儿童咀嚼器官，对于儿童消化吸收，刺激颌骨发育以及引导恒牙的正常萌出都极为重要。

2. 恒牙（permanent teeth） 是继乳牙后的第二副牙列，脱落后再无牙齿萌出替代。共28～32个。约6岁时首先萌出第一磨牙，故第一磨牙又称六龄牙，约在第二乳磨牙后方远中萌出，不替换乳牙。后依次萌出中切牙、侧切牙、尖牙、第一前磨牙、第二前磨牙和第二磨牙，有时第一前磨牙较尖牙更早萌出。一般在6～13岁已萌出28个，第三磨牙通常在18～26岁之间萌出，又称智齿。由于人类的食物日趋精细柔软，颌骨退化，致第三磨牙发育间隙不足，出现萌出困难或者位置不正，因此第三磨牙常常埋伏、阻生或先天缺失。6～13岁既有乳牙，又有恒牙，称混合牙列；13岁以后全部为恒牙，称恒牙列。

（二）牙位记录

为了便于病历记录，采用牙位格式记录代表各类牙齿，方法如下：

1. 以“——┼——”符号将全口牙齿分为四个区，横线区分上下颌，纵线划分左右侧。因医生面对患者，故纵线的左侧代表患者的右侧，纵线的右侧代表患者的左侧。或者以“$\frac{A|B}{C|D}$”将牙列分为A、B、C、D四个象限。

2. 乳牙常用罗马数字表示，如：右上第二乳磨牙表示为$\underline{\text{V}|}$或VA。

3. 恒牙则以阿拉伯数字表示，如：右上尖牙表示为$\underline{3|}$或3A。

（三）牙齿的解剖形态和结构

1. 牙齿的形态与功能 牙齿由牙冠、牙根和牙颈三部分组成。

（1）牙冠（crown of tooth） 为牙齿暴露于口腔内的部分，有牙釉质覆盖，能发挥咀嚼功能。牙冠的形态因其功能而不同：切牙有一锐利的切缘便于切割食物；尖牙形如锥状，用于撕裂食物；磨牙咬合面有尖、窝等结构，便于磨碎食物。牙冠可分为五个面，即近中面、远中面、舌（腭）面、唇（颊）面和咬合面。

（2）牙根（root of tooth） 是牙齿包埋于牙槽骨内的部分。有牙骨质覆盖，正常情况下牙根借牙周韧带包埋于牙槽骨内。牙根的尖端称为根尖，每个根尖都有供牙髓神经、血管通过的根尖孔。牙根的形态与数目因功能不同而各异，一般切牙、尖牙、前磨牙（上颌第一前磨牙双根除外）均为单根，下颌磨牙为双根（近中根、远中根），上颌磨牙为三根（近中根、远中根、腭侧根）。第三磨牙的牙根数目、形态变异较大，常呈融合根。

（3）牙颈（dental cervix） 牙冠与牙根之间缩窄呈一弧形曲线的部分，称为牙颈。若刷牙方法不当，如长期横向刷牙，则可导致牙颈楔状缺损。

2. 牙齿的组织结构 牙体组织由牙釉质、牙本质、牙骨质和牙髓组成（图7-4）。

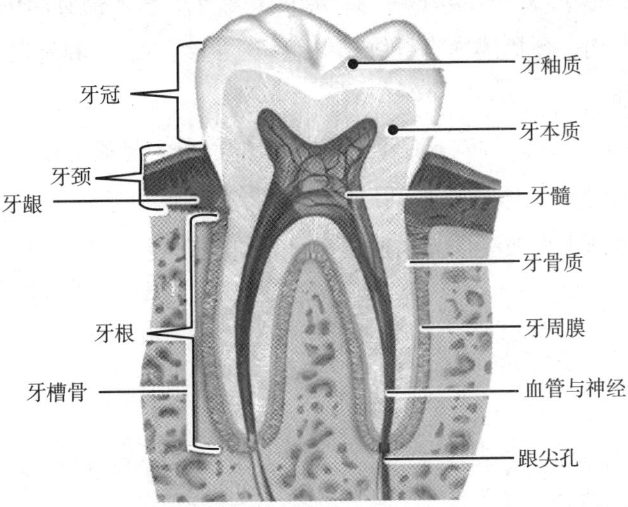

图7-4　牙齿及周围组织剖面图

（1）牙釉质（dental enamel）　是覆盖在牙冠表面的半透明钙化硬组织，呈乳白色，有光泽，含磷酸钙、碳酸钙等无机盐类（约占96%），是人体中最硬、最耐磨的组织。对牙本质和牙髓有保护作用，缺失后不能再生。牙釉质在牙尖处最厚，牙颈部最薄。

（2）牙本质（dentine）　位于牙釉质和牙骨质的内层，围绕牙髓腔构成牙的主体，色淡黄而有光泽，含无机物70%，硬度次于牙釉质。牙本质内有牙本质小管，有牙髓神经末梢分布，是痛觉感受器，当牙本质暴露时，易产生酸痛感。

（3）牙骨质（cementum）　是覆盖于牙根表面的一层钙化结缔组织，色淡黄，含无机盐55%。构成和硬度与骨相似。牙骨质借助牙周膜将牙体固定于牙槽窝内。当牙根表面受到损伤时，牙骨质可新生而有修复能力。

（4）牙髓（dental pulp）　是位于髓腔内的疏松结缔组织，包含神经、血管、淋巴、成纤维细胞和成牙本质细胞，具有营养牙体和形成继发性牙本质的功能。牙髓神经为无髓鞘纤维，对刺激异常敏感，但无定位功能。

二、牙周组织

牙周组织包括牙龈、牙周膜和牙槽骨，主要功能是保护和支持牙齿。

1. 牙龈（gingiva）　是覆盖于牙槽骨和牙颈部的口腔黏膜，色粉红，质坚韧而有弹性，表面有橘皮状点彩，炎症时点彩消失。牙龈靠近牙颈处游离形成龈缘，其与牙面间有0.5~2mm深的沟，称为龈沟，平均深度为1.8mm。牙龈分为游离龈、附着龈，以及两牙之间的牙乳头。

2. 牙周膜（periodontal membrane） 是介于牙骨质和牙槽骨间的致密纤维组织膜，将牙齿固定于牙槽窝内。牙周膜内有纤维结缔组织、神经、血管和淋巴，具有营养、感觉和缓冲咀嚼力的功能。

3. 牙槽骨（alveoar bone） 是颌骨包埋牙根的部分，骨质疏松，有弹性，是支持牙齿的重要组织。牙槽骨是人体骨骼最活跃的部分，有高度可塑性，可随着牙齿的生长发育、脱落替换和咀嚼压力而改变。牙齿脱落后牙槽骨逐渐萎缩。

复习思考

一、单选题

1. 牙的功能不包括（ ）

A. 发育时限定了舌的活动范围　B. 通过咀嚼可刺激颌骨正常发育

C. 通过咀嚼增进牙周组织健康　D. 保持面部形态正常

E. 保持口腔的自洁作用

2. 根据形态和功能特点，恒牙可分为（ ）

A. 切牙、尖牙、磨牙　B. 同形牙与异形牙

C. 前牙与后牙　D. 单根牙、双根牙、多根牙

E. 切牙、尖牙、前磨牙、磨牙

3. 根据形态与功能特点，乳牙可分为（ ）

A. 乳切牙、乳尖牙、乳前磨牙、乳磨牙　B. 乳切牙、乳尖牙、乳磨牙

C. 乳切牙、乳尖牙、乳前磨牙　D. 乳切牙、乳前磨牙、乳磨牙

E. 乳中切牙、乳尖牙、乳前磨牙

4. 人一生有哪两副牙（ ）

A. 前牙、后牙　B. 切牙、磨牙　C. 乳牙、恒牙

D. 尖牙、磨牙　E. 小牙、大牙

5. 关于牙位记录法，下列说法正确的是（ ）

A. 用两条相互垂直的线将牙弓分为四个象限　B. A 区代表左上颌的牙

C. 用罗马数字表示恒牙　D. 用阿拉伯数字表示乳牙

E. 1A 表示左上颌第一前磨牙

6. 用牙位记录法表示左上颌第一前磨牙（ ）

A. VA　B. BV　C. 4B　D. ⅣA　E. BⅣ

7. 从外部观察，牙可以分为（　　）

A. 牙冠、牙根
B. 牙冠、牙根、根尖
C. 牙冠、根尖、牙颈
D. 牙冠、牙根、牙颈
E. 牙根、牙颈、牙髓

8. 不属牙体组织的结构是（　　）

A. 牙釉质　B. 牙骨质　C. 牙本质　D. 牙髓　E. 牙髓腔

9. 上颌骨可分为（　　）

A. 一体和四突　B. 二体和四突　C. 一体和一突　D. 一体和五突　E. 四体和一突

10. 关于切牙孔描述错误的是（　　）

A. 切牙孔也称为腭前孔
B. 向上后通入切牙管
C. 在麻醉腭前神经时，麻醉药物可注入切牙孔或切牙管内
D. 位于上颌中切牙的腭侧，腭正中缝与两侧尖牙连线的交点上
E. 切牙乳头是切牙孔的体表标志

11. 口腔唾液腺中最大的是（　　）

A. 腮腺
B. 舌下腺
C. 下颌下腺
D. 腭腺
E. 舌下腺和下颌下腺

12. 面神经主要是（　　）

A. 运动神经　B. 感觉神经　C. 交感神经　D. 副交感神经　E. 混合神经

二、简答题

1. 口腔颌面部血液供应有哪些特点？
2. 简述乳牙和恒牙的数目、名称及萌出顺序。
3. 临床上如何记录牙位？
4. 牙体组织包括哪些？各有何特点？
5. 牙周组织包括哪些？各有何作用？

（徐磊）

扫一扫，知答案

扫一扫，看课件

模块八 口腔科患者的护理概述

【学习目标】

1. 掌握口腔科检查的体位，口镜、镊子、探针的用途，口腔科常用器械的消毒管理，口腔卫生及保健。

2. 熟悉口腔科患者的身心状况评估，常用的护理诊断，常用的使用方法，四手操作技术的操作原则及相关护理配合，常规围手术护理。

3. 了解口腔科门诊、治疗室的常规护理管理。

4. 培养学生的整体观念、认真求实的科学态度、团结协作和关爱患者的良好作风。

口腔健康是人体健康的重要部分，越来越受到人们的重视，维护口腔健康是口腔护理人员的职责，在专科护理中，口腔护理工作有特殊的要求，但整个护理活动中仍需遵循护理程序，对患者进行护理评估，做出正确的护理诊断，制订护理计划，采取相应的护理措施。

项目一 口腔科患者的护理评估与常用护理诊断

对口腔科患者进行护理评估是为护理诊断提供依据，为制订合理的护理计划提供完整可靠的首要资料，应注意全面搜集患者的主观资料、客观资料，运用专科检查技能，系统掌握患者口腔的卫生状况和健康状况，并注意患者现存的健康问题或潜在的健康问题。

一、护理病史

1. 现病史 了解本次患病的详细过程，包括诱因，发病时间，主要症状和特点，症状出现的部位、性质、程度和规律等。了解诊疗经过，包括用药的种类、剂量和具体用法等。了解患者发病后的精神、食欲、睡眠及大小便等情况。

2. 既往史　了解患者既往罹患的疾病，以及可能与本次所患疾病的联系，尤其注重既往牙病史的询问，如牙齿松动、牙列缺失、张口受限、牙龈出血等。全面了解患者有无全身系统性疾病（如高血压、心脏病、糖尿病、血液病、营养不良等），了解患者的传染病史、外伤史、手术史、药物过敏史、生活史等情况。

二、症状与体征

1. 牙痛　牙痛是口腔科患者最常见的症状，不同病因所引起牙痛的病程、部位、性质、疼痛持续时间以及与外界刺激的关系等均有所不同。牙痛的特点包括自发性剧痛、自发性钝痛、激发痛、咬合痛等。引起牙痛的原因多见于牙体病、牙周病、某些颌骨的疾病、神经系统疾病等，如深龋、各种牙髓炎、牙本质过敏、坏死性龈炎、牙周脓肿、牙槽脓肿、冠周炎、颌骨骨髓炎、三叉神经痛等。

2. 牙龈出血　是指牙龈在无任何刺激时的出血，且出血量多，无自限性。局部和全身疾病均可引起牙龈出血，常见如牙龈炎、牙周病、坏死性龈炎、牙龈肿瘤、血液病、维生素 C 缺乏症、严重贫血、肝硬化等。

3. 牙齿松动　正常情况下牙齿生理活动度约为 1mm 以内，超过此范围多为病理原因所致，引起牙齿松动的常见原因有：牙周病、牙外伤、颌骨骨髓炎、颌骨肿瘤等。其中牙周病是引起松动乃至脱落的最主要原因。

4. 口臭　是口腔、鼻和某些全身疾病均可出现的一种常见症状，常带给患者较大的精神负担。常见口臭的原因有：口腔卫生不良、龋齿、残冠残根、口腔溃疡、牙周炎、牙龈炎、干槽症、上颌窦炎、消化不良、胃肠疾病等。

5. 牙齿着色和变色　正常牙齿呈黄白色或灰白色，有光泽。

（1）牙齿着色　牙齿表面有外来的色素沉积，可能与烟垢、茶垢、饮食、药物等有关，常呈褐色、黑色，经洁治或磨光后大多能够除去。

（2）牙齿变色　分个别牙变色和全口牙变色两种。前者常见于局部原因，如牙外伤、牙体治疗、牙髓坏死等，可使牙齿染成青灰色、褐色、黑色、暗黄色，并失去光泽。全口牙齿变色多见于在牙齿发育期间受环境或药物的影响所致，如大量服用四环素，可使牙齿变为黄褐色或灰色；饮水含氟量过高，可使牙齿变为褐色或白垩色斑纹，即氟斑牙；婴儿时期的溶血性黄疸及其他溶血性疾病，可使牙齿变为黄绿色、青灰色或棕色。

6. 张口受限　正常张口度大小相当于自身的食指、中指、无名指合拢时三指末关节的宽度，约 3.7cm 左右，凡不能达到正常张口度者，即称为张口受限。常见的原因有：口腔颌面部的炎症、颞下颌关节病、口腔颌面部外伤、口腔颌面部恶性肿瘤、破伤风、癔症等。

7. 咀嚼功能障碍　常见于开牙合、牙列缺失、牙感染性疾病（如牙髓炎、牙周炎及颌面部间隙感染）、颞下颌关节脱位等患者。

三、心理、社会状况

因牙体、牙周疾病的早期症状不明显，一般认为牙病是小病常不予重视，以致延误诊治时机。疾病发展到后期可致牙齿脱落或需拔牙，常影响患者形象和咀嚼功能。某些患者因为恐惧开髓、拔牙等，不敢就医，直到牙痛剧烈，难以忍受时，又表现为求治心切，希望立即解除疼痛。口腔科疾病多在颜面部，在接受治疗的同时，患者对面部外形的维持和美观改善要求很高，一旦未达到预期值，则可能造成患者复杂的心理问题和医疗纠纷。口臭患者、言语功能障碍和颜面部毁损的患者多不愿意与社会群体接触，孤独寂寞，自卑心理严重。

四、口腔科患者的常用护理诊断

1. 急性疼痛　牙痛，与牙髓炎、根尖周炎急性发作，牙槽脓肿未引流或引流不畅有关。

2. 有感染的危险　与口腔颌面部损伤或手术后个体受病原体侵犯的危险性增加有关。

3. 自我形象紊乱　由颌面部外伤或手术后颜面及功能改变所致。

4. 焦虑　与口腔疾病所引起的心神不安的不适感或畏惧感有关。

5. 口腔黏膜受损　与牙龈萎缩、黏膜剥脱、牙龈增生、口腔溃疡等引起的唇部和口腔软组织的损伤有关。

6. 知识缺乏　缺乏有关口腔科疾病预防、保健、治疗、护理方面的知识。

7. 进食自理缺陷　与口腔颌面部手术后进食活动的能力受损有关。

8. 潜在并发症　出血、窒息、感染等。

9. 语言沟通障碍　与口腔颌面部炎症引起的局部肿胀、张口困难有关；与外伤、颌骨骨折、口内手术及术后禁音有关。

10. 清理呼吸道无效　与颌面部外伤、手术、颌面部包扎过紧不能有效地清理呼吸道中的分泌物和阻塞物有关。

项目二　口腔科患者的常用检查

口腔颌面部检查是正确诊断口腔颌面部及全身疾病的重要手段，检查前应详细询问病史，再对牙齿、牙周组织、口腔黏膜和颌面部等局部病变着重检查，同时应兼顾全身健康状况。在检查过程中，护理人员应密切配合医师。

一、一般检查

1. 检查前准备 检查室要安静、整洁、定期消毒。室内光线必须充足，若自然光线不足时，可用冷光源辅助，光线应投射至患者口腔部，但不宜直射到患者眼睛。检查前要调整合适的椅位，医师取坐位，位于患者头部右侧或右后侧，护士或者助理位于患者头部的左侧位。患者卧于牙椅，使椅背上缘与患者肩部平齐以支持腰部，头枕应支持住患者的枕骨部分，以保持头部固定。当检查上颌牙时，患者头部与医生肩部平齐，并稍向后仰，使上颌牙咬合面与地面成45°角；当检查下颌牙时，患者头部与医生肘部平齐，大张口时下颌牙咬合面与地面平行。

2. 常用检查器械

（1）口镜　分为镜头、颈与柄三个部分（图8－1），利用口镜反光与影像作用观察口内直视不到的部位，如牙的远中面；通过口镜反光增强视野照明；此外，还可牵拉唇、颊及推压舌体，镜柄还可用于叩诊牙齿。检查时用左手持口镜。

（2）镊子　为口腔科专用镊子，由工作头和镊柄两部分组成（图8－1）。夹持牙齿，测定松动度，也可夹持传递物品。镊柄也可用于叩诊检查。

（3）探针　头尖细，一端呈弧形，一端呈弯角形（图8－1）。可用于检查牙齿各面龋洞、缺损、裂隙及敏感部位；探测牙周袋的深度和有无龈下结石；检查充填物及修复体与牙体的密合程度；检查皮肤或黏膜的感觉功能。

此外，还有一些辅助器械，如挖匙可清除龋洞内的龋坏组织，水枪用于冲洗，气枪用于吹干，牙线可以清除嵌塞的食物和检查牙齿邻接关系等。

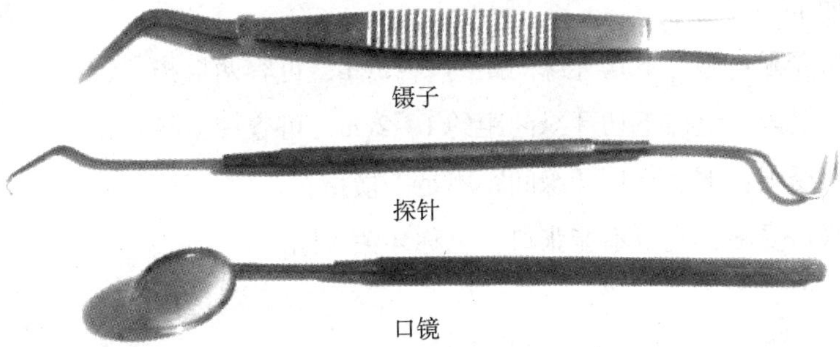

图8－1　口腔检查常用器械

3. 口腔检查的基本方法

（1）问诊　了解疾病的病因、发生、发展、诊治经过，以及与本次疾病有关的病史。

主要询问主诉、现病史、既往史、个人史及家庭史等情况。

（2）视诊　观察患者的面部表情、神态、发育、营养、牙齿、牙龈、舌、口腔黏膜等，着重观察主诉部位的情况，这是患者最关心的问题。

（3）探诊　采用握笔式持针，用中指或无名指支撑在邻近牙上，可检查牙齿的病变部位、范围、程度及疼痛反应等。探诊时动作要轻巧，切不可用暴力，以免引起患者的不安和产生不必要的剧痛。

（4）叩诊　利用口镜柄或镊柄从垂直或侧方叩击牙，观察有无疼痛，检查是否存在根尖周炎或牙周病变。应先叩正常牙以作对比。叩诊的目的是检查牙周膜的炎症反应。叩痛的结果为：（－）表示无疼痛，（＋）表示轻度疼痛，（＋＋）表示中度疼痛，（＋＋＋）表示剧烈疼痛。

（5）扪诊　是用手指或者镊子夹棉球扪压龈缘、根尖部牙龈和口腔内肿块等。着重了解病变的范围、大小、形状、硬度、压痛、波动、溢脓、热感、振动的大小等。扪诊时操作要轻柔，不能给患者增加痛苦。

（6）嗅诊　用嗅觉辨别口腔气味以助诊断。某些口腔疾病有特殊臭味，如坏疽性牙髓炎、坏死性龈炎具有特殊的腐败臭味，糖尿病患者具有丙酮臭味等。

（7）牙齿活动度检查　是检查牙周膜和牙槽骨健康状况的重要指标。用镊子夹持前牙牙冠做唇腭方向摇动；用镊子尖端抵住后牙的窝沟做颊舌向及远中向摇动。松动度记录分为：

Ⅰ度松动：牙有唇（颊）舌向活动，幅度在1mm以内。

Ⅱ度松动：牙向唇（颊）舌向松动，幅度为1～2mm，伴有近远中向松动。

Ⅲ度松动：牙向唇（颊）舌向松动，幅度大于2mm，伴有近远中向及垂直向松动。

（8）张口度检查　张口度常采用圆规或卡尺测量上下切牙之间的距离，也可用手指宽度表示。记录如下：

①轻度张口受限：上、下切牙缘间距约2～3cm，可容两横指；

②中度张口受限：上、下切牙缘间距约1～2cm，可容一横指；

③重度张口受限：上、下切牙缘间距不足一横指；

④完全性张口受限：完全不能张口，也称牙关紧闭。

二、辅助检查

1. 牙髓活力检查　正常情况下牙髓对温度或电流刺激有一定的耐受量，如牙髓有病变时，刺激阈会发生变化，产生敏感或反应迟钝，甚至无反应。临床上牙髓活力检查可以协助诊断牙髓是否患病，病变发展阶段，以及牙髓的活力情况。

(1) 温度试验法　是最常用的牙髓活力检查法，即用冷、热刺激，检查牙髓反应。一般要测试对侧同名牙或邻近牙以供对照。

①冷诊法：可用冷水枪喷试受检牙，或用氯乙烷、无水乙醇棉球紧贴于受检牙，观察患者有无疼痛反应。

②热诊法：牙面涂一薄层凡士林，将加热至50～60℃的牙胶条置于受检牙表面，观察患者有无疼痛反应。也可以用热水喷试。

测试结果：激发痛：多为深龋或牙髓充血；剧痛：多为急性牙髓炎；反应迟钝：多为慢性牙髓炎；无反应：多为牙髓坏死。

(2) 电流检查法　用牙髓活力测试仪检查，通过对牙齿进行电流刺激，以检查牙髓反应，是一种常用的牙髓活力检查法。

2. 影像学检查　影像学检查是口腔颌面部检查中的重要手段之一，其中X线平片检查最常用。通过拍摄牙片、口腔曲面体层摄影检查（全景X线片）及口腔颌面部CT、MRI、造影等，可了解牙体、牙周、关节、颌骨及唾液腺等病变的部位、范围和程度，可辅助临床诊断和治疗。

3. 穿刺及细胞学涂片检查　有细针穿刺和粗针穿刺两种方法。分别适用于口腔颌面部肿物检查和口腔颌面部感染、囊肿的检查，通过内容物来判断肿块的性质。除了肉眼观察外，还可以将抽吸出的内容物做细胞学涂片检查。

4. 实验室检查　包括血液、尿液、唾液的化验检查、细菌培养、细胞学检查和病理学检查等。

项目三　口腔科护理管理

一、门诊护理管理

1. 开诊前的准备工作　开窗通风，打扫诊室卫生，整理台面，检查设备运转是否正常，备好洗手液、手消毒液、毛巾、肥皂等用品。

2. 分诊　是口腔科的重要工作。护士热情接待患者后扼要询问病史，了解就诊目的，然后根据病种进行合理有序的分诊，优先安排急症、重症、年老体弱及残疾人就诊。

3. 配合治疗　指导患者就位，准备所需的物品和器械，治疗过程中及时传递材料和药品，以提高工作效率。

4. 消毒隔离　因大部分治疗工作都是在患者口腔内完成，容易造成交叉感染，所以在进行操作前应洗手、戴手套。使用过的器械应分类进行消毒。

5. 器械管理　每次治疗后及时清点器械，一般每周检查和保养器械一次。

6. 健康教育　积极宣传口腔疾病的防治知识，重视患者的心理问题。

二、治疗室护理管理

1. 治疗室卫生　应保持室内采光良好、安静、清洁、整齐，通风换气。

2. 消毒隔离　在操作前应衣帽整齐，洗手、戴口罩，操作后应消毒双手。所用物品应及时清洗，并分类进行处理、消毒。若使用一次性牙科检查器械，用后应集中销毁。

3. 备好抢救药品及器械　备齐药品及器具，并定期检查，及时更换，保证能正常运作。

4. 协助治疗　即做好椅旁护理或四手操作。

5. 器械管理　定期做好器械检查和维护。

三、手术前后护理

1. 术前护理

（1）心理护理　关心患者，耐心做好解释工作，可深入浅出地介绍疾病知识和手术方式、预后、术后注意事项，消除其紧张情绪。

（2）术前准备　一般术前常规同外科术前护理。术前要进行全面的身体检查，注意患者有无上呼吸道感染。做药物过敏试验，备血，备皮，嘱患者禁饮禁食。术前 3 天开始用 1：5000 氯已定清洁漱口。牙结石过多者应行牙洁治，去除口腔病灶。术日应测生命体征，遵医嘱术前用药，嘱患者取下义齿、手表，排空大小便等。

2. 术后护理

（1）一般护理　同外科常规术后护理。

（2）饮食护理　可根据具体情况安排患者饮食，不能进食者可适当补液以保持体内水电解质平衡。每次进食后要漱口，以保持口腔清洁。

（3）切口及引流护理　术后密切观察切口有无出血，如渗血较多应及时处理，以保持切口清洁干燥，防止切口感染。同时注意保持引流管的通畅，并注意观察引流物的量、色、性状，做好记录。

（4）病情观察　严密监测患者生命体征的变化，如体温、血压、脉搏、呼吸、意识等。

（5）口腔护理　每日做 2～3 次口腔护理，以保持口腔卫生。

（6）拔牙术后护理　①嘱患者咬棉纱球压迫止血，30 分钟后吐出，出血多者可延长至 1 小时；②拔牙当天勿刷牙漱口，勿用患侧咀嚼，勿用舌舔吮伤口，以免造成出血；③

术后2小时可进凉软或流质饮食；④术后24小时内，唾液中含少量淡红色血水，术后1～2天创口有轻微疼痛，均属正常。若有明显出血、剧烈疼痛、肿胀、发热、张口受限等症状，应及时复诊；⑤遵医嘱使用消炎药、止痛药；⑥拔牙创口有缝线者，术后4～5天拆线。

项目四　口腔四手操作技术

口腔四手操作技术是在保护口腔医生、护士的自身劳动力及健康的前提下，逐步完善和发展起来的国际标准化牙科操作模式。该操作是指在口腔治疗的全过程中，医生、护士采取舒适的坐位，患者取放松的平卧位，护士根据治疗需要平稳而迅速的传递各种器械、材料和药品给医生，辅助其进行口腔疾病治疗的操作。医护分工不同，密切配合，依靠四手共同完成口腔内的各种操作。操作时需要综合治疗台、座椅、固定柜、活动器械柜等设备。

一、四手操作对护理人员的要求

1. 具备良好的职业道德和较强的责任感、同情心，更要具备良好的职业素养和严谨的工作作风。

2. 掌握专业知识，操作中护理人员参与治疗的全过程，且要按治疗的需要，熟练、准确地传递治疗器械和材料，因此，要求护理人员必须熟悉口腔科常见疾病的病因、诊断、治疗和预防等专业知识。

3. 熟悉药品和器械使用，要求护士熟悉现代口腔科的医疗器械，掌握其性能、操作步骤和注意事项，并做好消毒及维修保养，掌握各种材料的调制方法。

4. 主动配合治疗，治疗前后护士应积极主动地参与，要了解患者的病史、症状，耐心做好解释工作，使患者积极配合治疗；调整椅位、灯光，围好治疗巾，按需要及时准备好所需药品、材料、器械，并做好卫生宣教工作。

二、四手操作时工作区域的划分

将医生、护士及患者间的位置关系假想成为一个钟面，可将仰卧位的患者周围分为四个时钟区。

1. 医师工作区　7～12点位置，一般为11点处。医生在右下后牙区工作时，多在7～9点位置；在前牙区工作时，多在12点位置。此区也是患者到达和离开椅位的通道，不能放置任何用物，以免影响医生操作。

2. 静态区 12 ~ 2 点位置，此处可放活动治疗车或治疗柜。

3. 护士工作区 2 ~ 4 点位置，通常在 3 点的位置。既可以接近传递区，又可以通往静态区。

4. 传递区 4 ~ 7 点位置，是医生和护士传递器械和材料的区域。

三、四手操作时常用器械的传递与交换

四手操作时器械传递与交换应遵循如下原则：传递器械无误，传递时间要准确，传递位置要恰当。常用传递器械的方法为在传递区内用平行传递法，即在患者的颏下和上胸之间，护士左手上臂轻贴身体，肘部平行，将器械传递到医生手中，被传递的器械也应平行于医生手中的器械；交换器械时，护士用左手传递，掌心向上，以左手拇指、食指、中指递送器械，用无名指和小指取走使用过的器械，交换时不发生碰撞。医生可用拇指和食指以握笔式接过器械。护士右手可持吸引器，吸除水雾、唾液等，以保持手术视野清晰，但吸引器的放置既要便于吸引，又不能阻挡医生的视线和操作，可根据需要调整吸引器的位置。

四、治疗后器械的分类与清洗

治疗后的护理工作主要为器械清洗、消毒、维护和保养。治疗后的污染器械应分类清洗与消毒。

1. 一次性的器械盘、口镜、探针、镊子、注射器等，应集中销毁或焚烧。

2. 使用后的治疗椅和治疗台，应用含氯消毒剂擦拭或喷洒。

3. 治疗后的器械要及时清洗，去除表面附着的血渍或污物，然后按照物品性质分类进行灭菌处理。

4. 牙科手机使用后应用手机润滑剂进行清洗和保养，做到一人一用一灭菌。

项目五　口腔卫生保健

一、口腔卫生

口腔卫生的重点是控制菌斑生长，清除牙垢和口腔内的食物残渣，使口腔有一个清洁健康的良好环境，从而更好地发挥其生理功能。具体措施如下：

1. 刷牙 是运用最广泛的保持口腔清洁的方法，其既能消除口腔内的食物残渣、软垢和部分牙菌斑，还能按摩牙龈，促进牙周组织的血液循环，从而减少口腔环境的致病因

素，增强组织的抗病能力。

要养成早晚刷牙，饭后漱口的良好生活习惯。因睡后唾液分泌减少，口内自洁作用差，微生物容易滋生繁殖，故晚上睡前一定要刷牙。刷牙时要选择标准保健牙刷，刷头小，旋转灵活，毛束之间距离适当，易洗涤，毛束呈柱状，可防止刺伤或擦伤牙龈。洁牙剂是刷牙的辅助用品，可加强刷牙的摩擦洁净作用。目前使用最广的是牙膏，防龋最好是选择含氟的牙膏。

知识链接

正确的刷牙方法

正确的刷牙方法是竖刷法，即将牙刷刷毛放于牙齿与牙龈交界处，适当施压并顺着牙缝的方向反复刷动，上颌牙从上往下刷，下颌牙从下往上刷。每天刷牙2～3次，每次3分钟为宜，三面（唇颊面、腭舌面、咬合面）俱到。也可采取横颤竖向移动法、生理刷牙法等。

2. 漱口　是保持口腔卫生最简便易行的方法，能除去口腔内的食物残渣及部分微生物，应着重在饭后进行。其效果与漱口的时间、水量、次数及力量有关。常用清洁水漱口，也可选用含氟漱口液、氯己定漱口液、甲硝唑漱口液等。

3. 洁牙间隙　牙间隙是藏污纳垢、牙菌斑极易形成的地方，刷牙时牙齿的邻接面、牙列不齐的重叠面往往不容易刷到，这时可使用牙线或牙签来清洁。

4. 龈上洁治术　由专业人员用机械的方法帮助去除菌斑、牙垢、牙结石等局部刺激因素，恢复牙周组织的健康。分为手用器械洁治法和超声波洁牙机洁治法。

二、口腔保健

口腔健康是人体健康的重要组成部分。1981年，WHO制定的口腔健康标准是“牙齿清洁，无龋洞，无疼痛感，牙龈颜色正常，无出血现象”。健康的口腔应具有良好的口腔卫生、健全的口腔功能，以及没有口腔疾病。

1. 定期进行口腔健康检查　了解口腔卫生状况，得到专业的口腔卫生指导，达到“有病早治，无病预防”的目的。一般来说，2～12岁儿童每半年检查1次；12岁以上者每年检查1次；孕妇每2～3个月检查1次。对于40岁以上长期吸烟、嚼槟榔和饮酒者应该警惕口腔癌。

2. 纠正不良习惯　口腔不良习惯主要会影响牙齿的正常排列和颌骨的正常发育，并使牙齿丧失生理性刺激。以下是一些常见的危害较大的不良习惯，必须及早予以纠正。

（1）不当哺乳法　如长期偏向一侧哺乳，可造成婴儿的颌骨发育不均衡。

（2）单侧咀嚼　如长期使用一侧牙齿咀嚼食物，可造成非咀嚼一侧组织发育不良、衰退，牙齿缺乏自洁作用，堆积牙垢，易导致牙周疾病的发生。

（3）口呼吸　长期口呼吸可使上牙弓狭窄，上腭高拱，上前牙前突，唇部肌肉松弛，使上下唇不能闭合，形成开唇露齿，导致口腔黏膜干燥和牙龈增生。

（4）吮唇、咬舌、咬颊　如经常吮咬下唇可形成前牙深覆牙合；吮咬上唇可形成反牙合；咬舌可形成开牙合；咬颊可影响后牙牙位及上、下颌的颌间距离。

（5）咬笔杆、吮指　可使上前牙向唇侧移位，下前牙移向舌侧，造成牙位不正，出现错牙和畸形。

（6）其他　一侧性睡眠、以硬物作枕、儿童睡前吃甜食和饼干等不良习惯均应尽早纠正。

3. 消除影响口腔卫生的不利因素　为预防龋病，可合理使用氟化物，牙面的窝沟、点隙是龋病的好发部位，可及时行窝沟封闭。对于额外牙（又称多生牙）、错位牙及阻生牙等，因可造成口腔错牙合畸形或其他病变，应及时予以矫正或拔除。乳牙过早缺失，可做间隙维持器；恒牙缺失应及早修复；口内残根残冠应及时拔除，以免形成不良刺激。

4. 营养合理

（1）对于胎儿、婴幼儿、少儿均应提供足量的钙、磷、维生素及微量元素（氟），以保证牙颌系统生长发育的需要。

（2）注意食物的物理性质，应多吃较粗糙、富含纤维素和有一定硬度的食物，可增加口腔自洁作用和按摩牙龈的作用，同时可以增强牙周组织的抗病能力。

（3）适当控制进食糖和碳水化合物，两者都是龋病发生的重要因素。应教育儿童少吃或不吃糖果、糕点，尤其睡前禁止进食糖果。

5. 改善劳动环境　接触有害物质（如酸、铅、汞等）时，应该穿隔离衣、戴防护面罩和手套、使用密封设备、保持定向通风等，以减少或隔绝有害物质与人体的接触，从而维护口腔及全身的健康。

6. 口腔卫生保健宣传教育　积极进行口腔卫生保健知识的宣传教育，增强群众的口腔保健意识，针对患者自身的特点和特殊问题采用不同的保健措施，才能达到目的。尤其要注意妊娠妇女、婴幼儿、学龄前儿童、老年人、残疾人等特定人群的口腔保健。

复习思考

一、单选题

1. 镊子的作用应除外（　　）

A. 夹持敷料　　B. 检查牙松动度　　C. 叩诊

D. 检查皮肤　　E. 夹异物

2. 叩诊时哪项是错误的（　　）

A. 不宜用力过猛　　B. 先叩病牙，后叩健牙

C. 可用口镜柄叩　　D. 可用镊子柄叩

E. 包括垂直和侧方叩诊

3. 关于刷牙，下列哪项是错误的（　　）

A. 竖刷法方便合理

B. 横刷法可致牙龈萎缩、牙颈部楔状缺损

C. 最好餐后和睡前各刷一次

D. 刷牙时间为3分钟

E. 只需刷牙的唇颊面

4. 下列哪种情况不宜做超声波洁治（　　）

A. 牙龈出血　　B. 老年人　　C. 大块牙结石

D. 放置心脏起搏器的患者　　E. 糖尿病患者

5. 多长时间做一次洁牙可有效维护牙周健康（　　）

A. 3～6月　　B. 6～12月　　C. 1～2年　　D. 2～3年　　E. 1个月

6. 窝沟封闭可预防下列哪种疾病的发生（　　）

A. 牙龈炎　　B. 龋病　　C 牙周炎　　D. 氟斑牙　　E. 错牙和畸形

7. 导致牙齿松动与脱落最主要的疾病是（　　）

A. 牙外伤　　B. 牙周病　　C. 牙髓炎　　D. 龋病　　E. 根尖周炎

8. 氟斑牙的颜色为（　　）

A. 黑色　　B. 青灰色　　C. 灰色　　D. 淡黄色　　E. 褐色

9. 视诊时应首先检查的部位（　　）

A. 面部　　B. 全口牙齿　　C. 口腔黏膜　　D. 舌苔　　E. 主诉部

10. 正常龈沟深度为（　　）

A. <1mm　B. <2mm　C. <3mm　D. <4mm　E. <2.5mm

11. 检查上颌牙时，调节椅位，使上颌牙列与地面的角度呈（　　）

A. 150°　B. 30°　C. 45°　D. 60°　E. 90°

12. 拔牙后患者应咬咬棉纱球多长时间（　　）

A. 10 分钟　B. 15 分钟　C. 20 分钟　D. 25 分钟　E. 30 分钟

13. 四手操作时，护士座位应高于医生（　　）

A. 5 ~ 8cm　B. 10 ~ 15cm　C. 16 ~ 20cm　D. 22 ~ 26cm　E. 28 ~ 32cm

14. 四手操作时，护士工作区位于（　　）

A. 12 ~ 2 点　B. 2 ~ 4 点　C. 4 ~ 6 点　D. 6 ~ 8 点　E. 8 ~ 12 点

15. 口腔癌致病因素中不属于不良生活习惯的是（　　）

A. 嚼烟草　B. 吸烟　C. 嚼槟榔　D. 饮酒　E. 营养缺乏

二、简答题

1. 口腔护理检查有哪些常用器械？基本检查方法有哪些？
2. 口腔检查时应如何调整合适的椅位？
3. 简述拔牙术后护理。
4. 如何做好口腔卫生保健的宣传教育？

（王学锋）

扫一扫，知答案

扫一扫，看课件

模块九

口腔科患者的护理

【学习目标】

1. 掌握口腔科常见病，如龋病、牙髓炎、根尖周炎、牙周炎、冠周炎、复发性阿弗他溃疡的概念、护理诊断、临床表现及护理措施。

2. 熟悉口腔科常见病患者的护理评估、治疗原则及常见急症的应急处理。

3. 了解口腔科常见病的病因、发病机制及专科新进展。

4. 能对口腔科常见病患者实施常用专科护理、社区护理服务和疾病保健的卫生宣教。

口腔科常见疾病包括牙体及牙周的病变、口腔黏膜病变、口腔先天性疾病等。口腔和牙齿的健康，不仅影响人的发音、语言、咀嚼、消化，还影响人的面容、仪表，甚至影响身心健康。牙病是一种几乎人人都有的疾病。目前世界上很多国家都开始重视口腔及牙齿疾病的预防和早期治疗，世界卫生组织把龋病列为全球性三个重点防治疾病之一。

项目一　龋病患者的护理

案例导入

李某，男，25 岁。自诉进冷饮后右上后牙不适 3 月余，食物嵌入牙面时痛，无自发痛。检查：6 牙合面可见牙体硬组织损坏，质软。探痛明显，无明显穿髓点，叩痛（－），松动（－），冷热试验敏感，刺激去除后疼痛立即消失，余牙未见异常。

请思考：

1. 该患者的疾病诊断和护理诊断是什么？
2. 请制定相应的护理措施。
3. 如何对患者进行健康教育？

龋病（dental caries）是牙齿在多种因素的影响下，牙体硬组织发生慢性进行性破坏和崩解的一种疾病。龋病在我国的发病率较高，一般平均患龋率在50%左右，平均龋齿数为2～3个。龋病的分布区域广，是近代人类最普遍的口腔科常见疾病之一，世界卫生组织已将其与肿瘤和心血管疾病并列为人类三大重点防治疾病，应引起足够重视。

【病因与发病机制】

1. 关于龋病的病因，目前主要是四联因素学说（图9－1），即龋病主要是在细菌、食物、宿主和时间等因素相互影响下而引起牙齿硬组织的色、形、质的改变。变形链球菌、放线菌属和乳酸杆菌等为主要致龋菌，其中主要的致病菌为变形链球菌。细菌形成的牙菌斑紧紧附着在牙齿不宜清洁的部位，可使碳水化合物（主要是蔗糖）分解产酸，导致牙齿硬组织中无机质脱矿和有机质破坏，长期作用可使牙齿形成龋洞。另外，宿主牙齿的形态和结构，唾液分泌的量和成分，全身营养和疾病状况等，也是影响龋病发生的重要因素。

2. 龋病的发生是一个缓慢连续不间断的过程，即使细菌、食物和宿主同时存在，也需要一定的时间才能够致病。2～14岁是乳恒牙患龋的易感期。随着病程的缓慢进展，病变不断向牙体深处发展，可引起一系列并发症，如牙髓病、根尖周炎、颌面部间隙感染等。

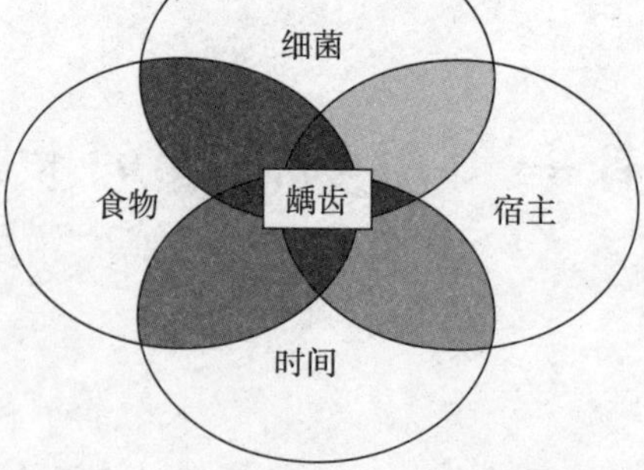

图9－1 龋病发病的四联因素学说

【临床表现】

1. 症状、体征 龋病的临床特征是牙体硬组织的色、形、质的改变。按龋坏的程度可分为浅龋、中龋和深龋（图9－2）。

（1）浅龋　龋蚀仅限于牙齿的表层，即牙釉质或牙骨质。早期浅龋一般呈白垩色点或斑，继之成黄褐色或黑色，患者无自觉症状，用探针触诊有粗糙感或有浅层龋洞形成，或探针卡在窝沟不易取出。

（2）中龋　龋蚀进展到牙本质浅层，可见龋洞形成，洞内呈黄褐色或深褐色软化的牙本质以及食物残渣。患者对冷、热、酸、甜等刺激较为敏感，对冷的刺激尤为明显，除去刺激后症状立即消失。

（3）深龋　龋蚀进展到牙本质深层，有很深的龋洞形成。由于深龋病变接近髓腔，遇各种刺激和食物嵌塞时，疼痛明显，探针探诊时出现酸痛感，但无自发性痛。

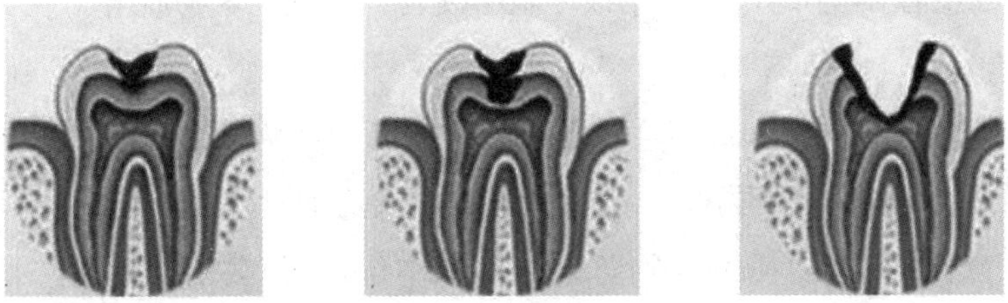

（1）浅龋　（2）中龋　（3）深龋

图9－2　龋病的三个阶段

2. 心理、社会状况　龋病发展缓慢，早期症状不明显，多数患者不予重视。有的认为牙痛不是病，加上去除刺激后疼痛消失，容易延误诊治时间，牙体硬组织破坏后一般难以再生，只能靠人工材料进行修复。

【辅助检查】

对于不易探查的邻面龋、颈部龋等，可结合X线检查以了解龋洞的深度。

【治疗原则】

龋病的治疗常用充填术，以终止病变进展，恢复牙齿的外形和功能，保持牙髓的活力健康。

【护理诊断】

1. 组织完整性受损　与局部有龋洞形成、牙体缺损有关。

2. 潜在并发症　牙髓炎、根尖周炎、牙槽脓肿等。

3. 知识缺乏　缺乏龋病早期防治的知识。

【护理措施】

1. 非手术治疗护理　龋病的非手术治疗是采用氟化物或再矿化等保守方法使龋病病变终止或消除的治疗方法。主要适用于浅龋。

2. 充填术护理　牙齿硬组织无法再生修复，充填术是目前治疗龋病应用最广泛且疗效较好的方法。首先去除龋坏组织，并按一定要求制成合理的洞形，隔湿消毒，然后以合适的充填材料（银汞合金和复合树脂等）填充缺损部位，以恢复牙齿的固有形态和功能。在充填术过程中，应做好以下配合工作：

（1）术前护理　准备好必要的器械、药品、用物、垫底和充填材料。常用有弯盘、牙用镊子、口镜、探针、玻璃板、调拌刀、咬合纸、75%乙醇、氧化锌丁香油粘固粉、硫酸锌粘固粉、复合树脂等。

（2）术中配合　在术中应根据手术进展积极配合，如安置患者体位，协助制备洞形、隔湿、消毒、调拌垫底及充填材料，充填后清理用物。

（3）术后指导　完成治疗后，向患者交代注意事项及预约复诊时间。对于银汞合金充填的牙齿，应嘱患者24小时内不能用该牙咀嚼硬食，以免充填物脱落。

【健康教育】

1. 开展卫生宣教，保持口腔卫生，养成饭后漱口、早晚刷牙的习惯。

2. 合理饮食，限制蔗糖的摄入，尤其在睡前不要进甜食。

3. 增强牙齿抗龋能力，如氟化物防龋、窝沟封闭，注意婴幼儿的营养搭配合理。

4. 定期口腔检查，一般2～12岁的儿童半年1次，12岁以上者1年1次，以便龋病早发现，早诊断，早治疗。

复习思考

一、单选题

1. 龋病发生的四联因素为（　　）

A. 细菌、食物、宿主、时间　　B. 细菌、食物、宿主、遗传

C. 遗传、食物、宿主、时间　　D. 细菌、遗传、宿主、时间

E. 细菌、遗传、宿主、蔗糖

2. 目前认为人类主要的致龋菌是（　　）

A. 乳酸杆菌　　B. 唾液链球菌

C. 溶血性链球菌　　D. 变形链球菌

E. 轻型链球菌

3. 人类主要致龋的碳水化合物是（　　）

A. 葡萄糖　　B 淀粉　　C. 蔗糖　　D. 麦芽糖　　E. 乳糖

4. 深龋的诊断依据应除外（　　）

A. 有龋洞　　B. 有轻度自发痛

C. 有食物嵌塞痛
D. 有冷、热、酸、甜等激发痛
E. 龋洞达牙本质深层

5. 龋齿缺损的治疗方法是（　　）

A. 充填治疗　B. 自行修复　C. 药物涂擦　D. 离子导入　E. 再矿化疗法

6. 关于龋病，错误的叙述是（　　）

A. 慢性进行性破坏性疾病
B. 早期牙釉质呈白垩色
C. 龋洞可自行修复
D. 早期无明显症状
E. 窝沟封闭对预防本病有效

7. 按龋坏程度可将龋病分为（　　）

A. 急性龋、慢性龋、静止龋
B. 浅龋、中龋、深龋
C. 窝沟龋、平滑面龋
D. 牙釉质龋、牙本质龋、牙骨质龋
D. 牙冠龋、牙本质龋、牙颈龋

8. 6 岁儿童，第一恒磨牙完全萌出，检查发现面窝沟深，窝沟点隙似有初期龋损，此时应采取的防治措施是（　　）

A. 应做窝沟封闭
B. 应做充填
C. 应做预防性充填
D. 尚不能做窝沟封闭
E. 口服氟片

9. 在恒牙列中患龋率最高的为（　　）

A. 下颌第一磨牙
B. 上颌第一切牙
C. 下颌第三磨牙
D. 下颌第一前磨牙
E. 上颌第一前磨牙

二、简答题

1. 龋病的发病因素有哪些？如何预防龋病？
2. 根据龋坏程度将龋病分为哪三个阶段？各阶段有何特征？

项目二　急性牙髓炎患者的护理

案例导入

患者，女，30 岁。左上正中切牙折断伴夜间疼痛 3 天。患者 3 天前因外伤致左上正中切牙折断，当时未做任何处理，遇冷热刺激时疼痛较剧烈，夜间难以入睡。检查：左上正中切牙斜型折断，露髓，探痛（++），叩痛（±），松动（-），冷试验（++）。

请思考：

1. 该患者的疾病诊断和护理诊断是什么？
2. 当前应采取何种处理，为什么？
3. 初步处理后，请拟定接下来的护理措施。

急性牙髓炎（acute pulpitis）是指牙髓组织的急性炎症，其临床主要特征是剧烈疼痛。感染是急性牙髓炎的主要病因，主要来自深龋。另外，由于牙髓腔四壁坚硬，具有“不可让性”的特点，当牙髓急性炎症时，血管扩张充血、渗出无缓解的余地，导致髓腔内压力急剧增高，神经受压，引起剧烈疼痛。

【病因与发病机制】

1. 细菌感染 牙髓炎多继发于龋病，主要是细菌、毒素通过牙本质小管、暴露的牙髓或牙周途径刺激牙髓，造成牙髓组织的炎症。其次是牙周病，因牙周袋感染经根尖孔进入髓腔引起逆行感染。此外，血源性感染亦可引起本病，但少见。

2. 物理、化学因素 创伤性咬合、充填物过高等引起的慢性咬合创伤和牙的急性创伤，化学药物及物理因素如温度、电流刺激等可引起牙髓充血，而转化为牙髓炎。

【临床表现】

1. 症状、体征 急性牙髓炎的临床特征是发病急，疼痛剧烈，具有以下特点：

（1）自发性阵发性痛 即使没有外界因素的刺激，牙齿会突然发生剧烈的间歇性尖锐疼痛。

（2）夜间痛 尤其在平卧时疼痛更明显，故患者经常于夜间来就诊。

（3）温度刺激加重疼痛 遇冷、热刺激可引起疼痛发作或加剧，多数早期对冷刺激较为敏感，而晚期对热刺激较为敏感，冷刺激反而可使疼痛减轻。

（4）疼痛不能自行定位 发作时，患者常不能准确指出患牙的位置，疼痛常可放射至同侧头面部。

检查时可发现牙体、牙周组织有病变，如龋齿、楔状缺损、深牙袋等，患牙可有叩击痛，冷、热试验时诱发牙痛。

2. 心理、社会状况 很多患者认为牙痛不算病，不愿就医，等病情发展到难以忍受，影响进食或入睡时才意识到严重性，求治心切，但又畏惧牙钻。

【辅助检查】

X 线片可显示牙体、牙周组织有损坏；牙髓温度测试。

【治疗原则】

应急处理为开髓减压、药物止痛，以缓解症状，减轻患者的痛苦。专科治疗时应尽量保存活髓或保留患牙，目前临床上常用的方法为根管治疗术（RCT）。

【护理诊断】

1. 急性疼痛　牙痛，与牙髓感染引起血管扩张、渗出物增多，髓腔内压力增大，压迫神经有关。

2. 睡眠形态紊乱　与夜间疼痛加剧有关。

3. 焦虑　与疼痛反复发作有关。

4. 知识缺乏　缺乏有关急性牙髓炎早期防治的知识。

【护理措施】

1. 应急处理的护理

（1）开髓减压　是最有效的止痛方法。开髓前，应解释其目的，以消除患者的紧张情绪。局麻下开髓后可见脓血流出，用温热生理盐水协助冲洗髓腔，冲洗完毕后，备丁香油棉球供医生置于龋洞内，开放引流。

（2）药物止痛　若患者惧怕钻开牙髓或无设备时，遵医嘱备丁香油或樟脑酚棉球置于龋洞，同时口服镇痛类药物，可收到暂时止痛的作用。

（3）针灸止痛　协助针刺合谷穴、下关穴、牙痛穴、颊车穴等穴位。

2. 保存牙髓治疗的护理　疼痛缓解后，应行专科治疗。对年轻恒牙或炎症只波及部分冠髓者，常做直接盖髓术或活髓切断术。术前护士应准备好各种器械、药物及调制材料。

3. 保存牙体治疗的护理　牙髓炎晚期无条件保存活髓的牙齿可视不同情况分别进行干髓、塑化或根管治疗术等治疗，以保存牙体。对无保留价值的患牙，予以拔除。术前护士向患者说明治疗方式，备好器械及药物，准备失活剂。

【健康教育】

向患者及家属介绍急性牙髓炎的发病原因、临床特点、治疗的方法和目的，以及牙病早期治疗的重要性，让其了解该病若不及时治疗，可发展为根尖周炎，或出现牙齿松动、脱落。如处理及时正确，可保存活髓，否则牙髓坏死，牙体将失去代谢而变脆易折。因此，预防龋病和牙髓病，对保存健康牙齿有十分重要的意义。

复习思考

一、单选题

1. 牙髓炎最常见的原因为（ ）

A. 龋病　B. 理化因素刺激　C. 牙外伤　D. 咬合创伤　E. 逆行感染

2. 关于牙髓炎的疼痛特点，错误的是（ ）

A. 自发性阵发性剧烈疼痛　B. 夜间疼痛加重

C. 冷热刺激疼痛加重　D. 牙髓化脓时疼痛定位精确

E. 牙髓化脓时冷刺激能缓解疼痛

3. 急性牙髓炎最有效的止痛方法是（ ）

A. 药物止痛　B. 拔除患牙　C. 针刺止痛　D. 开髓减压　E. 冰水含漱

4. 感染经根尖孔引起的牙髓炎称为（ ）

A. 可复性牙髓炎　B. 逆行性牙髓炎　C. 急性牙髓炎

D. 不可复性牙髓炎　E. 慢性牙髓炎

5. 患者，男，52 岁。3 天来右下牙痛为阵发性。进冷热食均痛，夜间痛不能入睡，痛时引起耳后痛。2 年来牙痛反复发作，外院曾诊断为“三叉神经痛”，服药治疗无效而来求治。该患者主诉的疾病最有可能的是（ ）

A. 急性牙髓炎　B. 慢性牙髓炎急性发作

C. 急性根尖周炎　D. 急性中耳炎

E. 三叉神经痛

6. 患者，男，48 岁。1 周来右侧后牙咬物不适，冷水引起疼痛。近 2 天来，夜痛影响睡眠，并引起半侧头、面部痛，痛不能定位。检查时见右侧上、下第一磨牙均有咬合面龋洞。为确定牙位进行的一项检查是（ ）

A. 探诊　B. 叩诊　C. 松动度检查　D. 温度测验　E. X 线片检查

7. 患者，女，40 岁。右上后牙痛，昨夜未眠，要求诊治。查：龋深，有嵌塞食物在内，龋乳头红肿，探及出血，叩诊（+），无明显松动度。主诉最有可能的诊断是（ ）

A. 深龋　B. 急性牙髓炎

C. 牙龈乳头炎　D. 慢性牙龈炎

E. 急性根尖周炎

8. 与引起牙髓炎疼痛的机制无关的是（ ）

A. 牙髓腔具有不可让性　B. 牙髓腔血管扩张、渗出

C. 牙髓神经受压所致　　D. 牙髓神经属于无髓鞘神经

E. 细菌主要经根尖孔进入髓腔

二、简答题

1. 急性牙髓炎患者的疼痛有何特点?

2. 急性牙髓炎患者剧烈牙痛时如何应急止痛?

项目三　根尖周炎患者的护理

根尖周炎（periapical periodontitis）是指牙齿根尖部及其周围组织（包括牙骨质、牙周膜和牙槽骨）的炎症性病变，可分为急性根尖周炎和慢性根尖周炎。最常见的原因是细菌感染，可继发颌骨骨髓炎或颌面部蜂窝织炎。

【病因与发病机制】

1. 感染　是根尖周炎最常见的病因，主要由牙髓病变发展而来，故能引起牙髓病变的因素皆可引起根尖周炎。另外，感染也可来自于牙周病变，由于细菌存留于较深的牙周袋，继而侵犯根尖周组织。

2. 创伤　牙齿承受过大的咀嚼力或长期咬合关系不正常；牙齿的急性外伤，如跌倒碰撞、意外事故；根管治疗时器械超出根尖孔等，均可造成根尖周围组织创伤，引起根尖周炎。

3. 化学刺激　牙髓治疗过程中药物应用不当，如失活剂砷剂的用量过大，超过规定的封药时间，药物渗出根尖孔等，均可引起根尖周炎。

【临床表现】

1. 症状、体征

（1）急性根尖周炎　早期患牙轻度疼痛，根尖部不适感。随炎症逐渐加重，表现为自发性、持续性剧烈跳痛，能准确定位。患牙有伸长或浮出感，咀嚼时疼痛加重，轻叩即有明显的疼痛。检查牙齿时可发现龋洞、充填体或其他牙体硬组织损坏，或者有深牙周袋。如急性根尖周炎未得到及时治疗，可继续发展成急性化脓性根尖周炎。

急性化脓性根尖周炎可分为三个阶段：①根尖脓肿：患者可出现自发性疼痛、跳痛，叩痛明显，且牙齿出血，Ⅱ～Ⅲ度松动；②骨膜下脓肿：患者疼痛加剧，根尖部牙龈红肿，触诊有波动感，叩痛十分明显，有时可伴有全身症状；③黏膜下脓肿：脓液突破骨膜到达黏膜下，压力明显降低，疼痛减轻，全身症状消失，扪诊时前庭处波动感明显。

（2）慢性根尖周炎　一般无明显自觉症状，仅有轻度的不适感，常有反复疼痛、肿胀的病史。患牙大多龋坏变色，牙髓无活力，无探痛但有轻微叩痛，对冷热刺激无反应，根尖区牙龈上可出现经久不愈的瘘管。慢性根尖周炎可分为慢性根尖周肉芽肿、慢性根尖周脓肿、慢性根尖周囊肿三种类型，慢性根尖周炎亦可转换为急性根尖周炎。

2. 心理、社会状况 急性根尖周炎患者因牙痛剧烈影响进食和睡眠，常急于就诊，求治心切。但慢性者无明显自觉症状，常常被忽视。

【辅助检查】

牙髓活力测试无反应。X线检查时，急性根尖周炎可见根尖部无明显病变或仅有牙周膜腔隙增宽；而慢性根尖周炎时，慢性根尖周肉芽肿表现为根尖部有圆形透射影像，边界清楚；慢性根尖周脓肿变形为边界不清的骨质破坏；慢性根尖周囊肿变形为圆形透射区，边界清楚，可见囊壁。

【治疗原则】

开髓减压以缓解疼痛。对于骨膜下或黏膜下脓肿，则应及时切开引流，给予抗生素控制炎症。待急性期症状缓解后再做进一步的根管治疗。

【护理诊断】

1. 急性疼痛 牙痛、颌面部疼痛，与根尖周感染有关。

2. 焦虑 与疼痛反复发作有关。

3. 知识缺乏 缺乏根尖周炎相关的防治知识。

【护理措施】

1. 开髓减压的护理配合 开髓减压是治疗急性根尖周炎的主要措施，协助医师在局麻下用高速手机打开髓腔，拔出牙髓，引流根管炎症渗出物，达到止痛目的。开髓后用3%过氧化氢溶液及生理盐水反复冲洗髓腔，吸净冲洗液后吹干髓腔，吸干根管，再用消毒酚棉球及短松棉置于根管内，防止食物进入。窝洞不封闭，以利于引流。

2. 协助完成切开引流 协助医师完成黏膜下或骨膜下脓肿的切开引流，对于急性根尖周炎骨膜下或黏膜下脓肿，应切开引流以排出脓液，控制感染。护士按医嘱准备麻醉药，治疗中协助医生进行清洁、消毒、隔湿等，术后应定时换药。

3. 全身治疗 按医嘱给予抗生素、止痛药等辅助治疗。嘱患者注意多休息，多饮水，可进食流质或半流质，饮食宜清淡，注意口腔卫生。

4. 协助完成根管治疗 急性期缓解后，应用机械和化学方法彻底清除根管内的感染物，再用根管充填剂严密封闭根管，做永久性治疗，以达到治疗和预防根尖周炎的目的。在拔除根髓、冲洗和吹干髓腔、根管充填等操作中，护士应及时准确地提供所需器械及用物，调制充填材料。

5. 进行各项治疗时，应该让患者了解治疗的步骤及目的，以取得患者的配合。同时嘱咐患者及时复诊，保证治疗的延续性，以达到治疗的最佳效果。

【健康教育】

让患者了解根尖周炎的发病原因和危害性，解释治疗方案，让其明白开髓减压、脓肿切开引流只是应急处理措施，如要彻底治愈，还需进行根管治疗。如果根管治疗失败，有可能需要拔除患牙。

复习思考

一、单选题

1. 急性根尖周炎的临床表现应除外（　　）

A. 疼痛不能定位

B. 炎症初期患牙有浮动感

C. 化脓时跳痛

D. 脓肿到达骨膜下时，根尖部牙龈红肿

E. 检查患牙有明显叩痛

2. 关于根尖周炎的常见原因，错误的是（　　）

A. 牙周膜炎症　　B. 长期咬合关系不正常

C. 不当的化学刺激　　D. 根管治疗

E. 口腔溃疡

3. 急性根尖周炎的应急止痛方法常用（　　）

A. 药物止痛　B. 拔除患牙　C. 针刺止痛　D. 开髓减压　E. 冰水含漱

4. 治疗慢性根尖周脓肿最基本的是（　　）

A. 开髓减压　B. 脓肿切开排脓　C. 根管治疗

D. 全身控制感染　E. 清淡饮食，注意口腔卫生

5. 患者，男，35 岁。2 周前发现右下后牙龈有小包，平时无明显不适。检查见右下第一磨牙咬合面龋深，叩诊（±），右下第二磨牙根尖处牙龈有瘘管开口，压挤有少许脓液渗出。X 线片见右下第一磨牙近中根尖 X 线透射区不规则。主诉牙的治疗是（　　）

A. 充填治疗　B. 塑化治疗　C. 根管治疗　D. 根尖手术　E. 拔除

6. 患者，女，36 岁。因半年来右上后牙龈发现小包，曾肿痛 2 次，流出少许脓液，要求诊治。必要的一项检查是（　　）

A. 探诊　B. 叩诊　C. 扪诊　D. 牙齿松动度　E. X 线片检查

7. 患者，男，35 岁。诉左下后牙剧烈持续性跳痛 1 天，伴伸长感。检查：患牙远中邻面深龋洞，探（－），叩（＋＋），松动 I 度，根尖部黏膜轻度肿胀，扪诊不适。牙髓

活力测试无反应，X 线片示根尖区牙周膜增宽。最可能的诊断是（　　）

A. 急性牙髓炎
B. 慢性牙髓炎
C. 急性根尖周炎
D. 慢性根尖周炎
E. 牙髓坏死

二、简答题

1. 急性根尖周炎有哪些临床表现？

2. 急性根尖周炎的护理措施有哪些？

项目四　牙周病患者的护理

牙周病（periodontal diseases）是指牙齿支持组织，包括牙龈、牙周膜、牙槽骨、牙骨质等的慢性、进行性、破坏性、感染性疾病。以牙龈炎和牙周炎多见。在口腔疾病中，牙周病和龋病一样是人类最常见的疾病之一。在我国，牙周病的患病率明显高于龋病，且随年龄增长，其患病率和严重程度也逐步增高。

【病因与发病机制】

牙周病发病原因主要为口腔卫生不良，如牙菌斑、牙结石、牙垢等，特别是龈下牙结石的危害最大。食物嵌塞、不良修复体和牙颈部龋等刺激，也是常见的发病原因。另外，还与全身因素如营养不良、内分泌失调、精神因素等有关。

【临床表现】

1. 症状、体征　早期仅有牙龈肿胀，刷牙或咀嚼时易出血，或有口臭等症状。口腔检查发现牙龈充血、肿胀，呈暗红色，局部点彩消失；牙颈部有大量牙垢、牙结石沉积，探诊时易出血。当发展成牙周炎时，有牙周袋形成，轻压可有脓液溢出，重者可造成牙齿松动，咀嚼无力或疼痛。如果牙周袋内的炎症渗出物不能及时排出，则可形成牙周脓肿，出现急性炎症表现。长期的炎症可使牙周膜破坏，牙槽骨吸收，牙齿失去支持组织，最后松动或脱落。

2. 心理、社会状况　因无明显症状，患者常忽视而延误治疗，或因牙龈出血就诊。牙齿松动、脱落严重者可影响咀嚼能力。因口臭影响社交者可产生自卑感。

【辅助检查】

发展到牙周炎时，X 线片检查可见牙槽骨破坏和吸收。

【治疗原则】

保持口腔卫生，消除发病因素。控制感染，处理牙周袋，固定松动患牙。

【护理诊断】

1. 口腔黏膜改变　与牙龈组织炎症有关。

2. 自我形象紊乱　与口臭、牙齿缺失有关。

3. 知识缺乏　缺乏口腔卫生保健知识及牙周病防治知识。

【护理措施】

1. 用药护理　遵医嘱服用甲硝唑、螺旋霉素等杀菌消炎。局部用3%过氧化氢溶液冲洗牙周袋，蘸干后再在袋内涂以碘甘油或碘酚，注意保护周围黏膜组织，以免灼伤，每日1次。

2. 洁治术和刮治术护理　彻底刮除龈上、龈下及牙周袋内的牙结石和牙菌斑，是治疗牙周病的基本手段。洁治术是清除牙结石、牙垢及菌斑的最有效方法，可保护牙周组织，坚固牙齿。一般3个月或半年洁牙1次即可。在操作中护士应积极协助医生，做好解释、消毒、传递和整理手术器械、协助牵拉口角、吸引冲洗液、止血、龈沟内涂药等工作。

3. 其他护理　保守疗法无效者，可手术消除牙周袋，施行牙龈切除术或牙龈翻瓣术，以消除牙周袋内的病变组织。固定松动牙齿，但对于Ⅲ度松动、无保留价值的牙齿应予以拔除。

【健康教育】

1. 加强口腔保健卫生宣教，正确刷牙，多漱口，经常进行牙龈按摩，合理饮食。

2. 尽早矫正牙列不齐，改善咬合关系。

3. 定期检查口腔，及时治疗牙周病。

复习思考

一、单选题

1. 牙周炎的临床表现是（　　）

A. 牙齿松动　　B. 牙槽骨破坏　　C. 牙周袋形成

D. 牙龈红肿　　E. 以上均有

2. 牙龈炎的临床表现是（　　）

A. 牙齿松动　　B. 牙槽骨破坏

C. 真性牙周袋形成　　D. 牙龈红肿、出血

E. 以上均不是

3. 牙周炎患者应及时行（　　）

A. 充填术　B. 根管治疗　C. 洁治术　D. 开髓减压　E. 拔牙术

4. 牙周炎Ⅲ度松动患者应该行（　）

A. 充填术　B. 根管治疗　C. 洁治术　D. 开髓减压　E. 拔牙术

5. 预防牙周疾病，提高宿主抵抗力的措施是（　）

A. 降低牙尖高度和斜度　B. 去除不良修复体

C. 消除食物嵌塞　D. 去除充填物悬突

E. 合理补充营养

6. 关于洁治术，说法错误的是（　）

A. 是治疗牙周病的基本手段　B. 是清除牙垢及菌斑的最有效方法

C. 可保护牙周组织，坚固牙齿　D. 一般3个月或半年洁牙1次即可

E. 实施时无特殊要求

7. 关于洁治术中的护士操作，错误的是（　）

A. 向患者做好解释工作

B. 协助医师拉开口角

C. 做好器械传递与整理工作

D. 做到器械专人专用，防止交叉感染

E. 医师、护士可不戴手套操作

8. 冲洗牙周袋和局部涂药应该选择的是（　）

A. 过氧化氢，75%酒精　B. 过氧化氢，酚甘油

C. 过氧化氢，络合碘　D. 75%酒精，酚甘油

E. 5%酒精，碘酚

二、简答题

1. 牙周炎的发病因素有哪些？有哪些临床表现？

2. 如何护理牙周炎患者？

项目五　下颌第三磨牙冠周炎患者的护理

案例导入

张某，女，24岁，工人。主诉：左下磨牙后区疼痛4天，伴面部肿胀1天。患者4天前出现左下磨牙后区疼痛不适，未予治疗。1天前出现左面部肿胀和张口受限，伴发热、头痛等全身症状。检查：体温38.5℃，痛苦面容，口臭，左侧

咬肌区肿胀、压痛，张口度2指，可探及左下第三磨牙近中阻生，冠周龈红肿，盲袋溢脓，左下颌淋巴结肿大。

请思考：

1. 该患者的疾病诊断和护理诊断是什么?
2. 该病急性炎症期的治疗原则是什么?
3. 如何对该患者进行卫生宣教?

下颌第三磨牙冠周炎（pericoronitis of the third molar of the mandible），又称为智齿冠周炎，是指第三磨牙萌出不全或阻生时，牙冠周围软组织发生的炎症。本病常发生于18～25岁的青年人，是口腔科的常见病和多发病。

【病因与发病机制】

人类在进化过程中，所获食物越来越精细，咀嚼功能退化，导致下颌骨退缩，第三磨牙萌出时无足够的间隙，牙冠部分或全部被牙龈组织覆盖，局部形成盲袋（图9－3），易于存留食物残渣和滋生细菌，而盲袋中的温度、环境有利于细菌繁殖，加上来自咀嚼的机械性损伤，当受凉、感冒、妊娠期激素分泌或过度疲劳时，致使机体抵抗力降低，细菌大量繁殖，形成智齿冠周炎。

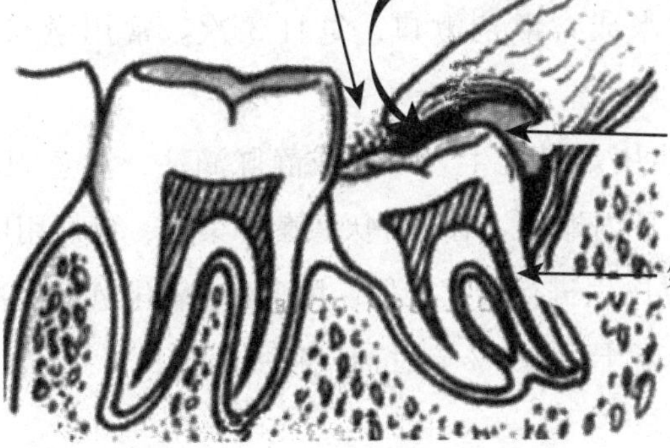

图9－3　阻生牙引起的盲袋

【临床表现】

1. 症状、体征　早期磨牙后区肿胀不适，咀嚼时疼痛。病情加重后，局部呈自发性跳痛并反射至耳颞区，炎症侵及咀嚼肌时，出现不同程度的张口受限、牙关紧闭，伴发热、头痛、食欲下降、便秘等全身表现。检查可见下颌第三磨牙萌出不全，冠周软组织红肿、触痛明显，盲袋溢脓，下颌淋巴结肿大、压痛。需注意冠周炎的炎症渗出物可沿下颌骨外斜线向前下引流，在下颌第一、第二磨牙处形成脓肿或瘘管，往往误认为是该牙根尖脓肿而出现误诊。感染向周围蔓延可于面颊部形成面颊瘘管，或咬肌间隙感染出现张口受限或下颌骨边缘性骨髓炎等。

2. 心理、社会状况　冠周炎症状明显，常反复发作，患者因疼痛剧烈或影响进食和语言，产生焦虑和紧张情绪，需拔牙者则可有恐惧感。

【辅助检查】

1. 血常规显示白细胞总数增多，中性粒细胞比例增高，核左移。

2. X 线片可见智齿的形态及位置。

【治疗原则】

急性期以消炎、镇痛、建立引流和防止感染扩散为主；急性期过后应去除病因，消除盲袋或拔牙。

【护理诊断】

1. 急性疼痛　与冠周组织急性感染有关。

2. 吞咽障碍　与疼痛和张口受限有关。

3. 潜在并发症　颌面部间隙感染。

【护理措施】

1. 一般护理　嘱患者注意休息，治疗期戒除烟酒和刺激性食物。对有吞咽和咀嚼困难者，宜进流质或半流质食物。

2. 口腔护理　用温盐水或含漱剂漱口，每日 3 次。常用漱口液有氯己定（洗必泰）等。

3. 用药护理　遵医嘱应用足量抗生素口服或静脉滴注，注意观察其疗效和副作用。常用青霉素类、头孢类、大环内酯类。对合并厌氧菌感染者，可加用甲硝唑。

4. 局部治疗护理　协助医生进行治疗操作，用3%过氧化氢溶液冲洗盲袋，彻底清洁盲袋内的食物残渣和脓液，蘸干后涂 2% 碘甘油或碘酚，每日 1 ~2 次。脓肿形成后应及时切开引流，保持引流通畅。

5. 手术护理　当炎症转入慢性期后，协助医生在局麻下拔除无价值智齿或行冠周龈瓣切除术。

【健康教育】

1. 指导患者锻炼身体，增强体质，保持口腔卫生。

2. 智齿萌出异常应及时就诊，去除病因。

3. 为防止冠周炎复发，对无保留价值的阻生牙，急性炎症过后应拔除。

复习思考

一、单选题

1. 智齿冠周炎一般不出现（　　）

A. 冠周龈红肿
B. 张口受限
C. 发热、乏力
D. 冷热刺激痛
E. 面部肿胀

2. 智齿冠周炎的疼痛特点是（　　）

A. 自发性疼痛，不能定位
B. 自发性疼痛，定位准确
C. 刺激痛
D. 磨牙后区疼痛，重者张口受限
E. 局部明显灼痛

3. 智齿冠周炎的典型体征是（　　）

A. 牙齿探痛明显
B. 牙齿叩痛明显
C. 牙齿松动明显
D. 牙齿探诊粗糙感
E. 探及阻生牙，冠周龈充血肿胀

4. 关于智齿冠周炎的说法不正确的是（　　）

A. 本病多发生在 18～25 岁的青年人
B. 多因食物残渣存留于盲袋而滋生细菌感染
C. 受凉、感冒或过度劳累往往是诱因
D. 为防止该病的发生应该建议拔掉第三磨牙
E. 急性期应该消炎，建立引流

5. 智齿冠周炎常见的护理诊断应除外（　　）

A. 急性疼痛
B. 吞咽障碍
C. 潜在并发症
D. 体温过高
E. 体液不足

6. 智齿冠周炎常见的护理措施应除外（　　）

A. 抗感染
B. 局部冲洗
C. 切开引流
D. 大量补液
E. 口腔护理

7. 关于智齿冠周炎常见的护理措施，错误的是（　　）

A. 抗感染，但不宜足量
B. 局部用过氧化氢冲洗盲袋
C. 脓肿形成则切开引流
D. 局部可涂碘甘油
E. 温盐水漱口

8. 关于智齿冠周炎致颌面部间隙感染，说法错误的是（　　）

A. 抗感染优先选择头孢类抗生素

B. 立即拔除智齿

C. 局部应切开引流

D. 合并厌氧菌感染者需加甲硝唑

E. 口腔护理

二、简答题

1. 智齿冠周炎的病因有哪些？可引起哪些并发症？

2. 如何护理智齿冠周炎患者？

项目六　复发性阿弗他溃疡患者的护理

复发性阿弗他溃疡（recurrent aphthous ulcer，RAU），又称复发性口疮，是最常见的口腔黏膜溃疡类疾病，患病率高达20%左右。具有周期性反复发作的特点，又有自限性。多见于青壮年，尤以20～30岁女性较多。

【病因与发病机制】

本病的病因与发病机制目前尚不清楚，可能与免疫异常、遗传因素、感染因素、内分泌紊乱、营养不良、消化系统疾病、精神紧张、吸烟、过度劳累、口腔黏膜受损等因素有关。体内超氧自由基的生成和清除率不平衡、吸烟等也与本病有关。中医学则认为本病主要与“火”有关。

【临床表现】

1. 症状、体征　临床上将此病分为三种类型：轻型复发性阿弗他溃疡、重型复发性阿弗他溃疡和疱疹样阿弗他溃疡。

（1）轻型复发性阿弗他溃疡　最常见，约占80%。好发于唇、舌、颊、腭处黏膜，溃疡孤立散在，每次发作1～5个。早期局部黏膜有不适感或灼痛感，随即可出现白色或红色丘疹状小点；随之上皮破损形成溃疡，常呈圆形或椭圆形，边界清楚，直径为2～4mm，中央凹陷，表面有浅黄色假膜覆盖，周围有一圈狭窄的充血红晕，有明显灼痛感，遇刺激则疼痛加剧，影响患者说话与进食；经7～10天后溃疡可自行愈合，一般不留瘢痕。病程常反复发作，间歇期长短不一。

（2）重型复发性阿弗他溃疡　又称腺周口疮。溃疡深而大，似“弹坑”，直径可达10～30mm，深及黏膜下层甚至肌层，边缘不规则且隆起。溃疡常单个发生，在其周围可有数个小溃疡。口腔黏膜各部均可发生，尤其多发于口腔后部，如咽旁、腭垂、软腭等处。有自限性，但持续时间较长，可达月余甚至数月。患者疼痛感较重，可伴有发热、局部淋巴结肿大，愈后可留有瘢痕。

(3) 疱疹样阿弗他溃疡　又称阿弗他口炎。溃疡小而多，散在分布于口腔黏膜的任何部位，直径一般小于2mm，邻近的溃疡可以相互融合成片。口腔黏膜充血红肿，疼痛较重。可伴有全身不适、低热、头痛、局部淋巴结肿大等全身症状。有自限性，愈后不留瘢痕。

2. 心理、社会状况　由于溃疡反复发作，咀嚼时疼痛加重，常影响患者的语言、进食和心情。患者感到非常痛苦，求治心切。

【辅助检查】

对大而深且长期不愈的口腔黏膜溃疡，需做活组织检查以排除癌肿。

【治疗原则】

局部消炎止痛，促进溃疡愈合，消除致病因素。

【护理诊断】

1. 急性疼痛　与口腔黏膜破损、食物刺激有关。

2. 口腔黏膜改变　与口腔溃疡形成有关。

3. 焦虑　与溃疡反复发作、疼痛有关。

【护理措施】

1. 局部治疗护理

(1) 消炎　①药膜，由抗生素、激素、止痛药等制成，可起到保护溃疡面、延长药物作用的效果；②软膏，如0.1%曲安西龙软膏等；③含漱液，0.02%呋喃西林液、3%复方硼酸溶液、0.02%氯己定等；④腐蚀性药物烧灼，如50%三氯醋酸、10%硝酸银等可加速溃疡愈合，注意不要损伤正常黏膜；⑤中药散剂，如锡类散、冰硼散、养阴生肌散等吹撒在溃疡表面，能镇痛和促进愈合。

(2) 止痛　常用0.5%盐酸达克罗宁溶液涂于患处，用1%普鲁卡因或2%利多卡因等饭前漱口，可暂时缓解疼痛。

2. 全身治疗　患者可口服维生素 B_1、维生素 B_2、维生素 B_6 和维生素 C 等。对于病情严重而顽固或复发频繁的患者，可酌情使用皮质类固醇激素及其他免疫抑制剂、免疫增强剂等进行全身治疗，也可配合使用中药治疗。

知识链接

口腔溃疡的中医辨证施治

中医认为口腔溃疡可以分为实火和虚火两种，治疗有别：

1. 黄色溃疡　来势凶猛，溃疡表面呈黄色，面积较大，疼痛较重，伴口臭、口干等。宜选用牛黄解毒丸、六神丸等，同时还可配合使用西瓜霜喷剂。

2. 白色溃疡　平时不易发现，溃疡表面往往呈白色，且面积不大，患者会感觉隐隐作痛、手脚发热。可服用六味地黄丸、知柏地黄丸、杞菊地黄丸等，同时也可配合西瓜霜喷剂外用。

【健康教育】

1. 向患者介绍本病的自限性及治疗目的，减轻焦虑情绪。

2. 注意劳逸结合，调整情绪，均衡饮食，少吃刺激性食物，避免和减少诱发因素的刺激，防止复发。

复习思考

一、单选题

1. 以下哪项不符合复发性阿弗他溃疡的临床特点（　　）

A. 周期性反复发作
B. 有自限性
C. 愈后都会留有瘢痕
D. 轻型复发性阿弗他溃疡最常见
E. 青壮年女性多见

2. 复发性阿弗他溃疡的治疗不包括（　　）

A. 全身补充维生素
B. 可使用糖皮质激素
C. 局部缓解疼痛
D. 可服用中药养阴生肌散
E. 有自限性，不必给予心理护理

3. 关于复发性阿弗他溃疡的病因，不正确的是（　　）

A. 发病机制目前不清楚
B. 与病毒感染有关
C. 自身免疫性疾病
D. 胃肠功能紊乱有关
E. 与细菌感染有关

4. 与复发性阿弗他溃疡的护理诊断无关的是（　　）

A. 急性疼痛
B. 焦虑
C. 口腔黏膜改变
D. 知识缺乏
E. 自我形象紊乱

5. 关于复发性阿弗他溃疡的护理措施，错误的是（　　）

A. 遵医嘱止痛
B. 健康教育，缓解焦虑
C. 饮食无特殊要求
D. 避免劳累，预防复发
E. 可酌情使用糖皮质激素

6. 关于复发性阿弗他溃疡的健康宣教，错误的是（　　）

A. 注意均衡营养

B. 注重缓解焦虑

C. 避免劳累，预防复发

D. 病因与生活习惯无关，教育患者可沿袭过往生活

E. 戒烟酒，注意清淡饮食

7. 容易留下瘢痕的口腔黏膜病是（　　）

A. 轻型复发性阿弗他溃疡

B. 复发性口腔溃疡

C. 中型复发性阿弗他溃疡

D. 重型复发性阿弗他溃疡

E. 疱疹样阿弗他溃疡

8. 关于复发性阿弗他溃疡的描述，正确的是（　　）

A. 分为轻型、中型、重型三种

B. 轻型最常见，且多见于青少年

C. 中型有自限性

D. 重型以深大溃疡为特点，但不易留瘢痕

E. 疱疹样阿弗他溃疡其溃疡小而多，不易融合，伴有头痛、低热等，无自限性

二、简答题

1. 轻型复发性阿弗他溃疡的好发部位和表现有哪些？

2. 复发性阿弗他溃疡患者的护理措施有哪些？

（王学锋）

扫一扫，知答案

参考文献

[1] 赵堪兴，杨培增．眼科学．第八版．北京：人民卫生出版社，2013.
[2] 田勇泉．耳鼻咽喉头颈外科学．第七版．北京：人民卫生出版社，2008.
[3] 张志愿．口腔科学．第七版．北京：人民卫生出版社，2008.
[4] 葛坚．眼科学．第一版．北京：人民卫生出版社，2005.
[5] 孔维佳．耳鼻咽喉头颈外科学．第一版．北京：人民卫生出版社，2005.
[6] 肖跃群．眼耳鼻咽喉口腔科护理．第二版．北京：人民卫生出版社，2014.
[7] 席淑新．眼耳鼻喉口腔科护理学．第二版．北京：人民卫生出版社，2006.
[8] 邹恂．现代护理诊断手册．第三版．北京：北京大学医学出版社，2004.
[9] 肖跃群．五官科护理．第一版．郑州：河南科学技术出版社，2017.
[10] 陈燕燕．眼耳鼻喉口腔科护理学．第二版．北京：人民卫生出版社，2006.
[11] 范真．五官科护理．第一版．北京：中国中医药出版社，2015.
[12] 丁淑华．五官科护理学．第二版．北京：中国中医药出版社，2012.
[13] 喻京生．五官科护理学．第三版．北京：中国中医药出版社，2016.
[14] 陈燕．五官科护理．第一版．北京：中国中医药出版社，2013.